全国中医药行业高等教育"十四五"规划教材
全国高等中医药院校规划教材（第十一版）

中国医学史

（新世纪第五版）

（供中医学、针灸推拿学、中西医临床医学等专业用）

主　编　郭宏伟　徐江雁

U0364298

中国中医药出版社
·北　京·

图书在版编目（CIP）数据

中国医学史 / 郭宏伟，徐江雁主编 . — 5 版 . —北京：
中国中医药出版社，2021.6（2024.11重印）
全国中医药行业高等教育"十四五"规划教材
ISBN 978-7-5132-6855-4

Ⅰ . ①中… Ⅱ . ①郭… ②徐… Ⅲ . ①中国医药学—
医学史—中医学院—教材 Ⅳ . ① R-092

中国版本图书馆 CIP 数据核字（2021）第 053579 号

融合出版数字化资源服务说明

全国中医药行业高等教育"十四五"规划教材为融合教材，各教材相关数字化资源（电子教材、PPT 课件、视频、复习思考题等）在全国中医药行业教育云平台"医开讲"发布。

资源访问说明

扫描右方二维码下载"医开讲 APP"或到"医开讲网站"（网址：www.e-lesson.cn）注册登录，输入封底"序列号"进行账号绑定后即可访问相关数字化资源（注意：序列号只可绑定一个账号，为避免不必要的损失，请您刮开序列号立即进行账号绑定激活）。

资源下载说明

本书有配套 PPT 课件，供教师下载使用，请到"医开讲网站"（网址：www.e-lesson.cn）认证教师身份后，搜索书名进入具体图书页面实现下载。

中国中医药出版社出版

北京经济技术开发区科创十三街 31 号院二区 8 号楼
邮政编码　100176
传真　010-64405721
唐山市润丰印务有限公司印刷
各地新华书店经销

开本 889×1194　1/16　印张 11.5　字数 301 千字
2021 年 6 月第 5 版　2024 年 11 月第 5 次印刷
书号　ISBN 978-7-5132-6855-4

定价　46.00 元
网址　www.cptcm.com

服 务 热 线　010-64405720　　微信服务号　zgzyycbs
购 书 热 线　010-89535836　　微商城网址　https://kdt.im/LIdUGr
维 权 打 假　010-64405753　　天猫旗舰店网址　https://zgzyycbs.tmall.com

如有印装质量问题请与本社出版部联系（010-64405510）

全国中医药行业高等教育"十四五"规划教材
全国高等中医药院校规划教材（第十一版）

《中国医学史》
编 委 会

全国中医药行业高等教育"十四五"规划教材
全国高等中医药院校规划教材（第十一版）

专家指导委员会

名誉主任委员

余艳红（国家卫生健康委员会党组成员，国家中医药管理局党组书记、局长）

王永炎（中国中医科学院名誉院长、中国工程院院士）

陈可冀（中国中医科学院研究员、中国科学院院士、国医大师）

主任委员

张伯礼（天津中医药大学教授、中国工程院院士、国医大师）

秦怀金（国家中医药管理局副局长、党组成员）

副主任委员

王　琦（北京中医药大学教授、中国工程院院士、国医大师）

黄璐琦（中国中医科学院院长、中国工程院院士）

严世芸（上海中医药大学教授、国医大师）

高　斌（教育部高等教育司副司长）

陆建伟（国家中医药管理局人事教育司司长）

委　员（以姓氏笔画为序）

丁中涛（云南中医药大学校长）

王　伟（广州中医药大学校长）

王东生（中南大学中西医结合研究所所长）

王维民（北京大学医学部副主任、教育部临床医学专业认证工作委员会主任委员）

王耀献（河南中医药大学校长）

牛　阳（宁夏医科大学党委副书记）

方祝元（江苏省中医院党委书记）

石学敏（天津中医药大学教授、中国工程院院士）

田金洲（北京中医药大学教授、中国工程院院士）

仝小林（中国中医科学院研究员、中国科学院院士）

宁　光（上海交通大学医学院附属瑞金医院院长、中国工程院院士）

匡海学（黑龙江中医药大学教授、教育部高等学校中药学类专业教学指导委员会主任委员）

吕志平（南方医科大学教授、全国名中医）

吕晓东（辽宁中医药大学党委书记）

朱卫丰（江西中医药大学校长）

朱兆云（云南中医药大学教授、中国工程院院士）

刘　良（广州中医药大学教授、中国工程院院士）

刘松林（湖北中医药大学校长）

刘叔文（南方医科大学副校长）

刘清泉（首都医科大学附属北京中医医院院长）

李可建（山东中医药大学校长）

李灿东（福建中医药大学校长）

杨　柱（贵州中医药大学党委书记）

杨晓航（陕西中医药大学校长）

肖　伟（南京中医药大学教授、中国工程院院士）

吴以岭（河北中医药大学名誉校长、中国工程院院士）

余曙光（成都中医药大学校长）

谷晓红（北京中医药大学教授、教育部高等学校中医学类专业教学指导委员会主任委员）

冷向阳（长春中医药大学校长）

张忠德（广东省中医院院长）

陆付耳（华中科技大学同济医学院教授）

阿吉艾克拜尔·艾萨（新疆医科大学校长）

陈　忠（浙江中医药大学校长）

陈凯先（中国科学院上海药物研究所研究员、中国科学院院士）

陈香美（解放军总医院教授、中国工程院院士）

易刚强（湖南中医药大学校长）

季　光（上海中医药大学校长）

周建军（重庆中医药学院院长）

赵继荣（甘肃中医药大学校长）

郝慧琴（山西中医药大学党委书记）

胡　刚（江苏省政协副主席、南京中医药大学教授）

侯卫伟（中国中医药出版社有限公司董事长）

姚　春（广西中医药大学校长）

徐安龙（北京中医药大学校长、教育部高等学校中西医结合类专业教学指导委员会主任委员）

高秀梅（天津中医药大学校长）

高维娟（河北中医药大学校长）

郭宏伟（黑龙江中医药大学校长）

唐志书（中国中医科学院副院长、研究生院院长）

彭代银（安徽中医药大学校长）

董竞成（复旦大学中西医结合研究院院长）

韩晶岩（北京大学医学部基础医学院中西医结合教研室主任）

程海波（南京中医药大学校长）

鲁海文（内蒙古医科大学副校长）

翟理祥（广东药科大学校长）

秘书长（兼）

陆建伟（国家中医药管理局人事教育司司长）

侯卫伟（中国中医药出版社有限公司董事长）

办公室主任

周景玉（国家中医药管理局人事教育司副司长）

李秀明（中国中医药出版社有限公司总编辑）

办公室成员

陈令轩（国家中医药管理局人事教育司综合协调处处长）

李占永（中国中医药出版社有限公司副总编辑）

张峘宇（中国中医药出版社有限公司副总经理）

芮立新（中国中医药出版社有限公司副总编辑）

沈承玲（中国中医药出版社有限公司教材中心主任）

编审专家组

组 长

余艳红（国家卫生健康委员会党组成员，国家中医药管理局党组书记、局长）

副组长

张伯礼（天津中医药大学教授、中国工程院院士、国医大师）

秦怀金（国家中医药管理局副局长、党组成员）

组 员

陆建伟（国家中医药管理局人事教育司司长）

严世芸（上海中医药大学教授、国医大师）

吴勉华（南京中医药大学教授）

匡海学（黑龙江中医药大学教授）

刘红宁（江西中医药大学教授）

翟双庆（北京中医药大学教授）

胡鸿毅（上海中医药大学教授）

余曙光（成都中医药大学教授）

周桂桐（天津中医药大学教授）

石　岩（辽宁中医药大学教授）

黄必胜（湖北中医药大学教授）

前　言

为全面贯彻《中共中央 国务院关于促进中医药传承创新发展的意见》和全国中医药大会精神，落实《国务院办公厅关于加快医学教育创新发展的指导意见》《教育部 国家卫生健康委 国家中医药管理局关于深化医教协同进一步推动中医药教育改革与高质量发展的实施意见》，紧密对接新医科建设对中医药教育改革的新要求和中医药传承创新发展对人才培养的新需求，国家中医药管理局教材办公室（以下简称"教材办"）、中国中医药出版社在国家中医药管理局领导下，在教育部高等学校中医学类、中药学类、中西医结合类专业教学指导委员会及全国中医药行业高等教育规划教材专家指导委员会指导下，对全国中医药行业高等教育"十三五"规划教材进行综合评价，研究制定《全国中医药行业高等教育"十四五"规划教材建设方案》，并全面组织实施。鉴于全国中医药行业主管部门主持编写的全国高等中医药院校规划教材目前已出版十版，为体现其系统性和传承性，本套教材称为第十一版。

本套教材建设，坚持问题导向、目标导向、需求导向，结合"十三五"规划教材综合评价中发现的问题和收集的意见建议，对教材建设知识体系、结构安排等进行系统整体优化，进一步加强顶层设计和组织管理，坚持立德树人根本任务，力求构建适应中医药教育教学改革需求的教材体系，更好地服务院校人才培养和学科专业建设，促进中医药教育创新发展。

本套教材建设过程中，教材办聘请中医学、中药学、针灸推拿学三个专业的权威专家组成编审专家组，参与主编确定，提出指导意见，审查编写质量。特别是对核心示范教材建设加强了组织管理，成立了专门评价专家组，全程指导教材建设，确保教材质量。

本套教材具有以下特点：

1.坚持立德树人，融入课程思政内容

将党的二十大精神进教材，把立德树人贯穿教材建设全过程、各方面，体现课程思政建设新要求，发挥中医药文化育人优势，促进中医药人文教育与专业教育有机融合，指导学生树立正确世界观、人生观、价值观，帮助学生立大志、明大德、成大才、担大任，坚定信念信心，努力成为堪当民族复兴重任的时代新人。

2.优化知识结构，强化中医思维培养

在"十三五"规划教材知识架构基础上，进一步整合优化学科知识结构体系，减少不同学科教材间相同知识内容交叉重复，增强教材知识结构的系统性、完整性。强化中医思维培养，突出中医思维在教材编写中的主导作用，注重中医经典内容编写，在《内经》《伤寒论》等经典课程中更加突出重点，同时更加强化经典与临床的融合，增强中医经典的临床运用，帮助学生筑牢中医经典基础，逐步形成中医思维。

3.突出"三基五性"，注重内容严谨准确

坚持"以本为本"，更加突出教材的"三基五性"，即基本知识、基本理论、基本技能，思想性、科学性、先进性、启发性、适用性。注重名词术语统一，概念准确，表述科学严谨，知识点结合完备，内容精炼完整。教材编写综合考虑学科的分化、交叉，既充分体现不同学科自身特点，又注意各学科之间的有机衔接；注重理论与临床实践结合，与医师规范化培训、医师资格考试接轨。

4.强化精品意识，建设行业示范教材

遴选行业权威专家，吸纳一线优秀教师，组建经验丰富、专业精湛、治学严谨、作风扎实的高水平编写团队，将精品意识和质量意识贯穿教材建设始终，严格编审把关，确保教材编写质量。特别是对32门核心示范教材建设，更加强调知识体系架构建设，紧密结合国家精品课程、一流学科、一流专业建设，提高编写标准和要求，着力推出一批高质量的核心示范教材。

5.加强数字化建设，丰富拓展教材内容

为适应新型出版业态，充分借助现代信息技术，在纸质教材基础上，强化数字化教材开发建设，对全国中医药行业教育云平台"医开讲"进行了升级改造，融入了更多更实用的数字化教学素材，如精品视频、复习思考题、AR/VR等，对纸质教材内容进行拓展和延伸，更好地服务教师线上教学和学生线下自主学习，满足中医药教育教学需要。

本套教材的建设，凝聚了全国中医药行业高等教育工作者的集体智慧，体现了中医药行业齐心协力、求真务实、精益求精的工作作风，谨此向有关单位和个人致以衷心的感谢！

尽管所有组织者与编写者竭尽心智，精益求精，本套教材仍有进一步提升空间，敬请广大师生提出宝贵意见和建议，以便不断修订完善。

国家中医药管理局教材办公室

中国中医药出版社有限公司

2023 年 6 月

编写说明

本教材是全国中医药行业高等教育"十四五"规划教材之一，主要介绍了中医学的发展历史，通过历史陈述，厘清中医学的发展过程，展示中医学的历史成就，阐明中医学术的发展特点，揭示中医学发展的历史规律。学生通过中国医学史的学习，了解中医学的源流，理解中医学的特色，提高中医思维能力和基本素质。同时，也可增强其民族自信心和自豪感，进一步坚定文化自信，巩固专业思想，为学习其他课程奠定基础。

本教材是根据《中共中央国务院关于促进中医药传承创新发展的意见》《国务院办公厅关于加快医学教育创新发展的指导意见》《教育部 国家卫生健康委 国家中医药管理局关于深化医教协同进一步推动中医药教育改革与高质量发展的实施意见》的精神，在国家中医药管理局宏观指导下，以全面提高中医药人才培养质量、积极与医疗卫生实践接轨、为临床服务为目标，依据中医药行业人才培养规律和实际需求，由国家中医药管理局教材办公室和中国中医药出版社组织编写的，旨在体现中医药学科的人文特色。

此次编写在继承和借鉴前辈学者的优秀研究成果及既往其他同类教材的基础上，广泛采纳医史专家和学者的修改建议及广大教师和学生在使用教材过程中的反馈意见，及时补充新时代中医学发展状况和医史研究的新成果，进一步强化中医思维的培养，探索课程思政与中医药人文的融合，力求更好地服务于广大师生。

本教材由编委会成员共同编写，具体分工如下：绪论由郭宏伟、王磊、孟永亮编写；第一章由李应存、马丹、胡蓉编写；第二章由郑洪、王宏利、黄颖、庞杰编写；第三章由胡素敏、曾晓进、周俊兵、梁飞编写；第四章由李应存、汪剑、杨云松、张建伟编写；第五章由陈凯佳、王磊、贾云芳、陈蕾蕾编写；第六章由李德杏、甄雪燕、张岚、罗彦慧编写；第七章由徐江雁、梁润英、刘学春、史马广寒、谷晓阳编写；第八章由王鹏、陈丽平、孙立、陈雯雯、闫冠韫编写。

本版教材是在全国中医药行业高等教育"十三五"规划教材《中国医学史》的基础上修订而成，在此特别向上版教材主编张成博教授、程伟教授及各位编委老师表示感谢！另外，陕西中医药大学张建伟副教授作为本版教材数字化副主编在本教材融合出版数字化资源编创方面协助主编做了许多工作，黑龙江中医药大学王思璀老师、河南中医药大学刘文礼老师等为教材的编写提供了许多帮助，在此一并致谢。

本教材同时附有融合出版数字化资源，是在"十三五"本教材数字化资源建设的基础上，对部分资源进行了优化，包括纸质教材电子版、课程介绍、教学大纲、教学PPT、教学视频、复习思考题、图片等教学资源，供学生网上学习使用，以培养其自学能力和创新能力。

　　值得提出的是，教材建设是一项长期的任务，需要不断充实提高。按照国家要求，教材要创新，要出精品，这就需要进行大力改革。本教材编写过程中，编委会全体成员认真、努力，若有不足之处，希望各院校师生提出宝贵意见，以便再版时修订提高。

《中国医学史》编委会

2021 年 4 月

目　录

绪　论

中医学是中国传统医学体系之中最核心的组成部分，凝聚着深邃的哲学智慧和中华民族几千年的健康养生理念及其实践经验，是中国古代科学的瑰宝，也是打开中华文明宝库的钥匙。中医学历史悠久，蕴含着极为丰富的医学与历史文化资源，既是我们继承创新中医理论、提升中医临床水平的基础，也是新时期传承和发扬中华民族优秀传统文化的客观需要。中国医学史便是呈现这一历史积淀的重要窗口，学习中国医学史则是实现这些目标的重要途径。

一、什么是医学史

医学史是以史学的方法研究医学的进展与规律的科学。中国医学史则是关于中国医学的起源、形成与发展过程和发展规律的科学。

我国具有很好的医史研究传统，早在汉代司马迁的《史记》中便有《扁鹊仓公列传》，唐代甘伯宗的《名医传》、明代李濂的《医史》、清代王宏翰的《古今医史》等都是历史上具有医学史性质的重要文献。虽然与医学相关的许多资料散见于历代的经、史、子、集等各类文献中，但医学史真正作为一个学科得到重视和系统研究则相对较晚，是近代受西方学科体系影响而逐步建立起来的。1919 年，陈邦贤著《中国医学史》，成为中国医学史学科形成历程中的重要标志性事件之一；1933 年 4 月，中央国医馆公布《中央国医馆整理国医药学术标准大纲》，首次采用近代自然科学学科分类方式，把中医学分为基础学科与应用学科两大类，医学史便是基础学科之一。医学史"即医学之源流，凡治一学，若不穷其源流，则如木之无根，未有能发扬滋长者。本科仿我国医学史通例以朝代为分类"。

医学史分类的方法有很多，我们可以将其简单地分为两大类，一类是医学通史，另一类是医学专科史。医学通史即通过医学与社会、政治、经济、文化的关系来研究医学发展的规律，是医学发展的总规律。这也是我们教材的主体内容。医学专科史即对基础与临床学科的各个分科历史进行研究，如内、外、妇、儿各科等，总结医学各分科的发展规律。

二、中医学的发展历程

中华民族是世界上创造璀璨远古文明的民族之一，在遥远的古代，我们的祖先便创造了辉煌灿烂的文化。我国有文字记载的历史就长达 3000 余年，而没有文字记载的历史则更长。与之相应，中医学也经历了漫长的发展过程。由单纯医药经验的积累，经过理论总结形成体系，进而不断丰富和完善，不同历史阶段表现出了不同的发展内容和特点。从宏观上把握了这一过程的内容及特点，我们也就认识了中医学历史的整体脉络。

（一）原始医药经验的积累

由远古到春秋时期，中医学的经验积累是一个由低到高、由个别到一般的过程。这时的医学没有形成体系，医药经验比较个别、具体和零散。

我国自古就有"神农尝百草"的传说，真实、生动地反映了我们的祖先在与自然和疾病做斗争中发现药物、逐步积累经验的历史过程。在原始社会初期，由于生产力低下，人们不懂农作物的种植栽培技术，只是共同采集，成群出猎，过着"巢栖穴窜，毛血是茹"的原始生活。在采集野果、种子和挖取植物根茎的过程中，由于饥不择食，会误食某些有毒植物而发生呕吐、腹泻，甚至引起昏迷和死亡。如误食大黄引起腹泻，吃了瓜蒂引起呕吐；也有某些植物（如生姜）使原来的呕吐得到缓解的情况。古人就是这样通过长期的观察和实践，逐步学会了辨别药物的方法，掌握了药物的性能。经过无数次观察和体验，逐步认识了哪些植物对人体有益、有治疗作用，哪些植物对身体有害、有毒副作用，并进而有意识地对有益的药物加以利用，这就是早期植物药的发现。到了原始社会后期，由于弓箭等工具的发明和应用，古人在狩猎和捕鱼时也逐渐发现一些动物有治疗作用。例如，先秦时期有关地理物产的著作《山海经》中，有治疗痈疽的药物，如"河罗之鱼……食之已痈"；有用于防疫的药物，如青耕鸟、珠鳖鱼、三足鳖，"食之可以御疫"。这些是我们祖先发现动物药的旁证。

从夏代到春秋这一历史时期，随着科技文化的进步，古人学会了酿酒，由烹调中悟出了组合汤剂治病，周代有了医生的分工，春秋时提出了最初的医学理论认识。医药经验就这样逐渐发展起来。

（二）中医学术体系的形成

从战国到汉代，中医学经过对医药经验的不断总结提升，逐步形成了较为系统、完整的学术体系，其标志就是《黄帝内经》《黄帝八十一难经》《神农本草经》《伤寒杂病论》这四部经典著作的成书。

上述典籍所载的内容，标志着中医学的理、法、方、药体系已经建立起来。中医学的基本理论、诊断方法、辨证原则、治疗法则、药物理论、配方理论、预防思想等，在这"四大经典"中都有明确而具体的论述。尤其是《伤寒杂病论》更是将中医学的理、法、方、药运用到临证实践当中。

在中医学术体系形成的同时，中医学的学术范式也相应地建立起来，在以后的历史进程中，中医学一直依据这一基本范式不断发展演化。

（三）临证经验的显著发展

晋唐时期是中医学在已建立的学术范式指导下，临证经验发展的显著时期。这一时期实用临证医药著作激增，其中以荟萃临证方药为主要内容。尤其鲜明的是，此时期不仅综合性临证方书增多，而且临证专科著作也纷纷出现。在诊断、病源证候、药物炮制等方面也出现了专门著作。凡儿科、妇产科、外科、骨伤科都有专书，五官科则在综合方书里设有专篇。在唐代太医署，医学教育的专业设置上已有体疗、少小、疮肿、耳目口齿、针灸、按摩、角法等分科。晋唐时期的医学分科不论从内容还是形式上均比以往更丰富、完善得多。

（四）学术理论的探索与总结

经过晋唐数百年的经验积累和方药荟萃，中医学理论客观上需要给以总结，以便把握规律。面对晋唐积累的大量经验，宋元医家结合临床实践，进行了一系列理论探索。

首先，宋元时期的大量医药著作与晋唐时期相比具有不同的风格。此时期医家著书一反单纯记载经验和方药的做法，大大加强了理论讨论的内容。如宋代官修的《太平圣惠方》和《圣济总录》，无论总论还是各门概论，都进行了大量的理论陈述和分析。宋元个人医药著作也都在不同方面探索和总结了中医理论的内容。著书往往不但专科化，而且逐步走向专病化和专题化。论述内容不再限于经验结果，而是追溯原因和学理。

其次，在进行理论探讨的过程中，由于认识角度、认识方法、经验差别及所依据指导思想的不同，会产生不同的结论和观点。由此，宋元时期便出现了学派争鸣和各家学说。学派和各家学说的出现，正是理论总结和探索的产物，标志着这一时期医药学发展的成就。

（五）中医学的成熟与创新

从汉代中医学术体系建立以来，中医学一直以传统的学术范式发展演进。这一传统的学术范式发展到明清时，确切地说是到温病学说出现时，达到了成熟和完善。

中医学传统学术范式在臻于完善、各方面都被发挥到极致的同时，也会出现革新的力量。革故鼎新也是事物发展的规律。在传统与革新两种力量的作用下，明清医学一方面表现为传统的延续，同时医药学也出现了革新趋势。该趋势主要表现在以下三个方面：

第一，药物学透露出近代自然科学的倾向。有三部药学著作可作为这方面的标志：一是明代李时珍的《本草纲目》；二是清代赵学敏的《本草纲目拾遗》；三是吴其濬的《植物名实图考》。这三部著作中虽然大量内容仍然属于传统的实用药学，但是在生物分类学、生物进化论及植物学方面都提出了超出前人、异于传统的具有世界科学意义的认识结论。

第二，传染病研究出现了近代科学的思想。对传染病的认识，在我国具有千百年的历史，也总结有大量成功的治疗方药。但是在明清以前，对传染病的认识都是在传统学术范式内展开的。明末清初的杰出医学家吴有性，在对传染病进行系统观察的基础上，从病因方面一反传统的六淫之说，提出了"疠气学说"。他认为，疠气致病由口鼻而入，疠气不同可导致不同的疾病；疠气致病具有"人病而禽兽不病""牛病羊不病"等特异性；疠气是物质性的，致病具有传染性。尽管他的《温疫论》一书大量内容也属于传统医药的范畴，但"疠气学说"已与后来的病原微生物理论有诸多相似之处，的确是不同凡响的创见。同时，清代温病学派按照传统模式建立起了新的热病理论体系，"疠气学说"也只能作为个案性的创见而游离于常规的中医病因学体系之外。

第三，解剖生理学出现了新的发展方向。中医学历史上并不乏解剖记载，但是受客观条件所限和中国传统文化思想影响，对解剖的开展是很有限的，因此，中医学理论并没有完全建立在解剖学基础上。清代王清任有感于古人解剖记载的错误，立志研究解剖生理，著成《医林改错》一书。在书中他大力倡言解剖，并试图以自己的解剖发现说明人的生理现象。实事求是地说，由于时代局限及他的研究方法的限制，他的解剖生理研究有许多错误，整体水平也不高，还不足以建构真正意义上的生理病理学说。但重要的不是他的研究水平，而是他的研究方向终究是大异于传统学术范式的。

（六）中西医学的交融撞击

西医学是不同于中医学的另一种医学模式，两者在观念系统、理论系统和技术系统等方面都有很大的差别。

西医学早在明代就已传入中国，但是当时没有构成对中医学的巨大冲击，因此也未能引起国人的重视。鸦片战争之后，西医学大规模进入中国，并以开办医院、学校、出版书刊等形式迅速传播开来，这时才出现了中西医的交融和冲突，中西医的关系才现实地被提了出来。

西医学作为一种异质文化模式的医学，对传统中国来讲是新鲜的和陌生的。都是医学，中西医究竟是什么关系，又该如何认识和处理中西医的关系呢？在这一深刻的问题上，近百年来，中西医展开的交融与撞击不断进行。近代中国曾出现过国粹主义、虚无主义和改良主义等不同的观点和态度。国粹主义和虚无主义因其过于偏激和极端，故不能认识和解决中西医的关系。改良主义虽然态度中和，却也没有充分认识中西医关系的本质，所以最终也没有解决中西医的关系问题。在改良主义引导下，近百年来的中国医学界产生了中西医汇通派，出现了一批主张中西医汇通的医家。但是限于中西医汇通派的思想和知识，他们没能指出处理中西医关系的正确方向和途径，也远远没有完成他们汇通中西医的任务。中西医的关系仍然现实地摆在我们面前，需要我们继续探索和研究。

三、中医学的历史成就

（一）周代至三国

早在周代，我国就出现了医学分科。《周礼·天官》中明确记载有食医、疾医、疡医和兽医的医事分工，反映了当时的医学发展水平。湖北省云梦睡虎地出土的秦简中记载有"疠迁所"，这是世界医学史上最早的麻风病隔离场所。在云梦秦简中还记有"封诊式"，从内容看是法医检验的鉴定格式。秦国重法，所以秦简中法律内容占了很大比例。"封诊式"记载的检验内容比较详细，包括死者死因的推测、伤口、身高及周围现场情况等。这是世界历史上最早的法医检验鉴定书格式和样本。

战国时期，我国就施行了外伤创口的药物和酒剂的清理消毒，在出土的《五十二病方》中有明确的记载。该书中还有用水银制剂治疗癣疥等外科病的记载，这在世界医学史上也是最早的记载。此外，该书中还记载了手术治疗痔瘘的内容。

马王堆汉墓出土的《足臂十一脉灸经》中记载了三联律脉，并认识到这种脉象的危险性："揊脉如三人参春，不过三日死。"这是世界医学史上关于三联律脉的最早认识。帛书《胎产书》是中国最早的妇产科著作，书中详细记录了胎儿在母体中的发育情况，对十月怀胎不同阶段的胎儿形态变化都进行了描述。帛画导引图共有44幅人物图像，描绘的是一套防病健身的导引术势，这是世界上最早的医疗保健体操图。

《灵枢·四时气》在世界医学史上最早记载了用腹腔穿刺放腹水的方法，在腹壁上用一根大针穿刺，然后套进一个筒针，放入腹腔，把其中的水都放出来。华佗发明的麻沸散，是世界医学史上最早的全身麻醉药。

（二）晋代至唐代

晋代，葛洪《肘后备急方》提出了利用狂犬脑浆防治狂犬病的方法，是免疫疗法的先驱。该书在治疗疟疾时记载了"青蒿一握，以水二升渍，绞取汁，尽服之"的方法，绞汁而不用水煎。屠呦呦受其启发，用低沸点溶剂成功提取了青蒿素，因此而荣获 2015 年诺贝尔生理学或医学奖。

南北朝时期，《僧深集方》载有"五瘿丸"，用鹿的甲状腺制成，治疗甲状腺素缺乏的甲状腺肿大，这是最早的也是有效的脏器疗法记载。梁代《类苑》中还记载了世界上最早的药物牙粉配方，用于牙齿保健。

隋朝，《诸病源候论》中记有多项发现与发明，如记载肠吻合手术和漆过敏症，鉴别了天花和麻疹，还记载了结扎血管止血等。

唐代，《外台秘要》中记述了消渴患者尿甜、黄疸的尿检验法和金针拨障治疗白内障等。此外，唐代还能制作珠制的义眼，并创立了世界上最早的国家医学专门学校——太医署，编撰颁行了世界上第一部国家药典——《新修本草》。

（三）宋代至元代

宋代，我国设立了世界上最早的药局以管理药事，其中包括制剂管理的和剂局、收购检验和鉴别药材的药材所、销售药物的卖药所，以及突出慈善意义的机构惠民局。为了校勘整理医书，宋代政府成立了世界上最早的整理医书的国家专门机构——校正医书局。在医学教育上，宋代发明了世界上最早的医学教学模型——针灸铜人。在医药研究方面，宋代还有诸多发现与发明，如用烧烙断脐和烙脐饼子贴敷防止脐风，从人尿中提取秋石（即性激素，有学者不同意秋石即性激素，并按历史记载的方法进行试验。但是从历史文献记载其功效判定作用与性激素相同），用全兔脑制作药物以催生（实际上应用了垂体后叶激素）。另外，宋代还产生了世界上较早的、最为系统的法医学著作——《洗冤集录》。

元代，在骨伤科和外科方面，发明了治疗脊椎骨折的悬吊复位法和外科缝合用的缝合曲针。

（四）明代至清代

明代，我国发明了预防天花的人痘接种术。据传，在我国宋代就有峨眉山"神人"给丞相王旦的儿子种痘，但是缺少确实可靠的材料。可靠的文献表明，最迟在明代隆庆年间（1567—1572），在安徽太平县就开始种痘，并逐渐推广到全国。后来，人痘接种术流传到国外。1798 年，英国的琴纳才发表牛痘接种成功的报告。

明代末期，《白猿经》中描述了纯白结晶乌头碱的提炼（清代赵学敏的《本草纲目拾遗》中有载录）。其实，提取乌头碱的记载早在宋代的《日华子诸家本草》中就有，当时的名称为"射罔膏"，乌头碱的含量很高。这大概是世界上最早提取生物碱的记载。

从以上中医学的历史成就中我们可以发现，中医药学确实是一个伟大的宝库，其中包含了许多令人惊叹的科学奥秘，有待于我们去发掘的内容也是极其丰富的。在这一伟大的宝库中，我们揭示清楚的内容仅仅是极少的一部分。随着科学技术的不断进步，我们会从中获取更多更有意义和更有价值的宝藏。

四、学习中国医学史的目的、意义与方法

（一）目的与意义

史学的最终价值不在于繁琐的考证和史实的记述，而在于揭示人类社会的发展过程及其规

律。学习医学史的目的，绝不是单纯了解本专业的发展进程，更重要的是为今后从事本专业的工作指出方向，乃至启迪人生。

1.学习中国医学史是中医理论学习与临床工作的需要　中医学历史悠久，以《黄帝内经》《神农本草经》《伤寒杂病论》等经典医籍为代表，其学术体系框架早在秦汉时期便已形成，历代医家都极为重视对传统经典的学习与继承，正如张仲景在其《伤寒杂病论》序文中所强调的"勤求古训"。对于医学生而言，通过学习，了解中医理论的形成发展历程，以及历代医家的临证精华所在，是提升临床疗效和实现中医理论传承创新的基础与必由之路。

2.学习中国医学史是了解中国古代科学技术与优秀传统文化的重要窗口　中医学高度关注个体生命自身的完整性与独特性，以及与自然、社会的紧密关联性，把生命置于动态的流变中，全面考察其生长壮老已，未病防病，已病防变，因人、因时、因地制宜，形成了独特的理、法、方、药体系，是中国古代科学技术与传统文化的优秀代表和集中体现者。通过学习，我们可以对中国古代科学技术的优秀成果及中国传统文化的独特思维理念有所集中了解，增强民族自豪感。

3.学习中国医学史是通识教育的重要组成部分　大学教育并不仅仅是传授专业知识，它还是一个人提升整体素养的重要途径，而通识教育便是其中极为重要的组成部分。通过中国医学史的学习，了解国家的历史与文化，了解医家自身的成长历程及其与自然、家国、患者和谐相处的智慧，可以丰富阅历、启迪人生，树立科学精神，培养人文关怀思想，提升个人的整体素养。

（二）学习方法

中国医学史是医学理论学科之一，是科学技术史的一个分支，其研究的对象是医学发展的历史，亦属于医学与历史学之间的一门交叉学科。除了一般意义上的历史学研究方法，学习中国医学史还需要特别注意以下几个方面：

首先，学会观全局、识大体，理脉络、探演变。记忆知识点固然重要，但更要由点及面，不能拘泥于对史料的堆砌式记忆，要把静止、零散的史料串联起来，把历史读活。需要认真梳理中医学发展不同历史阶段的脉络，总结特点，并将它们互相比较，特别是中医学发展的转承启合之处，尤其需要引起重视，以明晰中医学自身的发展与嬗变，如此方能指导现实，预测未来。

其次，需要以更加广阔的视角来审视中医学的历史。陈邦贤先生讲："医学史是一种专门史，研究的须分三类：第一类关于医家地位的历史；第二类关于医学知识的历史；第三类关于疾病的历史。研究这三类的史料，当先研究每一个时代环境的背景和文化的现状。"中医学的发展不能脱离中国社会发展的大环境，对不同历史时期社会文化、政治经济状况的了解有助于深刻理解中医学的发展。同时，对中医学历史的了解也能加深对中国传统社会的理解。这正是目前医史研究呈现出内史与外史相结合日趋广泛的原因所在。

最后，要及时关注医学史研究的新动态与新成果。医学史研究不断发展，特别是诸如老官山汉墓医简等新出土文物的出现，极大丰富了既往的医学史研究成果，因此，除了学习教材，还需要通过阅读期刊、著作等及时了解医史学界的新动态、新理论。另外，历史学界的中国医学史研究也日趋兴盛，如医疗社会史、疾病史研究等，及时了解他们的新理念、新视角、新方法，也有助于拓展自己的学习视野。

【复习思考题】

1.谈一下你对中国医学史这门学科的认识。

2.学习中国医学史对于中医理论与临床学习有何帮助？

第一章
医药的起源
（远古—前 21 世纪）

扫一扫，查阅本章数字资源，含PPT、音视频、图片等

中国是世界上发现早期人类化石和文化的重要地区之一。考古发掘研究证明，早在 170 万年前，我们的祖先就已劳动、生息、繁衍在这片广阔的土地上。在漫长的岁月中，他们在认识自然、改造自然的实践中，创造了远古文化，创造了人类文明。

原始群是人类最早的社会组织形式，是原始社会的低级阶段。这一时期，人类根据其体质形态进化的程度分为"猿人"和"古人"两个阶段。

这一时期的人类除了能够使用天然火外，还逐渐形成了语言。语言是适应劳动和生活的需要而产生，同时对人与人之间的交流沟通和原始人思维的发展起了很大的促进作用。

距今 20 万至 5 万年前的"古人"阶段，是原始群到氏族公社的过渡时期。这一时期的人类，已经根据不同的用途制作出不同类型的石器工具，并受打制石器中摩擦生热现象的启发，发明了人工取火。

距今约 2 万年前，人类社会进入母系氏族公社时期，母系氏族公社是继原始群之后形成的以血缘为纽带的人类共同体。这一时期，妇女在公社中居于支配地位，血缘群婚与知母不知父是其婚姻家庭形态新具有的两个最基本的特点，人类的体质形态进化到"新人"阶段。

母系氏族在新石器时期，人们已掌握了钻孔、磨制、刮挖等修制石器的方法，制作出了不同类型的砍伐器、尖状器和刮削器等生产工具。山顶洞人遗址中，有制作精细的穿孔骨针出土，表明人们已能用骨针将兽皮缝制成衣服。弓箭的出现标志着古人已能将长兵器用于狩猎中，这是人类征服自然的一大进步。

距今 7000—5000 年，母系氏族公社进入繁荣时期，人类逐渐增多，其活动范围不断扩大，原始畜牧业与原始农业已经出现，制陶、纺织、编织、木工等原始手工业也随之出现，人们已普遍建筑房屋，过着安居的生活。

距今 5000 年左右，众多的氏族部落先后进入父系氏族公社时期。社会经济方面，原始农业和畜牧业取代了采集与狩猎而成为主要的经济形式。手工业发展为独立的生产部门，制陶技术的改进和冶铜业的出现是其突出成就。婚姻形态从族外群婚逐步发展为相对固定的对偶婚，男子由于经济生活中取代妇女而占有重要地位，使其在氏族公社中占有支配地位，形成了世系按父系计算，财产按父系继承的父权制家庭。

原始社会末期，由于社会生产力的发展，劳动产品有了剩余，为私有制产生提供了物质基础。同时以直接交换为目的的商品生产的出现，又推动了社会分工和私有制的发展，最终导致原始社会的消亡和阶级社会的产生，人类历史进入奴隶社会。

第一节　考古发现与神话传说

原始社会是人类脱离动物的初始阶段，也是人类共同经历过的童年时期。由于年代久远，更无文字的记载，对原始人的生产生活情形，我们难以给予确切的论述。所幸的是，众多的考古发掘研究成果及古籍中记载的远古时代的神话传说，从不同方面再现了我们的先民探索、适应大自然所走过的艰苦历程。

一、考古发现

迄今为止，我国发现最早的古人类化石为云南元谋盆地出土的人类门齿化石，距今 170 万年左右。在元谋人遗址中，除了人类门齿化石，还发现了经锤击制造和修制的石器、动物骨骼化石及黑色炭屑状物质，证明元谋人不仅会制作工具，而且已学会用火和保存火种。在蓝田猿人、北京猿人及和县猿人遗址中，皆有经敲击打制的简陋石器出土，反映了旧石器早期人类制作使用工具的情形。

已发现的距今一二十万年前旧石器中期的人类遗址有陕西大荔人、广东马坝人、湖北长阳人和山西丁村人等，其出土的石器有三棱器、尖状器和多边圆形刮削器等。河套人、广西柳江人、北京山顶洞人遗址中发现的穿孔骨针、加工过的兽牙、海蚶壳、鱼骨等，表明人们已初步掌握了磨、钻、挖、穿孔等技术，属考古学的旧石器晚期。

距今 8000—5000 年前，人类遗址已遍及全国各地，长江流域的河姆渡遗址和黄河流域的半坡村遗址是其典型代表。河姆渡遗址中出土了骨耜和成堆的稻谷、彩陶、纺织用的木机件。半坡村遗址则是半地穴式的房屋建筑形式，周围还有多个储藏物品的窖穴和豢养家畜的圈栏。这一时期相当于传说中的伏羲和神农时代。

距今 5000—4000 年的山东大汶口遗址中，出土的陶器有黑陶和白陶两种。乌黑光亮的黑陶和胎薄质硬、色泽明丽的蛋壳陶，反映了制陶工艺的显著进步。

远古人民在与疾病斗争的实践中，逐渐学会应用石制或骨制工具在身体上实施治疗，这便是砭石。现已出土的砭石形状有多种。1963 年内蒙古多伦旗头道洼新石器时代遗址中出土了一枚经过加工磨制的尖状石器，一端有锋，呈四棱锥形，另一端扁平有弧刃。山东日照两城镇龙山文化遗址中出土的两件锥形砭石，一为灰色镶石，器身为圆柱体，一端为三棱锥体，一端为圆锥体；另一种为绿色镶石，器身亦圆柱体，尖端为三棱锥体，长而锐利。这些砭石既可浅刺身体各部位，又可割治痈疡，甚至还可能用来实施某些外科手术，近年来考古发现的做过穿颅术的头骨便是佐证。

1995 年山东广饶傅家大汶口文化遗址出土了一具距今约 5000 年的人类骨骼，其颅骨右侧顶骨有一 31mm×25mm 的圆洞，周围有明显的刮削痕迹和骨组织修复迹象，经专家考证，该男子曾做过成功的开颅手术，术后至少存活两年以上。同墓葬还出土有钻孔的石斧、骨制的梳子和带针鼻的骨针，据此专家分析，当时已有超过颅骨硬度的刮削刻凿工具和缝合条件。这是我国目前新发现的开颅手术成功的实例。另外，在青海民和、大通，河南安阳和黑龙江泰来等地出土的人类头骨上，也显示了比较清晰的手术迹象。如青海民和县阳山出土的距今 4000 年前的头骨上，有一凿开的钝三角形大孔，从开孔的创缘生出骨刺及"晕圈"状刮削面已显模糊来看，术后病人依然存活了一段时间。

二、神话传说

神话是在原始人类有了一定的劳动生产能力、思维能力和语言表达能力的基础上产生的。人们由对大自然的无知、恐惧到敬畏崇拜，于是萌发了神的观念，有神就有讲述神活动的故事，这便是神话。

随着生产力水平的提高，人类祖先有了多种发明创造，并将其附会在一些历史人物身上，于是原始神话的神与部落英雄的事迹相互混合，为人们广泛传颂，出现了历史的传说化和神话的历史化。因而，最初的传说与神话一样古老，且两者经常混同，故统称为上古神话传说。

远古先民从蒙昧无知到企图通过神灵的帮助去认识世界是一大进步，凡是人们想达到而没有能力达到的便企图借助想象去实现。透过荒诞离奇、神迷鬼怪的表象，神话折射出远古人类认识自然、征服自然的愿望。因此，神话是原始思维的产物，是原始社会精神生活的写照，包含了原始社会科学思想的内涵。同时，从某种意义上说，后世的诸如宇宙整体说、阴阳说、元气说、天人相应说等又无不滥觞于远古神话传说。

远古神话传说，以其虚构的色彩、想象的魅力，构成了一个人神相依、人神相通、神为人形的神秘世界，我们正是通过这个五色绚丽的神界，去窥视那逝去久远的远古社会。

"遂古之初，谁传道之？上下未形，何由考之？冥昭瞢暗，谁能极之？"（屈原《天问》）面对这一极大又极难解释的问题，上古人民以其丰富的想象力，创造了盘古开天辟地的神话。

传说最初天地混沌未开，像一个鸡蛋，盘古就生在其中。经过一万八千年，天地分开，阳清之物上升为天，阴浊之物下沉为地，盘古在其间"一日九变"，最后长成一个无限高大的顶天立地的人。到他死的时候，呼吸化成了风云，声音化成了雷霆，左眼化为太阳，右眼化为月亮，头颅和四肢化成了五岳，血液化为江河，肌肉化为田地，皮毛化为草木，身上的虫子则化成了人类。

原始初民根据直感与推测，去探索人类自身的起源。于是，由女神造人到男女神结合造人，人类起源便成为创世神话的基本主题。

传说女娲是人面蛇身的女神，在开天辟地没有人类之初，她用一团团黄泥捏成人。后来为了加快进度，她便拿了一根绳子伸入泥土中，蘸满泥浆在空中挥舞，星星点点的泥浆洒在地上变成人，很快大地上布满人类的踪迹。显然，女娲的人首蛇身形体及造人的材料黄土是母系氏族公社时期人们图腾崇拜与土地崇拜意识的反映，而伏羲、女娲的人类再生说则是上古时代血缘婚姻状况的折射。

传说太古混沌初开之际，有伏羲、女娲住在昆仑山上，那时天下还没有人类，他们欲结为夫妻，又觉得羞耻，便登山顶祷告上天：天若要我们俩人结合，那就让烧柴的两股烟合拢，否则就让烟散开。于是烟合拢了，两人便成了婚。这则传说证明人类的确曾经历过血缘群婚的阶段，其中之所以以一对兄妹的婚配出现，无非是对同辈互婚的一种象征或概括。

原始社会中，随着生产力的提高，出现了多种发明创造，体现了上古人民的智慧和才能。这些往往被附会在多时期的历史人物身上，创世英雄神的传说便由此而生。

用火是远古人类掌握的最伟大发明之一。传说上古时燧明国有棵大树，名遂，盘根错节，占地万顷。有圣人漫游到此在树下休息，看到有鸟啄树，发出火光，圣人受到启发，也用树枝钻木取火，此人便被叫作"燧人氏"。另一说法为上古时期南方有一火神祝融，人面兽身骑着两条龙，能显现天地之光明。由于灶是用来烧火做饭的，古代灶神亦是火神。传说中炎帝、黄帝都当过灶神，炎帝的"炎"即火，亦被称为"火师"，意为火的掌握使用者。

　　我国古代社会以农为本，关于农神的神话很多，并多与医神联系在一起。传说神农炎帝居于姜水（今陕西岐山一带），牛首人身。神农见大家吃兽肉饮生水，难以长久维持，便到处寻找可以果腹的植物，有时一日便中很多毒。他的精神感动了上天，得到神灵的帮助，天降种子，供他种植。神农还制造耜以耕地，教给人们按时令下种。正是在找谷种的过程中，神农中毒又解毒，从而发现了草木的药性。他还用红褐色的鞭子鞭打百草，尽知其平、毒、寒、温之性味，教人们认识了植物药。后更有传说神农中毒多次，幸亏事先备好茶来解毒，最后他尝到断肠草，刚一咽下肠子便寸寸断了，来不及喝茶解救而死。这一传说更突出了神农发现药物的艰险及人们对其为人类探索本草而献身精神的敬仰。

　　上古时代，瘟疫曾是对人类生存最大的威胁之一。人类早期的认识就是把其原因归咎于妖魔鬼怪作祟，并企图借助超自然的力量去抗击疫鬼的侵袭，逐疫神话表达了人们的这一愿望。传说伯强是最可恶的疫鬼，所到之处无不伤人。颛顼氏的三个儿子死后也都当了疫鬼，所以人们请来方相之类的神将加以驱逐。方相，手掌长着熊一样的皮，四只眼睛发出金光，穿着黑色上衣，红色裙子，手拿大斧，并用桃弓棘箭，像飞石骤雨百发百中。方相还举着火把，流星般飞驰，把疫鬼逐往四方边远之地。于是，阴阳之气交相融合，万物健壮生长。方相逐疫的神话影响深远，至奴隶社会时期，民间形成的每年大傩逐疫的习俗便是其孑遗。

　　黄帝，上古神话传说中最著名的英雄神。据史书记载，黄帝生长于姬水之滨，以姬为姓。传说他是大地之神的女儿附宝所生，自幼聪慧过人。其身体似黄龙，长了四张面孔，能驭百神，役禽兽，主司风雨雷电。他能使阴气和阳气相互交感，震动为雷，激荡为电，交和为雨，发怒为风，乱而为雾，凝结为霜，分散为露，聚拢为云，升腾为虹、霓。黄帝作为神话形象，奇异荒诞，有超自然、超人的本领，传说中的一切发明，更是集中在黄帝和他的臣子们身上，如创造宫室、舟车、衣服、冠冕、陶器，发明文字、律吕、算数、调历、音乐等。特别是黄帝作为医药之神，整理了神农所尝试过的百草性味及治病经验，与其臣子讨论医学理论，创制医经，成为医学始祖。

　　传说黄帝之臣俞跗，有高超的医术，能"割皮解肌，抉脉结筋"，实施外科手术。他的医道可谓妙手回春，能使出丧的车子往回走，使准备埋葬的死人起死回生。

　　岐伯，相传亦为黄帝之臣，又是黄帝的太医，奉黄帝之命尝味各种草木，典主医病。他还与雷公研讨经脉。《黄帝内经》即黄帝与岐伯等讨论医理而作。相传岐伯曾乘由12头白鹿拉的绛云车，遨游东海中的蓬莱仙山，奉黄帝之命向仙人求不死之药，十分浪漫。

　　神话，包含着远古先民信仰的内核，寄托着先民们对宇宙奥秘的认识理解和对自己命运的执着追求。透过神话，使我们看到了一部神异的上古社会发展史。

第二节　卫生保健

　　有了人类，就有了卫生保健活动。人类为了生存下来，就要采取一些保护自己的措施，这便是人类最为原始的卫生保健活动。

一、居处

　　早期的人类刚从动物中分化出来，为保护自身躲避风雨及野兽之害，构木为巢，栖身于树上，即传说中的"有巢氏"时代。后来由于大自然的变迁，气温下降，巢居难以御寒，人类开始迁居天然山洞，过着"冬则居营窟，夏则居橧巢"（《礼记·礼运》）的生活。考古发现的北京周口店龙骨山洞穴、广东韶关马坝乡狮子山洞穴、湖北长阳赵家堰洞穴等，都是原始人类穴居过的遗址。

在天然山洞中居住，初步改善了人们的生活环境，但"穴而处，下润湿伤民"（《墨子·辞过》），"未有宫室，则与禽兽同域"（《新语·道基》），仍严重威胁着人们的生存与健康。随着生产力的提高，距今四五万年前，人们开始发明建造一种半地穴式的房屋，如《淮南子·氾论训》所述，"筑土构木，以为宫室，上栋下宇，以蔽风雨，以避寒暑，而百姓安之"。后经不断改进，建立起了完全的地面屋舍，这种房屋"高足以辟润湿，边足以圉风寒，上足以待雪霜雨露"（《墨子·辞过》）。由于南北方地理环境、气候及建筑材料的不同，北方多为半地穴式建筑形式，以西安半坡村遗址为代表，室内地面土质干燥，有取暖防潮、烧煮食物的灶坑，透光通风的天窗。而南方湿热的沼泽地带，则是将居住面架设在木桩上的干栏式房屋，考古发掘的河姆渡遗址便是这种建筑形式。现代我国云南及东南亚等地区还可见到这种高脚木舍。

原始人从巢居、穴居到建筑房屋居住，使生活安定，既可防御野兽侵害，又可避风雪严寒，对其身体发育是有益的。

二、衣着

原始人曾经历了相当长时期的裸身生活。后来由于气候的变化，为了御寒，将树皮或兽皮包裹在身上。《礼记·礼运》中载有"昔者先王……未有麻丝，衣其羽皮"，表明这一时期人类已由裸身进而为半裸身。

考古发掘出的山顶洞人遗址中的钻孔骨针，表明这一时期的人类已能用兽皮缝制衣服，尽管简陋，却是人类最早的真正意义上的服装，比披兽皮、树皮要保暖便利多了。

进入原始农业经济时期，人们开始用野麻作材料编织出平纹麻布缝制衣服。《淮南子·氾论训》中所述黄帝时代衣裳"缝麻索缕，手经指挂，其成犹网罗"，表明早期的织物经纬线疏朗，状似网罗一般。尽管如此，麻制衣服的出现，是衣料和制衣技术的重大革新。至新石器时期，人们不断改进纺织技术，能织出平纹细麻布，用来缝制衣服。考古发现，全国各地的新石器遗址中，都有纺轮出土，河姆渡遗址还出土有纺织机件，表明当时人们已能用织布机织布了。

原始人由赤身裸体到穿上纺织而成的衣物，既可抵御严寒，又可防蚊虫叮咬，从而增强了对自然界气候变化的适应能力，减少了疾病的发生，是卫生保健史上的又一进步。

三、食物与用火

远古人类对火的认识和使用经历了一个相当长的历史阶段。考古研究证明，最早的古人类元谋人已能使用火。距今 50 万年前的北京猿人洞穴中，有厚达 6 米的灰烬层，表明当时人们不仅能使用天然火，而且能有意识地对火控制使用，保留火种。后来在长期制作工具的过程中，人们受摩擦生火的启发，逐渐发明人工取火的方法，时间大约在山顶洞人之前。我国历史文献中关于燧人氏"钻木取火"的传说，正是这一历史事实的反映。

火的使用，特别是人工取火的发明，对人类的文明进步具有巨大的推动作用。它是人类第一次掌握支配一种自然力来改善自己的生存条件，它可用来烧山打猎，照明驱赶野兽，取暖御寒，改善生活居住环境，减少因寒冷潮湿引发的外感病与风湿病。除此之外，火的使用在人类卫生保健史上的重要意义还在于它改变了人类茹毛饮血的生食习惯。《韩非子·五蠹》记有"上古之世……民食果蓏蚌蛤，腥臊恶臭而伤害腹胃，民多疾病"。使用火可以"炮生为熟，令人无腹疾"（《礼含文嘉》），由生食到熟食，可对食物起到一定的消毒杀菌作用，减少了许多消化道疾病和寄生虫病的发生。熟食较生食可缩短人体消化食物的过程，以吸收更多的营养，改善人类体质。熟食还扩大了人类食物的范围，使一些肉类及难以下咽的鱼鳖蚌蛤之类成为可口的食物，这些肉类食物所含的优质动物蛋白被人体吸收后，在人类体质发育完善过程中起到了重要作用。特别是人类脑髓在发育过程中获得必要的高蛋白营养而更加完善起来，促进了智力的发展，从而加速了人类的进化，最终摆脱猿类的特征。正如恩格斯所说，"火的发明，有解放人类的意义"。

火的使用，还为一些原始的治疗方法如热熨法、灸治法的产生提供了前提条件。因此，火的使用在人类卫生保健史上具有极其重要的意义。

四、导引

导引是一种医疗保健形式，起源于原始社会时期，是远古先民按照医疗保健需要而创编的"摇筋骨，动肢节"的活动锻炼方法。导引是由原始舞蹈演化而来的。

舞蹈是上古人民最早创作的文艺形式之一。最初的舞蹈动作来自于远古人类对自然生物飞行、跳跃姿态的模仿或集体劳动的动作。人们每在狩猎前后、劳动之余或收获之后都会尽情歌舞一番，借以宣泄欢乐的情绪。随着神灵观念的产生，人们认为舞蹈有一种神奇的力量，企图凭借歌舞，博得神明的保佑，求得驾驭自然的力量。

在长期的实践中，人类祖先逐渐认识到，舞蹈不但可以振作精神、解除疲劳、锻炼体魄，而且身体原有的一些痛楚不舒，经过舞蹈以后，会减轻以至消失。舞蹈的健身作用早在尧舜时代就有了认识。据古籍记载，尧舜时期，洪水经常泛滥成灾，水湿淹渍，空气湿冷阴郁，使人们心情很不舒畅，筋骨不舒，腿脚肿胀。人们在生活实践中编创了一些类似跳舞的动作，常做这些动作，可以运动身体关节，宣畅气血，以祛除水湿之气，犹如宣通积水，疏导江河，故曰"宣导"。

《黄帝内经》中也有类似的记载，说上古之时，人们从实际经验中总结出"导引按跷"的方法，可见当时舞蹈已发展成为一种医疗保健的方法了。

古代导引疗法是在原始舞蹈基础上发展而来的。由于它对防治某些疾病确有一定功效，故流传至今，成为体育医疗的重要内容之一。导引的出现，为古代医疗卫生保健增添了更为积极的内容。

五、婚配

婚姻家庭是人类社会发展到一定阶段才出现的社会组织形式。

远古时期，人类曾经历过漫长的混沌杂居阶段，过着毫无限制的杂乱的性关系生活，正所谓"男女杂游，不媒不聘"（《列子·汤问》）。

随着生产的发展和人类思维的进步，至母系氏族公社，开始改变原始的杂游状态，向血缘群婚制过渡。群婚制的早期阶段是族内群婚，婚配只能在同辈的兄弟姐妹之间进行，父母与子女之间不得婚配，由这样的婚姻关系而结合成的社会组织叫作"血缘家庭"。远古神话传说中的伏羲与女娲、犬戎国的先祖盘瓠子女间的兄妹婚配，正是上古时代存在过的族内群婚的反映。

后来，随着人类的逐渐增多，活动范围的扩大，各氏族部落之间的接触相应增多，客观上需要加强氏族部落之间的联系。再者，两个不同血缘集团间男女结合所生育的后代，要远比实行族内群婚制生育的后代发育健壮，这一状况逐渐引起人们的关注。于是婚姻形式开始由族内群婚过渡到族外群婚。考古发掘出的半坡村遗址中，没有男女合葬现象，而是男女被分别集中埋在一起。传说中五帝之一的舜，同时娶了尧的两个女儿娥皇与女英，他的弟弟象想谋害他，娶两个嫂嫂为妻，这种一群兄弟以另一群姊妹为妻的婚配形式，表明舜的时代尚处于群婚制的高级阶段。

由于群婚状态下，孩子的母亲同时有多个性对象，使得父亲与孩子血缘上的关系难以确认，故远古社会给我们留下了很多上天神灵赐子的传说，黄帝、炎帝、颛顼、契及稷的诞生，无一不是如此。

父系氏族公社时期，男子开始替代了妇女在经济生活和氏族公社中的支配地位，婚姻形态也由交互群婚过渡到相对固定的对偶婚，成对配偶在或长或短的时期内相对稳定地同居。到原始社会解体阶段，随着生产力的发展和私有财产的积累，父亲要求由确定的亲生子女继承财产，对偶婚制也最终让位于一夫一妻制为特征的单偶婚。

由野合到血缘群婚再到对偶婚，这种婚姻形态的演变和进步大大减少了遗传性疾病的发生，有利于人类身体素质的提高和健康繁衍，因而也是原始社会时期人类卫生保健活动的重要组成部分。

第三节　医药知识

原始人在生产生活实践中，逐渐发现了一些解除病痛的方法和药物，经过不断地探索、总结和积累，从而形成原始的医药知识。

一、药物

关于药物的起源，历史上流传着各种传说。如伏羲氏"尝味百药而制九针，以拯夭枉焉"（《帝王世纪》）；神农氏"尝百草之滋味，水泉之甘苦，令民知所避就"（《淮南子·修务训》）；"黄帝使岐伯尝味草木，典主医药，经方、本草、素问之书咸出焉"（《帝王世纪》）。尽管这些传说带有浓厚的神话色彩，但它从侧面反映了远古先民通过尝试认识药物的实践过程。

远古时期，人们在采集野果、种子和挖取植物根茎的过程中，往往会误食一些有毒的植物，从而引起呕吐、腹泻甚至昏迷、死亡。与之相反，有时也会因食用了某些植物，使身体原有的痛楚不适减轻甚至消失；或同食一种植物，因量的不同而产生或中毒或减轻病痛的不同效果。这些现象的反复出现，使人们逐渐了解到一些植物的功效及毒性，从而有意识地选择食用以减轻病痛。这便是人类最初积累的植物药知识。

与此相同，原始人在食用动物的过程中，也逐渐发现了一些动物的肌肉、脂肪、血液、骨髓及内脏的治疗作用。《山海经》有许多关于动物药的记载，如"河罗之鱼……食之已痈"和"有鸟焉……名曰青耕，可以御疫"等，便是古代先民从食用动物过程中发现其药性的佐证。

原始社会末期，随着采矿冶炼业的出现，人们对矿物的性能有所了解，并认识到某些矿物对疾病的治疗作用，如发现了盐水明目、芒硝泻下、硫黄壮阳和水银杀虫的作用。

由此可见，植物药、动物药和矿物药的知识，是我们的祖先在长期生产生活实践中逐渐认识和积累起来的，经历了一个由感性认识到理性认识的漫长过程。

二、针灸

根据先秦时期一些文献资料对远古往事的追叙和现代对考古出土实物的研究，人们一般把针灸术的起始定在新石器时代，然其端绪可追溯到数万年乃至数十万年前的旧石器时代。

远古时期，恶劣的生存环境使人们经常受到创伤，创口部位往往感染化脓。一些外科疾病，如疮疖痈疽也会导致脓肿。在疼痛难忍时，原始人可能会用石块的锐利部位刺破患处，排脓放血以减轻疼痛。同时，原始人对一些剧烈的疼痛，如关节、头部剧痛难忍时，很可能会下意识地用随手可得的石块等器物去敲打、撞击甚至刺破这些部位。有时这些无意识的动作竟会出现减轻疼痛的效果，类似情形重复多次时，便会引起原始人的好奇，甚至有意识地用一些石块来刺身体的某些部位，用来减轻病痛。到了新石器时代，人们掌握了磨制等技术，便能够制作出一些比较精致的、适合于刺病的石器，这就是"砭石"。砭石可谓最古老的医疗工具。《说文解字》曰："砭，以石刺病也。"砭石在古代除用来刺病外，还较多地用于外科化脓性感染的切开排脓，故又称针石或镵石。《素问·异法方宜论》载："东方之域……其病皆为痈疡，其治宜砭石。"唐·王冰注："砭石，谓以石为针也。"《灵枢·玉版》中也有"故其已成脓血者，其唯砭石铍锋之所取也"的记载。

近年来考古发掘出形态各异的新石器时代的砭石，其形状有刀形、剑形、针形等多种，山东龙山文化遗址中还出土有灰黑色陶针，山东平阴商周遗址中出土有骨针，这些一端有锋另一端无孔的针具，很可能是当时被用作刺病的工具。山东微山县两城山出土的汉画像石中，有半人半鸟的神物，手持一针形器物，对着来人的肢体的画面。据考，这是带有浓厚神话色彩的扁鹊行针图，半人半鸟的神医形象来源于原始社会东夷人的鸟图腾崇拜，与传说中神医扁鹊的形象相吻合。

灸法是通过对人体某些部位进行固定的温热刺激以治疗疾病的方法。人们推测，原始人在烤火取暖、煮食或点燃篝火防兽时，有时可能会被迸出的火星烧灼或烫伤皮肤。但在这一过程中他们发现，偶然局部的烧灼会减轻某些疾病的症状。这种情形的反复出现，给原始人以启发，使他们有意识地选用一些干枯的植物茎叶作燃料，烧灼体表。由于艾叶具有易燃、气味芳香、遍地生长且易于加工贮存等特点，故被后世作为灸治的主要原料。

三、外治法

原始社会人兽杂处，环境险恶，人们在寻找食物及与野兽博斗中，经常会遭到伤害，跌打损伤及部落间的厮杀格斗造成的伤痛也是经常发生的。

原始人遇到外伤如何处理现已难查证，但根据现代某些民族保留的一些较原始的敷裹创伤的方法推测，当时人们在出现体表创伤出血时，很可能用一些随手可得的诸如泥土、灰烬、树叶、草茎、苔藓、树皮等涂敷伤口，从中发现有些东西可很快地止血止痛，由此认识了一些适用于敷治外伤的外用药，这便是原始的止血法。

人们在出现伤痛时，很可能会不由自主地用双手去抚摸患处。有时伤痛比较严重，周围其他人也会在受伤者身上进行安抚，以减轻其痛苦。这些动作虽然简单，但有时却能起到散瘀、消肿、止痛的作用。人们在消化不良腹部不适时，用手抚摩也有一定的疗效。这些便形成了原始按摩疗法，后世的按摩推拿术就是在此基础上发展而来的。

原始人在烤火取暖过程中，有时可能将烧热的石块用兽皮包裹捂在身上作局部取暖以驱寒，时间长了，人们便发现这种烧热的石块附在身体某些部位，除舒适外，还能减轻疼痛，如对因受寒引起的腹痛及关节痛有一定的疗效。这便是热熨法的起源。考古工作者在北京猿人居住过的山洞中发现大量的火烧石块，认为这是原始人局部取暖用的。后来这种方法不断得到改进，用于熨法的石块形状亦有球形、扁圆形等多种。

随着制作工具技术的进步和与疾病斗争经验的积累，原始人还逐渐学会用燧石刀切除脓肿，施行剖宫产、穿耳鼻及穿颅手术等。

第四节　多种医药起源论

在医药起源问题上，存在着不同的观点。

一、医源于圣人

世人所称圣人，多指伏羲、神农和黄帝等。如前所述，在我国远古神话传说和古籍记载中，有许多圣人发明医药的内容，如《淮南子·修务训》和《通鉴外纪》就提出，由于"圣人出"才有"医方兴"和"医道立"。

毋庸讳言，人类历史上曾出现过许多杰出英雄，他们以其智慧才能和创造性，在历史的文明进程中起到了推动作用，被人们所崇拜和敬仰。原始社会中，人类在生产生活实践中有了许多发明创造，但与原始社会对部落英雄的崇拜相适应，人们往往将这些发明分别附会在某些传说中的历史人物身上，进而将其神化。如传说中的伏羲和神农最早掌火，教民渔猎耕种，饲养家畜，服牛乘马，冶制铜器，种桑养蚕，造作货币，创制乐器，编制八卦，建立天文学、地理学、数学等。传说伏羲还是医药九针的创始者，《帝王世纪》中称伏羲"尝味百药而制九针"。可见圣人确实在医药发展中发挥了重要作用，但我们不能将上古历史上的一切发明及至后世的某些发明创造，统统汇集在伏羲、神农名下。对"五帝之尊"的黄帝的发明创造也应客观认识，我们不可否认，上古时代及后世的重要生产成就、文化科技成果、政治典章制度的创立，黄帝等人作为部落首领起到了开创作用，但不能把所有创造都归于这些圣人，他们在早期医药的发展中带领广大先民勇于实践与创造，起到了表率作用，但医药的起源完全归功于圣人是片面的说法。

如果我们遵循神话描写的特殊规则去分析这些传说，可以看到，远古神话传说中的英雄往往不是某一个具体历史人物的专称。伏羲、神农应是原始畜牧业和原始农业时期的代表，黄帝则是黄帝部族的简称，所谓黄帝时代，实际上是一个广泛的概念，至少包括了整个新石器时期。

圣人发明医药的传说，在一定程度上反映了人类早期医药活动的情形。医药知识的积累，是人类在漫长的岁月中，经过无数次痛苦的探索，甚至以多少人的生命为代价获得的，而不可能是靠任何个人的聪明才智和短暂的一生所能实现的。

由此可见，"医源于圣人"之所以错误，就在于将神话传说中集中与升华了的文化英雄神与个体人物混同，将古人按他们的思考方式描述的历史（即神话）简单地作为历史史实，因此过于夸大了个人的力量。

"医源于圣人"之说，在历史上产生了颇为深远的影响，后世一些医药著作托名于黄帝、神农，如《黄帝内经》《神农本草经》等正是受了这种思想的影响。

二、医源于巫

这种观点认为医学发展史上最早的医术是巫术，因此医源于巫，源于宗教。

原始社会的早期，人刚脱离动物状态，处于蒙昧阶段，因此不可能有什么"神灵"之类的意识。氏族公社时期，人类有了一定的劳动技能和经验，生活较前安定，特别是语言和思维能力的发展，为"神灵"观念的萌生提供了条件，人们开始对自然界观察、理解并赋予独特的想象。大自然可以为人类造福，但也可以对人类的生存造成威胁，像雷击、地震、火山、洪水都会给人类带来难以预料的灾难。原始人出于对自然界的恐惧和敬畏，幻想有一种超自然的力量主宰这一切，并希冀借助这种力量控制自然界，这便是人类最早的宗教迷信和鬼神观念。

但神灵是人们幻想出来的，怎样才能与神沟通，让神明白人的意思，人也能领会神的意志呢？随着原始社会末期社会分工的出现，出现了这样一部分专掌沟通人神之间联系的人，这便是"巫"。而巫医的产生则是基于两个原因：一是人们认为疾病是因鬼神作祟，而驱鬼又是巫的职能之一；二是巫在当时既是巫术的施行者，又是远古文化的继承者，通过实践巫医掌握了一些原始的医药知识。《山海经》中描述的十巫在灵山"从此升降，百药爱在"，实际上是巫医到险峻高山采药的神话化。

人类的疾病现象是与人类一并俱来的，有了人，便有了人的医疗活动。原始社会的医学又被称为"经验医学"。何为"经验医学"？"神农尝百草"便是典型的例证。这一时期的医学知识是靠原始人的长期经验积累起来的，而"巫"则是一定历史时期的产物。

如同早期的医学与宗教有密切关系一样，医学史上曾有过医巫混淆的阶段，这是符合人类早期的认识规律的。但医学毕竟需要建立在理性基础上，而巫从本质上则是信仰主义的，巫虽或懂医，但医学知识绝不是从其巫的意识和活动中产生的。医学的发展是一个逐渐排除迷信与荒诞的历史，随着人们对病因的认识和医疗实践经验的积累，附着在它身上的巫术成分逐渐被抛弃，医巫必然最终分离。

三、医源于动物本能

持这种观点的人认为，人类患病寻求医治是最原始的本能，这种本能的医疗行为与动物在伤病时自我保护的本能反应是一样的，是以动物行为为基础的。

自然界中的动物进行自我救护的现象是存在的。有人观察，腹蛇头部被其他蛇咬伤后即大量地喝水，两小时后头部的肿胀逐渐消退，如同人类抢救危急病人大量输液一样。野兔患肠炎后，四处奔波寻找马莲草吃，将肠炎治愈。猫患肠炎则跑到野外大吃嫩草，而后大吐一番，以吐治泻，疗效显著。热带猿猴患上疟疾会嚼食金鸡纳树皮，如人类服用奎宁治疟一样。这些确与人类的原始医疗有某些相似之处。

"本能"是指有机体在内外多种刺激下，为了适应环境，求得生存而做出的某种自然反应。就动物而言，这种本能只是条件反射，是简单地利用自然界，是一种被动行为。而早期医学是一种经验医学，经验的积累属于无条件反射行为，具有主动性和意识性。动物的本能不能真正导致经验的产生，也就不可能发展为医学。人类患病也要寻求自我医治，但人类大脑具有超出动物的思维功能，人通过创造性的劳动去认识和掌握某种医疗方法，可以将本能的医疗行为上升为经验医学，这正是人与动物的本质区别。

"本能论"无视人与动物的根本区别，混淆了动物的本能救护行为与人类医学之间的界限，因而否定了生产生活实践在医学起源中的决定作用。

四、医食同源

这种观点是基于人类寻找食物发现药物的史实而提出的。

我们知道，食物的摄入是人类赖以生存的首要条件，人们常说"民以食为天"。最初人们对植物药的认识是在寻找食物时，由于饥不择食，误食某些有毒的植物，导致一定的机体反应，从而注意到这些植物。后来随着人口的增加，仅靠狩猎不足以维持生存，需要开拓其他食物来源，因此继渔猎经济之后而来的便是农业经济的产生。传说中神农为了寻找适于种植的谷物，尝百草之滋味，"一日而遇七十毒"，体现了找谷种之艰辛。神农尝百草的目的是为了寻找粮食种子，正是在这一过程中，发现了草木的平、毒、寒、温等性能。从这个传说中我们可以看到，医药的发明是寻找谷物的副产品。传说中的神农首先是农神，由于开创原始农业与发明医药相联系，他又被赋予成医药之神。在甘肃秦安县的大地湾第一期文化（距今 7800 ～ 7350 年），是迄今为止在渭河流域发现的最早的新石器文化，这批最早开发陇原的先民在农业实践中发明了我国最早的彩陶，同时种植生产了我国第一批粮食品种——黍，这也是我国原始农业发展的重要凭证。

由此，医食同源似乎有一定事实为依据，然而，这一观点是不彻底的，它没有回答一个最根本的问题，即认识食物也同样要追溯其起源过程，况且某些矿物药、外治法、针灸法等并不一定与寻找食物有关。鉴于此，医食同源论仍不能完整解释医学起源问题。

历史事实证明，只有马克思主义的历史唯物论能给医学起源问题做出完整和本质的说明，那就是医学只能产生于广大人民群众的生产生活实践。

人们在生产生活实践中得了病，只有通过反复的生产生活实践才能认识它，也只有通过生产生活实践才能找到解决办法。就本质和规律而论，医药实践不过是从生产生活实践中分化出来的，正如恩格斯在《自然辩证法》中所说的：“科学一开始就是由生产决定的。”

【复习思考题】

1. 结合人类考古发现的成就，谈谈你对神话传说的认识。
2. 对于医药起源的不同观点，谈谈你自己的看法。

第二章

早期的医药卫生知识和实践

夏—春秋（前 21 世纪—前 476）

扫一扫，查阅本章数字资源，含 PPT、音视频、图片等

夏、商、西周及春秋时期，我国奴隶社会经历了从兴起到衰亡的历史发展全过程。公元前 21 世纪，夏朝的建立标志着早期国家的产生。400 多年后商朝取而代之。公元前 11 世纪进入西周时期，经济繁荣昌盛，其势力和影响远远超过了商代。春秋时期，随着生产力水平的不断提高，出现了由奴隶制向封建制转变的社会大变革。商周时期，随着社会物质财富的不断增长，出现了脑力劳动和体力劳动的社会分工，产生了士、农、工、商和贵族不同的社会阶层。部分以经验科学为特点的科学知识也逐渐从生产技术中分化出来。对甲骨卜辞的研究发现，商代人已经掌握并运用了数千个文字，这些文字就成为记录与总结生产技术和文化知识的重要载体。在天文、历法知识的积累和发展方面，夏代以"天干"纪日，十日一循环；商代出现"干支"纪日法，十天干与十二地支相结合，六十日一循环；周代发明用圭表测量日影，确定了冬至与夏至等节气。这些进步源于农业生产的实践，也与人们的生活息息相关，对于人们认识气候变化与人体疾病的关系有着积极意义。

青铜器的使用与推广是奴隶社会生产力提高的重要标志。夏代已使用少量的铜制工具，但仍处于"金石并用"阶段。商代冶铜技术不断提高，青铜器的制作规模也随着社会生产、生活需求的提高而不断扩大，其生产种类、技术、工艺均达到较高水平，并且广泛应用于社会各个领域。西周时期，青铜器的制作达到全盛阶段，同时手工业生产也因种类多、分工细而有"百工"之称。商周时期手工业生产的进步丰富了人们的物质生活，但是在社会各生产部门中，农业生产始终占有十分重要的地位。

这一时期在思想文化方面也有显著进步。夏商的早期，以"天"为代表的宗教神学有着不可动摇的地位，"天帝"至高无上，王是受命于"天"的人间统治者。随着社会生产力的提高和科学文化的进步，意识形态领域也逐渐产生变化，人们开始注重自然与现实，虽然没有完全脱离宗教神学的束缚，但思想内容却日渐丰富起来。商周之际，由于朝代更替所经历的急剧动荡和变化，人们通过西周的注重"德"治而民心所向，从而产生了"敬天保民"的思想，这是具有历史意义的进步。与此同时，阴阳、五行、八卦等朴素唯物自然观和辩证法思想也逐渐酝酿而成，并被人们越来越广泛地用来认识世界万物及人类社会，在意识形态领域中起到了不可忽视的重要作用。

这一时期，中医药学处于医药卫生知识水平的积累与提高阶段。其发展状况大致有以下特点：①由于物质生活水平不断提高，人们在环境卫生、清洁卫生、饮食卫生等方面有了明显进步。②早期的哲学思想，在医学理论和医疗经验的整理中起着潜移默化的影响和作用。③人们在长期与疾病做斗争的过程中，对疾病的认识和诊疗经验不断丰富，在病因认识和预防医学思想方面出现了对后世颇有影响的成就。同时，药物知识的掌握和积累不断丰富，酒和汤液的应用，进

一步补充了用药经验。④在宫廷和民间分别出现了专职医生。周代宫廷建立了明确的医疗卫生制度，既有医学分科又有相关的医疗行政和管理体制，一定程度上代表了这一时期医药发展的水平。

第一节　对疾病的认识和诊治

一、对疾病的认识

我国现存最早的古代文献甲骨文（甲骨卜辞）中有这一时期对疾病认识的记载。据有关资料表明，殷墟出土的甲骨16万余片，其中与疾病相关的有323片，415辞。甲骨文中保存了殷商时期对人体、疾病及其诊治的部分认识。由于甲骨文多数是象形、会意文字，当时人们对人体和疾病的了解自然地反映在文字中，如出现了首、耳、目、鼻、口、舌、齿、项、肱、臀、趾、心等字，其中"心"字是甲骨文中唯一发现的脏器名称，其字象形是心脏的冠状剖面，即♡。这一特点表现了以直观的外部形态为主，对人体由表及里地了解与认识的发展过程。甲骨文对疾病的认识也是以人体部位命名者居多，如疾首、疾耳、疾目、疾自（鼻）等，达40多种，严格来讲这些还不能称作病名。但是甲骨文中也出现了个别如疟、疥、蛊、龋等专门的病名，或个别关于疾病症状的描述，如耳鸣、下痢、失眠，以及病软（身体软弱无力）、病骨、病旋（眩晕）等。

值得注意的是，甲骨文中还有关于"疾年""疾役（疫）"等记载。"疾年"指多疾之年；卜辞中出现的"贞：疾役（疫），其征（延）"已经有了卜问疫病是否蔓延的记载。这是我国最早关于传染病、流行病的记载。这类内容的出现，说明传染病和流行病在当时已经引起了人们的注意。当然，由于甲骨文并非专门的医学文献记录，故此，其对疾病的记载有较大的局限性，并不涉及底层民众的疾病情况，所以不能代表这一时期医学认识的全部。

殷商之后，人们对疾病的认识有了较大进步，在现存的早期文化典籍如《周礼》《诗经》《山海经》《左传》中，都有相关的记载。

《周礼》"医师"中载有肿疡、溃疡、折疡、金疡、疟疾、疥、痤疽等疾病。《诗经》中涉及的病名和症状达40余种，如不寐、瘵、瘅、疢等。《山海经》中记载了38种病名和症状，基本是根据疾病的特点命名的。其中固定病名有瘕、瘿、痔、疥、疸、痹、风、疟、狂、瘘、疣、蛊、疠、厥、疫疾等23种，还载有胕（胕肿）、膥（大腹）、腹痛、呕、聋等症状。《左传》中记述了如骨折（折肱）、伤疾、瘙咬病（瘙者，狂也）、发秃（孙叔敖突秃）、远视（陈豹望视）、佝偻（黑而上偻）等疾病。这些记载虽然分散而欠详，但是足以说明这一时期人们对疾病认识较商代更加深入。

随着对疾病认识的提高，当时已经开始注重四季常见多发病，并开始对疾病进行简单的分类，如《周礼·天官》中记载"春时有痟首疾，夏时有痒疥疾，秋时有疟寒疾，冬时有嗽上气疾"；《周礼·天官》中的"疡医"治疗的外科疾病则分为肿疡、溃疡、金疡、折疡四类；且有专职医生进行治疗。这无疑是十分重大的进步。

以上内容反映了商周时期对疾病认识的部分情况。这一时期对于疾病的认识，从甲骨文中笼统的记述到西周时期固定病名的出现，经历了长时期的认识和实践探索的过程。总体而言，这一时期对于疾病的了解仍处于感性认识和经验积累的阶段。

医学认识不能完全脱离其他认识而独立进行。它既决定于社会物质生产，也受其他文化因素的影响。在中国当时社会各种因素制约下，中医学对疾病的认识，显示出了当时的社会与文化特色，也初步显示出中医学的发展方向。

二、对疾病的诊治

夏商周社会后期，对于疾病的诊治已初具雏形，有关内容散见于先秦时期的文化典籍中。《周礼·天官》中记载了西周时期的"疾医"（相当于内科医生），"掌养万民之疾病"，"以五味、五谷、五药养其病，以五气、五声、五色视其死生。两之以九窍之变，参之以九脏之动"。说明当时治病已能运用五味（醯、酒、饴蜜、姜、盐）、五谷（麻、黍、稷、麦、豆）、五药（草、木、虫、石、谷），诊断已能从患者之气味、言语之声音、面部之颜色等方面判断患者的生死吉凶，并且知道反复观察其九窍的开闭变化和脏腑脉象的变动。这是关于疾病诊治的较早记载。文字虽简，但也揭示了当时医家已经开始从多方面来诊断疾病，不是单纯地强调某一因素，而是从多种因素做出综合的思考和判断，这是十分突出的进步，为诊断学的产生奠定了重要的基础。

在临证治疗方面，古人不断总结治病的实践经验，探讨治疗疾病的各种有效方法，已有酒剂、按摩、砭法、针刺、火灸、食养、药疗等多种疗法并行于世，这也反映出早期临证医疗的特色。甲骨文中就有关于使用按摩疗疾、艾灸治病、砭法刺病的记载。据《史记·扁鹊仓公列传》记载，扁鹊治病的方法多种多样，不仅善用汤药，也用砭法、针灸、按摩、熨贴、手术等，往往是斟酌病情采用相应疗法。从河南、山东、内蒙古等地出土的砭石来看，砭法的使用具有地域的广泛性。从《内经》所追述的古代九针（铍针、镵针、锋针、员针、鍉针、大针、长针、圆利针、毫针）来看，针刺法不仅广泛使用，而且针具还呈多样化，人们可根据病情需要选择使用，从而提高疗效。

对药物的认识与使用，在进入周代社会以后有了更突出的进步。《周礼·天官》载："凡疗疡，以五毒攻之，以五气养之，以五药疗之，以五味节之。凡药，以酸养骨，以辛养脉，以甘养肉，以滑养窍。"说明了当时对药物的气、味、自然属性等方面的掌握与认识。其中的"五毒"，据汉代郑玄注："五药之有毒者……合黄堥，置石胆、丹砂、雄黄、矾石、磁石其中，烧之三日三夜，其烟上着，以鸡羽扫取之，以注创，恶肉破骨尽出。"可见，当时不仅能够使用五气、五味、五药调养和治疗疾病，而且还出现了专门用来治疗疮疡的外用腐蚀药，这也是目前所知我国使用化学药物的最早记载。

《左传》中记载有"病入膏肓"的典故，认为某病"攻（灸）之不可，达（针）之不及，药不至焉，不可为也"。这实质上提出了比较系统的"攻""达""药"治法规范。

从这一时期记载的诊治资料中，可以看出其明显的文化走向，五行观念已渗透到诊断和治疗过程中，五味、五谷、五药、五气、五声、五色均为五行具体规范的结果。中国古代的农业经济决定了人们对自然的顺应态度，天人相应乃至天人同构就是建立于这一社会存在之上的社会意识。天地由五种基本物质演化而成，人体也相应地含有"五"的规律性。这种五行意识内在地约定了中医的生理病理认识，也约定了诊治规范。

通过观察这一时期的诊治方法，可发现此时的医学表现出如下特点：其一是顺应自然，人法天地；其二是强调实用；其三是重视构建外部现象与疾病本质的相互联系。视颜色、察形貌、闻气味、听声音等诊病方法，其目的是通过外部表现以探求疾病的内在本质，即由外揣内。此外，治法上也表现出了突出的自然倾向，针刺、火灸、食养、用药等多属于用自然之物，尽自然之力的做法。这一倾向使中医学积累了宝贵的治疗经验，并初步显示出了中医学发展的大体方向。

第二节　药物知识

这一时期，人们认识和掌握的药物知识日益丰富，无论是数量、种类，还是用药经验，都为药物学的发展奠定了基础。

一、药物数量与种类

1973 年在河北省藁城县台西村商代遗址中，发现有植物种子 30 余枚，经鉴定均属于蔷薇科梅属种子，其中以桃仁为主，还有郁李仁、杏仁等，都是剥掉壳后储存下来的。这些种子既可食用，也可医用。

商代甲骨文中未见药物知识方面的明确记载。在现存的先秦文献中，记载药物较多的主要有《周礼》《诗经》《山海经》等。《周礼·天官》载："以五味、五谷、五药养其病。"汉代郑玄注："五药，草、木、虫、石、谷也。"这是目前所知对药物进行的最早的分类。

《诗经》是西周及春秋时期的文学作品，反映了当时的人民生活和社会风貌，其中记载植物药 50 余种。书中既有对药物采集时节的描述，如"春日迟迟，采蘩（白蒿）祁祁""四月秀葽（远志）""八月断壶"；也有对药物产地的描述，如"中谷有蓷（益母草）""陟彼南山，言采其薇""山有扶苏，隰有荷华"等。

《山海经》是以记载我国早期名山大川及地理物产等为主的文化典籍，也是最早记载药物功效的书籍，其中有关医药的内容与《诗经》相比则更为丰富。一般认为书中记载的药物数量共 126 种，包括动物药 67 种，植物药 52 种，矿物药 3 种，水类 1 种，不详 3 种。可以分为补药、种子药、绝育药、预防药、美容药、毒药、杀虫药、醒神药、治牲畜药等多种类别。据统计，书中所载用药物治疗的内、外、妇、眼、皮肤疾病达 31 种之多。大多为一药治一病，如青耕"可以御疫"，栎"食之已痔"，鳣"食者不疕"等；也有 50 多种是数药治一病，如治疗风疾的药物有 6 种，治疗目疾的药物有 7 种，治疗皮肤疾病的药物有 5 种等；或一药治数病，如虎蛟治肿也治痔，肥遗治疠也可杀虫等。在药物的使用方法上也已经多样化，内用法有"服"与"食"，外用法有佩带、坐卧、洗浴、涂抹等。《山海经》中有关药物的记载，对后世药物学的总结和发展产生了深远影响。

由于在药物的种类、性能、毒副作用等方面认识的不断加深，在医疗实践中用药的经验也日益引起人们的注意。如《礼记·曲礼》中"医不三世，不服其药"，《周易·无妄卦》中"无妄之药，不可试也"的记载，都一定程度地说明了当时人们审慎用药的思想。

从这一时期记载的药物内容来看，记载的重点大多为应用知识，而较少对药物的自然属性进行描述，这一实用传统在后世药物学发展中一直延续着。药学著作的撰者无一不是医生或知医者，这是中医学突出的特点。

二、酒与汤液的意义

酒的起源应在原始社会时期。从野果或谷物的自然发酵而形成的天然酒，到发明人工酿酒，使酒成为人们生活中不可缺少的饮品。历史上有"仪狄造酒""杜康造酒"的传说，人工酿酒发明于何时，还未得到确定。考古工作者发现在仰韶文化时期就已经开始酿酒，在新石器时代晚期的龙山文化遗址、河南偃师二里头夏文化遗址中均发现专用的陶制酒器。在商代文化遗存中，有数千件种类各异的青铜酒器，足以佐证商代贵族饮酒成风。酒在当时贵族中是最奢侈的饮品，而在一般社会生活中更多的是用于祭礼和医疗。

　　酒能通经活络、提振精神，也有驱寒散瘀、麻醉镇痛或消毒杀菌的作用。人们最初发现并饮用天然发酵的酒之后，自然而然地将其兴奋与麻醉作用应用于医疗，这应该说是医学史上的一项重要发明。酒又有挥发性能且能充当溶媒，所以成为后世常用的溶剂，并且用来加工炮制药物。由于酒对"外感风寒""劳伤筋骨"等病有治疗作用，故在古代医学的长期实践中，饮酒治病比较普遍。后来，人们不满足于单纯用酒治病的疗效，又借助其溶媒性能将药物浸泡在其中，因而发明了药酒。在甲骨文中发现的"鬯其酒"是一种色美味香的药酒，既能用于祭礼也可用于医疗，是目前所知关于药酒的最早记载。药酒的出现与发展，成为后世药物治疗中的一个重要组成部分。《汉书·食货志》中的酒为"百药之长"，《素问·汤液醪醴论》中的"邪气时至，服之万全"，以及"醫"字从"殹"从"酉"的结构，这些都不同程度地反映了早期对酒与医药关系的重视。

　　汤液即汤剂，又称水药，是中医临证用药的主要剂型之一。一般认为，汤液创制于商代。商以前人们习用单味药，且用重剂，副作用较大。《尚书·说命》中有"若药弗瞑眩，厥疾弗瘳"的记载，一定程度地反映了这一情况。进入商代，随着人们用药经验的积累和丰富，以及对疾病认识的不断加深，出现了汤液。汤液是将所选的多种药物混合煎煮后用于医疗，其发明与应用是我国方药学上的一个重大进步。

　　汤液在临床上的应用，使人们由习惯于用生药而转为用熟药，由重剂量地使用单味药转为适量地混用复味药。汤液不仅服用方便，可以提高疗效，减少药物的副作用；而且也拓宽了用药范围，拓展了药物研究和发展的空间，加速了医药学的发展与进步。

　　伊尹创制汤液是历史因袭下来的一种传说。《史记·殷本纪》载："伊尹以滋味说汤。"《汉书·艺文志》载："《汤液经法》三十二卷。"据传作者为伊尹，故又名《伊尹汤液》。晋代皇甫谧在《针灸甲乙经·序》中说："伊尹以亚圣之才，撰用《神农本草》，以为《汤液》……仲景论广伊尹《汤液》为十数卷，用之多验。"有人认为，早在汉代以前就已经有了伊尹创制汤液的传说。

　　《史记·殷本纪》载："伊尹名阿衡。阿衡欲奸汤而无由，乃为有莘氏媵臣，负鼎俎，以滋味说汤，致于王道。"认为伊尹是一个厨师，善于烹调，根据烹调经验创制了汤剂。《吕氏春秋·季春纪》记载了伊尹曾以医理与汤王比喻治国之道："用其新，弃其陈，腠理遂通，精气日新，邪气尽去，及其天年。"说明伊尹具有一定的医学知识。自古认为药食同源，了解食物性味转而用来调治疾病也是合乎情理的，因此历史上人们延续了伊尹创制汤液的这一说法。

　　另有人认为，伊尹创制汤液源于历史传说，直至晋代皇甫谧才根据传说而有了明确的记载，所以不足为凭。汤液的发明不是偶然的，也绝非个人所能为。在商代，陶器的制成与使用、烹调经验的积累，以及人们所掌握的药物知识的不断增加，都为汤液的发明提供了必要条件。也正是在当时的历史条件下，无数先民在采药、用药与烹调饮食的生活实践中，不断积累和总结经验，从而创制了汤液。

　　近年来，医史界出现了一种汤液并非"汤剂"而是"五谷之液"的观点，源于《素问·汤液醪醴论》，也有一定道理，因为作为"五谷之液"的酒在古时就是作为药物使用的。

　　其实，无论汤液是否指汤剂，在中国文化环境中，中医以复方治病是必然的。首先是中国文化讲究"和"，这是方剂诞生的条件；同时由于中医对疾病的认识强调证候，而证候形成的原因多样，且临床表现各异，故在治疗中需要不断变化方药，单一药物无法适应治疗要求，这是复方产生的内驱力量。复方配伍的广泛运用是方剂发展与成熟的标志。

第三节　卫生保健与医事制度

随着生活经验的不断积累和生产力水平的提升，人们渴望健康。当卫生保健活动成为社会问题时，就要求有相应的社会管理措施。

一、卫生保健活动

人类的卫生保健活动与物质生活、精神文明的发展水平密切相关。这一时期，随着生产力水平的不断提高，在卫生保健方面出现了明显的进步。

1. 环境卫生　这一时期，人们十分重视居住环境的选择和饮水卫生对生活的影响。《诗经·大雅·公刘》有"既景（日影）乃冈，相其阴阳，观其流泉"，是对公刘选择干燥、向阳、临水的居住环境的赞颂。《左传》等文献中也有许多关于居住环境的记载，如"土厚水深，居之不疾""土薄水浅，其恶易觏"等。相传黄帝时代就已有水井，夏代又有"伯益作井"的传说。水井或沟渠用久必然会产生淤积，因此早期文献中有许多关于淘除井中污泥积垢、疏浚河流的记载，还载有用于保持井水卫生的井盖、井栏等设备，这在考古发掘中已得到证实。在污水排泄方面，埋设地下管道排除污水也是商周时期的一项重大成就。在商周文化遗址中，曾出土颇具规模的地下排水管道（陶窦）。《周礼·考工记》中就有"窦，其崇三尺"的巨大下水管道的记载。古人很早就注意到居住环境与人体疾病的关系。商代甲骨文中的"𤘌"（牛棚）、"𡘇"（猪圈）等字表明了人畜分处，也是环境卫生的一个重要进步。甲骨文中的"末丁亥寇癠"，意思是说待丁亥时刻，大扫寝室。先秦文献中也有许多关于洒扫、灭虫、堵洞、药熏、除鼠的记载。这些都是早期预防传染病流行和保护环境的有效举措。

2. 个人卫生　商代甲骨文中有盥洗沐浴（盥、沐、浴、洗）的记载。1953 年在对殷墟的考古发掘中，出土了壶、盂、勺、盘、陶搓、头梳等全套盥洗用具。《礼记·内则》中"鸡初鸣，咸盥漱"等内容，记载了周代的一些日常卫生习惯。《礼记·曲礼》载"头有疮则沐，身有疡则浴"，说明当时人们认识到沐浴对于疮疡具有一定的医疗意义。

3. 饮食卫生　这一时期的人们也十分注重饮食卫生。《周礼》中专门载有适宜四时的肉食品种、调味宜忌、饭食与菜肴的搭配、服食方法等许多饮食卫生方面的内容，说明当时人们已经养成了一些良好的卫生习惯。冷藏食品有着悠久的历史，"藏冰"的发明至少有三四千年的历史。早在《夏小正》中就有"颁冰者"的记载。周代专设掌管藏冰、用冰的官职（"凌人"），还有讲究的冰室建筑（"凌阴"）。《论语·乡党》载："鱼馁而肉败不食，色恶不食，臭恶不食，失饪不食，不时不食。"强调食物贵在精细、适时和新鲜卫生，不能食用肉败、色恶、臭恶之变质食物。这一时期在饮食卫生方面的突出成就，对后世产生了深远的影响。

二、医事制度

进入夏、商、周社会的中后期，随着社会经济、文化的进步，社会分工进一步扩大并逐渐趋于专业化，医学也逐渐摆脱了巫术的羁绊，走上独立发展的道路。

周代已经建立起较为完整的医政组织和相当严格的考核制度，对于后世医学的发展有着积极的促进作用。据《周礼·天官》记载，当时的宫廷医生分为食医、疾医、疡医和兽医四种，其中食医近似今日之营养医生，负责掌管帝王膳食的营养卫生；疾医近似今日之内科医生，不仅为王室服务，也"掌养万民之疾病"；疡医近似今日之外、伤科医生；兽医则"掌疗兽病，疗兽疡"。

这是最早关于医学分科的记载，是医学进步的一个突出标志。

在医政机构的设置方面，《周礼·天官》载："医师掌医之政令，聚毒药以供医事。凡邦之有疾者，疕疡者，造焉，则使医分而治之。"医师总管医药行政，又设士、府、史、徒等专职人员，各司其职，协助医师进行卫生行政管理。医师负责对医生的年终考核，根据他们诊治病人的疗效判定等级，"十全为上，十失一次之，十失二次之，十失三次之，十失四为下"，并以考核结果确定其级别与俸禄。

《周礼·天官》载："凡民之有疾者，分而治之，死终则各书其所以而入于医师。"这是最早关于病案记录和死亡报告的记载。说明古人已经重视对于原始病案资料的积累，这不仅有利于总结经验教训，也有利于医疗行政管理。特别是对医治无效者做出说明原因的死亡报告制度，更是历史上的突出成就。

医事制度建设的成就，对提高医学水平、促进医学发展无疑起到了积极作用。

第四节 医学理论的萌芽

经验积累到一定程度，人们就会追溯原因和本质，这就进入了理论领域。中医学理论的产生，不仅有临床实践基础，也有多种因素的共同作用。

一、相关的哲学思想

中医学之所以对生命和疾病形成了特殊的理论认识，与中国古代哲学思想的影响是密不可分的。

（一）气、精、神

气、精、神是中国古代的宇宙本体论思想，几乎渗透在对一切事物的认识之中。古人对气的认识，由起初的自然之气、呼吸之气发展为万物生成的始基物质，认为世界上一切有形的物质都是由无形的气变化而来的。据《国语·周语》记载，早在西周末年伯阳父就认为"天地之气，不失其序"，说明气充满于天地之间，并有规律地运动着。《老子》提出了"万物负阴而抱阳，冲气以为和"的思想。《管子》对气的论述则比较清晰具体："气者，身之充也"；"有气则生，无气则死，生者以其气"。《管子》还进一步描述了人体是由男女之精气相结合，构成水样的流体物质，经过十个月的发育生长而出生的过程。

"精"与"气"相比更为精微，也称"精气"。《管子·内业》云："精也者，气之精者也"，"精存自生，其外安荣，内脏以为泉原。浩然和平以为气渊，渊之不涸，四肢乃固，泉之不竭，九窍遂通"。说明精微之气是生命的渊源，是人体内脏、四肢、九窍等正常生理功能活动之根本。

"神"与"精"密切相关。《周易·系辞》云："阴阳不测谓之神。"《周易·说卦传》云："神也者，妙万物而为言也。""神"在古人眼里虽无形无质且不易测知，但它是物质变化的一种神秘机制。《管子·内业》谓："一物能化谓之神，一事能变谓之智，化不易气，变不易智。"

古代思想家在探索世界本原的过程中，关于气、精、神的论述较多，说明气与精是构成世界的基本元素，神是事物发展变化的内在机制。

（二）阴阳、五行、八卦

阴阳学说和五行学说是我国古代朴素唯物主义的自然观和朴素辩证法的集中体现。

1. 阴阳学说　阴阳的记载始于《周易》。该书的"系辞"部分，对阴阳的性质和变化等论述起到了确立事物的规律和法则的作用，使之成为当时世界上一切事物均可应用的普遍规律。

阴阳产生于人们对日光向背的认识，逐渐引申并发展为事物对立的两个方面。世界上任何事物都有两个方面，因此都可归为阴、阳两大类。阴阳根结于气，其"相摩""相推"促成了事物的发生并推动着事物的发展与变化。最早使用阴阳解释自然界现象的人是伯阳父，他说："阳伏而不能出，阴迫而不能蒸，于是有地震。今三川实震，是阳失其所而镇阴也"（《国语·周语》）。人们能用阴阳来解释地震、陨石等罕见的自然现象，反映了这一时期天道自然观的演变。《周易·系辞》云："一阴一阳之谓道。"阴阳在这一历史时期受到人们的高度重视，由在自然界的广泛应用而逐渐被概括化、系统化，从而衍生出阴阳的对立交感、互根消长、变化发展等多重性质，不仅可以用来解释各种自然现象，而且也可以用来阐释人类社会，渗透于政治、经济、文化、技术等各个领域，具有普遍性意义。

2. 五行学说　最早记载五行的是《尚书·洪范》："一曰水，二曰火，三曰木，四曰金，五曰土。""水曰润下、火曰炎上、木曰曲直、金曰从革、土爰稼穑。润下作咸，炎上作苦，曲直作酸，从革作辛，稼穑作甘。"五行是人们所认识到的大地构成的基本物质，与生产、生活所需密切相关。《尚书·大传》曰："水火者，百姓之所饮食也；金木者，百姓之所兴作也；土者，万物之所资生，是为人用。"说明五行是不可缺少的生活资料。人们分析了五行具有的五味及其功能作用，并将这五种功能属性概括出来，用取类比象的方法将各种事物归属于五行之下来加以说明，此后便逐渐产生了五行的相生相克学说，并成为人们认识事物不可缺少的思维规范之一。

随着五行学说的不断完善，其成为一切事物的归纳方法和推演事物互相联系及其变化的一种思维模式。人们用五行学说来说明人体生、长、壮、老、已过程的五个阶段，五脏的五种属性，以及它们之间相生相克、相乘相侮的规律，并且与阴阳学说互为补充，构成中医学基础理论的重要组成部分。

3. 八卦学说　八卦学说也是古老的哲学概念之一。八卦是经过排列组合所形成的八种有象征意义的符号，即乾、坤、震、巽、坎、离、艮、兑。相传伏羲画八卦，文王演八卦。详细论述八卦内容并使其流传后世的典籍是《周易》。八卦以卦象物，即乾象天，坤象地，震象雷，巽象风，坎象水，离象火，艮象山，兑象泽。八种物象，并不是平列的八种物质要素，而是以乾坤的物象为本根，其他六卦的物象为枝蔓的本末关系。由八卦而演绎出天地、男女、人体、动物、颜色、疾病、稼穑、器物等物象，仅《周易·说卦传》所论及的物象就达100余种。随着人们对八卦的认识与运用，其进一步发展为依据具体事物的特性和功能引申为以卦象意。《周易·说卦传》："乾，健也。坤，顺也。震，动也。巽，入也。坎，陷也。离，丽也。艮，止也。兑，说也。"卦象由象物向象意的转移，说明由偏重表象转向注重意象，反映了人们思维水平的变化。

《周易》八卦的象数体系的基本符号是阴爻和阳爻，其宗旨始终没有离开阴阳。由八卦互相组合而成的六十四卦，演绎出世界万物各种错综复杂的关系，包括排斥与吸引、相反与相成、原因与结果、相克与相生、交感与背离等等，这些构成了八卦学说具有生命力的重要原因。正是八卦的这些朴素辩证法的思想内容，成为阴阳学说不断充实和发展的渊源。

气、阴阳、五行、八卦学说构成中医自然哲学理论的核心，为中医学理论体系的构建奠定了坚实的哲学思维基础。

（三）天人关系

中国古代哲学始终关注天人关系，先秦诸子大都讨论过这一主题。各家对天人关系的理解可概括为如下两方面：一是人要顺应天地，二是天人合一。这两方面内容都极深刻地影响了中医学的理论与实践。如在理论认识上，中医学强调人象天地，天有五行，人有五脏；地有十二经水，人有十二经脉；最后则为人身一小天地。在功能上，脏腑应五方四时，气血运行遵循日月运行规律。在实践上，养生必按自然规律调节饮食活动，诊断也必审天时地理，治疗用药更讲求用自然之物，尽自然之力，最后目标也是全自然之功。天人合一观念一直影响着中医学理论与实践的各个方面。

二、病因学

随着社会生产力的发展，天命鬼神观念的动摇和科学文化的进步，中医理论出现了病因学说的萌芽，虽然早期的文化典籍中保存的有关病因方面的记述并不多，但是也足以看出病因学说的端倪。

殷墟出土的甲骨卜辞作为现存最早的文献记载而具有重要价值。其中对病因的认识基本以天神所降、祖先作祟，或蛊惑为害为主，反映了早期的思想文化特色。其中比较突出的是关于"蛊"字和"龋"字的记载。甲骨文中"🜹"（蛊）字，象征腹中之寄生虫，《说文解字》释为"蛊，腹中虫也"，这也是将虫与人体相联系的最早记载。"🜺"（龋）字，表示牙齿窟窿是因虫蛀而引起的，这在世界医学史上也是很有意义的重要发现。

《礼记·月令》载："孟春行秋令，则民大疫"；"季春行夏令，则民多疾疫"；"仲夏行秋令，则民殃于疫"。说明气候出现异常变化，是引起疾病流行的原因。

《左传·成公六年》载："土薄水浅，其恶易觏。"说明当时人们已经认识到不同的水质和居住环境直接影响人体健康，水质不好可以导致多种疾病。

《左传·昭公元年》中有一段关于公元前 541 年秦医和为晋侯诊疾的记述。晋侯有疾，"求医于秦，秦伯使医和视之。曰：疾不可为也。是谓：近女室，疾如蛊。非鬼非食，惑以丧志……公曰：女不可近乎？对曰：节之……天有六气，降生五味，发为五色，征为五声，淫生六疾。六气曰阴、阳、风、雨、晦、明也。分为四时，序为五节，过则为菑，阴淫寒疾，阳淫热疾，风淫末疾，雨淫腹疾，晦淫惑疾，明淫心疾。"这就是著名的"六气致病说"，《国语》中也有类似的记载。医和的这段论述，标志着对疾病的认识方面已经开始脱离鬼神致病说，从对疾病真实认识的实际出发，形成了对后世有重要影响的病因概念。

此外，在其他文献中还出现了"百病怒起""忧郁生疾"等记载。这些认识对后世中医病因学说的形成不无影响。

三、预防思想

人类社会早期，人们对疾病缺乏了解，进而通过祈禳等行为求助于神明，以求达到除病、驱凶、除邪的目的。后来随着认识水平的提高，人们开始观察四时气候变化与疾病发生的关系，探求疾病发生的规律并设法避免其发生，故产生了预防思想。

在思想领域中逐渐产生了某些预防的意识。如《老子》说："其安易持，其未兆易谋……为之于未有，治之于未乱。"《周易·既济》曰："君子以思患而豫（预）防之。"及至后世，产生了许多相似的论述，甚至从中提炼出"防患于未然"的著名成语。

老子的"无为自化，清静自正"思想，对后世注重养生、追求长寿有着深远的影响。人们逐渐认识到，健康无疾才能达到长寿。可见，养生的意识与预防思想也相关联。事实上，这一时期也开始了对于预防疾病方法的探讨，如《周礼》与《左传》关于"藏冰""变火"的记载。

《左传·昭公四年》载："其藏冰也，深山穷谷，固阴沍寒，于是乎取之……自命夫命妇，至于老疾，无不受冰……其藏之也周，其用之也遍。则冬无衍阳，夏无伏阴，春无凄风，秋无苦雨……疠疾不降，民不夭札。""藏冰"是先民对局部小气候改变所做出的努力；而"变火"则是具体的防疫措施，试图杀灭病原微生物，从而达到"疠疾不降"的目的，这显然是预防疾病积极的实践活动。《周礼·夏官》载："四时变国火，以救时疾。"郑玄注："郑司农说以鄹子曰：'春取榆柳之火，夏取枣杏之火，季夏取桑柘之火，秋取柞楢之火，冬取槐檀之火。'"以不同木质烧燎防疫（或说借火取暖），姑且不说其效果如何，其预防疾病的思想和目的是显而易见的。

在婚配制度方面，《礼记·典礼》载："三十曰壮，有室。"《周礼·地官》载："男三十而娶，女二十而嫁"；"礼不娶同姓"。《左传·僖公二十三年》载："男女同姓，其生不蕃。"这对预防遗传病、先天病具有积极意义。

《左传·襄公十七年》有"十一月甲午，国人逐瘈狗"的记载，说明当时人们已经认识到狂犬病的危害，可是又无法治疗，只能以驱逐狂犬的方法来预防狂犬病的发生。

《山海经》记载的药物中有60多种为防病药，并多次提到"食之无疾疫""食之可御疫""食之不蛊""服之不狂"等效用，说明当时在疾病的预防方面，人们已经注意到药物的预防作用，这是一个显著的进步。

预防行为是一种实用目的明确的活动。此时期的"藏冰""变火"、驱逐狂犬和药物预防都体现了重实用的精神。

另外，在养生方面，中医学在早期就突出体现了顺应自然的思想走向。不论食养还是药养，或是导引养生，都强调顺四时，适节令，无过不及，动不可过动，静不可过静。这与古希腊的体育健身以求获得超常体能与耐力的目的是截然不同的追求方向。后世发展起来的各种养生方法，几乎无一不遵循顺应自然的原则。

【复习思考题】

1. 甲骨文对疾病的记载反映了商代怎样的医学水平？
2. 酒剂的临床作用主要体现在哪些方面？
3. 周代医事制度的价值体现在哪些方面？
4. 先秦哲学思想对于构建中医理论大厦的意义是什么？

第三章

中医学术体系的建立

战国—三国（前475—265）

战国至三国时期是我国封建君主专制制度建立、巩固和发展时期。

战国时代持续250余年，各国相继摆脱周王朝统治，建立起了各自独立的政权，形成了齐、楚、秦、燕、赵、魏、韩七雄争霸的局面。其中后进的秦国通过变法迅速强大起来，于公元前221年结束割据局面，统一全国，建立了第一个中央集权的封建君主专制国家。后因统治者的暴政，激起社会动乱，秦王朝被陈胜、吴广领导的农民起义推翻。

公元前202年，刘邦建立西汉。西汉初年，政治开明，经济发展，国家强盛，对外交流扩大。到西汉末年，朝政腐败，公元9年王莽篡权，改国号为"新"。其结果更加重了社会危机，随即爆发绿林、赤眉等农民起义。公元23年，王莽覆灭，刘秀称帝，史称东汉。东汉前期，因采取开明的政治、经济方针政策，国家各方面都有所恢复和发展。而到东汉末年，因政治黑暗，民不聊生，随之爆发黄巾军等农民起义，其结果出现了各地方拥兵割据，最终形成魏、蜀、吴三足鼎立的局面，中国进入了三国时期。直至公元265年西晋王朝建立，并于公元280年灭吴，中国才又实现了短暂的统一。

先秦两汉时期，我国的科学文化发达，在各方面都取得了显著的成就。

在思想领域，战国时期出现了"百家争鸣"的局面，以儒、墨、道、法为代表的诸子百家纷纷著书立说，对中国思想史、科技史、文化史都产生了深远影响。秦代"焚书坑儒"，专尚法家；汉代"罢黜百家，独尊儒术"，使儒家思想成为正统。二者都给中国以后的历史发展带来了极大而深远的影响。

在生产技术上发明了农耕工具耕犁、耦犁，水利方面建造了都江堰工程，造纸技术上出现了蔡伦的改革，天文历法方面产生了浑天仪，数学方面有《周髀算经》《九章算术》《海岛算经》，农学方面以《氾胜之农书》为代表，文学上有《离骚》和汉"乐府诗"，史学名著有《史记》《汉书》，等等。

在医药学方面，《黄帝内经》与《黄帝八十一难经》的产生，标志着中医学基础理论的初步奠定；张仲景著《伤寒杂病论》，构建了理、法、方、药的完整体系以指导临床实践；《神农本草经》是我国药物学第一次系统总结。扁鹊、淳于意、张仲景、华佗等名医，在临床医学方面作出了重要贡献，如华佗发明了以酒服麻沸散的全身麻醉术，并成功施行了外科手术，淳于意的"诊籍"是最早的医案。

总之，从战国到三国的政治、经济、思想、科技、文化环境，为医药学的发展提供了前所未有的条件。由此，中医学出现了第一次发展高潮，完成了中医学理论体系的初步构建。

第一节　诸汉墓出土医书

20世纪70年代以后，从我国各地的古汉墓中相继出土了一批医书，这些医书在一定程度上反映了当时的医学发展水平。

一、基本内容简介

（一）马王堆汉墓医书

1972年初至1974年初，考古学家在湖南长沙东郊马王堆发掘了三座西汉古墓，即马王堆一、二、三号墓，墓主人分别是西汉时期长沙国丞相轪侯利苍的妻子辛追、利苍本人及利苍的儿子。三座墓共出土珍贵文物数千件，其中在三号墓出土了一批帛书和竹木简。帛书共20余种，12万字，内容包括哲学、历史、天文、地理、医药等。其中古医书有10种，包括《足臂十一脉灸经》《阴阳十一脉灸经》（甲本和乙本）《脉法》《阴阳脉死候》《五十二病方》《却谷食气》《导引图》《养生方》《杂疗方》《胎产书》；竹木简200支，全部是医书，包括《十问》《合阴阳》《天下至道谈》《杂禁方》4种，其中《杂禁方》是木简，其他皆为竹简。以上共计14种医书，原无书名，后经马王堆汉墓帛书整理小组学者整理命名。这些医书的成书年代大约在战国至秦汉之际，是于汉文帝十二年（公元前168年）随葬的。

（二）武威汉墓医书

1972年11月，考古学家在甘肃武威县旱滩坡发掘了一座东汉早期的古墓，经鉴定，墓主人可能是一位年逾七旬的医生。随葬品包括医药简牍92枚，其中木简78枚，木牍14枚，保存了较完整的医方30余首，还有鸠首杖、五铢钱等。初名《武威汉代医简》，但因简中有"治百病方"的字样，遂改名为《治百病方》。

（三）江陵张家山汉墓医书

1983年底至1984年初，考古学家在湖北江陵张家山M247、M249、M285三座西汉前期墓葬中，相继发现了大批竹简。其中以M247出土的竹简最多，达1000余支。竹简大部分贮藏在竹笥内，保存较完整，字迹清晰。其内容包括法律、历史、历法、算数、医学等。医学方面的著作有两种：《脉书》和《引书》。墓葬年代为汉代吕后至文帝初年，这是继1973年马王堆汉墓出土医书后，又一次重大的医学考古发现。

（四）成都老官山汉墓医书

2012年7月至2013年8月，在四川成都天回镇老官山发掘了四座西汉时期的古墓，编号分别为M1、M2、M3、M4，出土漆木器、陶器、铜器和铁器等文物620余件。其中M3出土医简920支，根据竹简长度、摆放位置、叠压次序和简文内容，可分为9部医书，除《五色脉诊》一部之外，皆无书名，经初步整理暂定名为《敝昔医论》《脉死候》《六十病方》《尺简》《病源》《经脉书》《诸病症候》《脉数》。简牍专家认为"敝昔"在古代是"扁鹊"的通假字，《敝昔医论》极有可能是失传了的中医扁鹊学派经典书籍。同时，M3还出土了一具完整的人体经穴髹漆人像，高约14cm，五官、肢体刻画准确，白色或红色描绘的经脉线条和穴点清晰可见，不同部位还阴刻着"心""肺""肾""盆"小字，是迄今我国发现的最早、最完整的经穴人体医学模型，对探究中医经脉针灸理论的起源具有重要意义，相关内容有待进一步发掘研究。

二、出土医书分析

（一）马王堆汉墓医书

1.《足臂十一脉灸经》《阴阳十一脉灸经》（以下分别简称为《足臂》《阴阳》） 两部灸经论述了 11 条经脉的循行走向及所主治疾病，是我国目前发现最早论述经脉学说的文献。从两部灸经的成书年代来看，《足臂》略早于《阴阳》。

《灵枢·经脉》较详尽地论述了 12 条经脉，将其与《足臂》《阴阳》相比较，发现从内容到词句均有许多相似之处。从成书时间看，两部灸经比《灵枢·经脉》都早，可以看作是《灵枢·经脉》的祖本，《灵枢·经脉》在两部灸经的基础上加以完善。主要依据：其一，两部灸经只记载了人体 11 条经脉，比《灵枢·经脉》少了 1 条手厥阴经，可以认为《内经》的 12 条经脉是在两部灸经所论 11 条经脉的基础上发展而来。其二，两部灸经所述的经脉循行走向多以向心性为主，彼此互不衔接，无规律可言；而《内经》所述十二经脉循行走向很有规律，相互衔接，如环无端。其三，两部灸经所叙经脉与脏腑之间并无必然联系，而《内经》所载 12 条经脉均与脏腑有具体的对应关系。其四，两部灸经对经脉的命名尚不统一，如《足臂》称手太阳脉为臂泰阳脉，《阴阳》称手太阳脉为钜阳脉；而《内经》皆以手足三阴三阳命名，12 条经脉的命名是统一的。

2.《五十二病方》 该书现存 1 万余字，分为 52 题，每题都是治疗一类疾病的医方，少则 1 方，多则 20 余方。现存医方总数 283 个，用药 247 种。估计原书医方总数在 300 以上，用药超过 260 种，有少部分亡佚。书中提到病名 103 个。

《五十二病方》反映了西汉以前的医学水平。在临证方面，所论涉及内、外、妇、儿、五官各科，外科尤为突出，如书中记载了痔疮的手术方法，"巢塞脏者，杀狗，取其脬，以穿篪，入脏中，炊（吹）之，引出，徐以刀劙去其巢，治黄黔（芩）而娄（屡）傅之。"

3.《导引图》《却谷食气》 我国很早就有导引术，战国时期的《行气玉珮铭》是专论导引的，《庄子·刻意篇》也谈到导引，但未见到有导引图流传。马王堆汉墓出土的帛画《导引图》是我国现存最早的医疗体操图。经复原后，彩图长约 100cm，高约 50cm。图上描绘了 44 个不同性别、年龄的人在做各种导引动作，他们分四排，每排 11 人，人像高 9～12cm。根据图中人的动作姿态和运动目的，有三种分类方式：一是根据是否借助器械，可分为持械运动和徒手运动；二是根据运动方式，可分为呼吸运动和肢体运动；三是根据运动目的，可分为医疗功法和保健功法。尤为可贵的是，有的图旁还标明了该导引可以防治的疾病名称。如"引聋"，即以导引防治耳聋；"引脾（脾）痛"，即以导引防治痹证或腹痛。而且，图中还有模仿八九种动物动作的导引术式，如"信"（鸟伸）、"沐猴讙"（即猕猴喧呼）。这是古代仿生学在医疗体育中的具体运用，对后世影响很大。

《却谷食气》是我国现存最早的气功导引专著。原书约 500 字，现今可辨认者 270 余字，主要记载导引行气的方法和四时食气的宜忌。这些无论对研究我国气功导引的源流和发展历史，还是对指导今人锻炼，都大有裨益。

4.《脉法》《阴阳脉死候》 《脉法》是论述脉诊的专书。全书仅 300 余字，因缺损过甚，内容已无法完全知晓。仅从首尾文义，知为师徒传授脉法之书。是迄今最早提出人体气与脉的关系，并确立治病当取有余而益不足等虚实补泻概念的古医籍。另外，书中提出的"圣人寒头而暖足"，不仅是治病的原则，也是养生保健的宝贵经验。

《阴阳脉死候》是最早的诊断专书。全书100余字。书中提出：三阳脉属天气，主外，主生，其病一般不是死症，只有折骨裂肤才会引起死亡的危险；三阴脉属地气，主内，主杀，其病有腐脏烂肠者，容易引起死亡。同时书中记载了五种死候的具体症状和特征。

5.《养生方》《杂疗方》《胎产书》《养生方》原书估计有6000余字，因残缺严重，现仅存3000余字。所论内容包括两个方面：一是健身补益方，如"春日鸟卵一，毁投糵糗中，挠（丸）之如大牛戒，食多之善"；二是性保健药方，如"以蒷（颠）棘为酱（浆）方"，治"老不起"，即治疗老年男子性功能障碍。

《杂疗方》原书600余字，现残缺严重，根据现有文字分析，内容包括四方面：补益男女性功能法、产后埋藏胞衣法、补中益气方药、蜮和蛇等伤的防治。书中反映出古人讲究强身健体抗衰老，强调预防发生意外损伤的思想。

《胎产书》原书800余字，现残缺不全，是我国迄今发现最早的妇产科著作。其主要内容有养胎、埋胞、转胞、求子及产后处理等。书中所载胎教是医学史上最早的论述。

6.竹木简医书　马王堆汉墓出土的竹木简书有4000余字。四部简书中，《杂禁方》为祝由方，《十问》《合阴阳》《天下至道谈》主要论述了养生学和房中术问题。在性医学、优生学、养生学方面具有积极的意义，可为后世借鉴。

（二）武威汉墓医书

《治百病方》保存了比较完整的医方30余个，如"治风寒逐风方""治妇人膏药方"，涉及药物100余味。书中详细记载了病名、症状、药物剂量、制药方法、服药时间及不同的用药方式，还记载了针灸穴位、针灸禁忌，所论涉及内、外、妇、五官各科。

该书具有以下特点：其一，体现了辨证论治思想。如对外感和内伤病进行区别，并且运用不同的治法。书中也有同病异治、异病同治的思想，以及根据疾病症状的不同调整用药剂量的方法。其二，本草学、方剂学均达到相当的水平。书中所载药物的种类较《神农本草经》已有所增加。书中方剂以复方为主，每方少则两三味药，多的达15味以上，可见当时对中药在复方中的复杂性能已经有所掌握。另外，所涉剂型多样，有汤、丸、膏、醴、滴、栓等，内服药以酒、米汁、豉汁、酢浆汁、含咽汁、淳醯为引子，以助药物充分发挥其药理作用。

武威汉简的出土，不仅是我国考古学上的一个重要发现，也在一定程度上反映了汉代医药水平的真实情况，对于研究我国古代医学，特别是汉代的医药学具有重要的意义。

（三）江陵张家山汉墓医书

1.《脉书》　该书2028字，抄写在63枚竹简上。其内容大体与马王堆出土的《阴阳十一脉灸经》《脉法》《阴阳脉死候》三帛书相当。后三书的缺字，以《脉书》作校对，基本能够补足。如《脉法》原文缺164字，经对照《脉书》补足后，仅缺11字。

《脉书》论述了67种疾病的名称及简要症状，涉及内、外、妇、儿、五官科病证，有一些病名如醉、浸、浇、殿等，是马王堆医书和《黄帝内经》未收载的。这是我国现存最早的疾病证候学专论。另外，书中所言"夫留（流）水不腐，户枢（枢）不蠹，以其动。动则实四支（肢）而虚五藏（脏），五藏（脏）虚则玉体利矣"，是已知古籍中最早用流水和户枢比喻运动有益人体健康的。

2.《引书》 该书 3235 字，抄写在 113 枚竹简上。原简自名《引书》，题于书首竹简的背面。这是论述导引的专书，其内容分为三部分：其一论述四季养生之道。其二论述导引式及其作用。书中载导引术 110 种，除去重复者为 101 种，其中记载式 85 种，用于治病有 50 种，仅述功用者 16 种。其三讨论了致病因素、防治方法及养生理论。认为疾病的原因是"必于暑、湿、风、寒、雨、露、奏（腠）理启阖，饮食不和，起居不能与寒暑相应，故得病焉"；防治方法是"治八经之引，炊（吹）、呵（呴）、虖（呼）、吸"，"吸天地之精气，实其阴，故能毋病"；养生则强调须与自然界相应。《引书》是迄今发现最早的导引术专著，对研究气功的源流及其发展历史有十分重要的参考价值，同时也是研究养生学的珍贵文献资料。

第二节 四大经典的内容与价值

战国到秦汉期间，在长期经验积累的基础上，产生了《黄帝内经》《黄帝八十一难经》《神农本草经》《伤寒杂病论》这四部经典医书，标志着中医学术体系已经形成。

一、《黄帝内经》

（一）《黄帝内经》的作者与成书

《黄帝内经》简称《内经》，是我国早期的一部医学总集。书名首见于《汉书·艺文志·方技略》，该志记载了医经七家，其中包括《黄帝内经》18 卷，《黄帝外经》37 卷。这七家中除《内经》外，均已亡佚。《内经》中所引用的古代医书多达 20 余种，包括《上经》《下经》《揆度》《奇恒》《从容》《五色》等等；可见，在其成书前，已有更古的医学文献存世，《内经》是在其他更古老的医学文献基础上撰成的。

《内经》为"言医之祖"，以问答体形式，托名黄帝与其臣子岐伯、雷公、鬼臾区、伯高等讨论医学问题。书名虽冠以黄帝，然并非黄帝所作。现在学界认为，此书并非出自一时一人之手，而是由战国至秦汉时期许多医家搜集、整理、综合而成，是一部汇集古代众多医家经验和理论的医学总集。

《内经》包括《素问》《灵枢》两部分，原书各 9 卷，每卷 9 篇，各为 81 篇，合计 162 篇。《素问》迄至唐代只存 8 卷，其中第 7 卷的 9 篇亡佚。唐代王冰注解此书时，称其从老师处得到一秘本，从而补充了"天元纪大论"等 7 篇，但仍缺 2 篇。因此，现存的《素问》，虽篇目为 81，但其中的第 72 篇"刺法"、第 73 篇"本病"只有篇名，没有具体内容。直到宋代，又补入 2 篇，附于该书之后，称为"素问遗篇"，显系后人伪托之作。《灵枢》一书，传至北宋时仅剩残本，北宋元祐八年（1093），高丽献来《黄帝针经》，哲宗随即下诏颁布天下。可惜不久之后，此书又隐而不见。直到南宋时，史崧将"家藏旧本《灵枢》九卷"加以校正出版，成为现存通行版本的《灵枢》。

（二）《黄帝内经》的基本内容与成就

《内经》较全面系统地阐述了中医学的基本问题。《素问》所论包括人的生理、心理、病理及疾病的诊断、治疗、预防等。具体理论有阴阳五行，脏腑经络，精、气、血、津液、神，病因病机，辨证原则，诊法治则及预防养生等。《灵枢》除了论述脏腑功能、病因、病机等之外，还着重论述了经络、腧穴、针具、刺法及治疗原则等。正是这些重要论述，构建起中医学基本理论的体系，为后世中医学的发展奠定了基础。

1. 强调整体观念　整体观念是《内经》在论述生命和疾病的各种问题时都贯彻的思想原则。其内容主要包括以下几个方面：

（1）人与自然是统一的整体　书中明确提出"人以天地之气生，四时之法成"，"天食人以五气，地食人以五味"。这是强调自然对人的重要影响。正因为自然对人具有这样的制约性，所以当外界条件出现超出正常范围的变化时，就会使人得病。以这一整体观为前提，中医学才提出外感六淫的病因学说。

人不仅受自然的制约，也能适应自然。这方面也有相关的论述，如"天暑衣厚则腠理开，故汗出；天寒则腠理闭，气湿不行"。书中还进一步提出"提挈天地，把握阴阳"的思想，也就是说，不应消极适应自然，而要积极地利用自然。正是基于人能适应自然的认识，《内经》才合理地提出"治未病"的预防思想。

（2）人体自身是统一的整体　书中指出，人体自身是互相联系的整体，内部脏腑、体表毫毛、五官九窍等，通过经络互相协调地联系在一起。脏腑间有特定络属，脏腑在体内各有所主，在体表各有开窍。正因为有这种联系，所以局部可影响全身，体表能反映内脏。根据整体观的这一原则，《内经》才说"远者司外揣内，近者司内揣外"。由此，形成了中医学四诊合参的诊断学内容。

（3）人的心身是统一的整体　《内经》在形神关系方面有极为丰富的论述。一方面认为形体决定情志精神。如"气和而生，津液相成，神乃自生"；"心藏神""肝藏魂""脾藏意""肺藏魄""肾藏志"。正因为形决定神，所以脏腑有病时就会出现精神情志的变化。如"肝气虚则恐，实则怒"；"神有余则笑不休，神不足则悲"。另一方面，精神情志也会反作用于脏腑机能。如"怒伤肝""喜伤心""思伤脾""忧伤肺""恐伤肾"。再一方面，因情志之间有规律地互相作用，所以调节情志的太过或不及，就可使人从病理状态恢复到生理状态。如"喜胜忧""悲胜怒"等等。根据整体观的这一原则，中医学才得出了七情病因学和情志疗法。这些内容在心理卫生学和精神治疗学等方面都有重要意义。

（4）人与社会是统一的整体　人不仅生活在自然环境中，也生活在社会环境中，因此，社会因素对人的健康和疾病发生有极重要的影响。《素问·疏五过论》和《素问·征四失论》中均提出了符合实际的认识和见解。如指出"凡未诊病者，必问尝贵后贱……名曰脱营，尝富后贫，名曰失精"；"不适贫富贵贱之居……不别人之勇怯"则会导致治疗失误。说明疾病的发生与社会条件是相关的，疗效也不纯粹是技术问题。

2. 重视脏腑经络　脏腑学说以研究人体五脏六腑的生理功能、病理变化及其相互关系为主要内容。《内经》认为，五脏六腑是维系人生命的重要器官。《素问·五脏别论》说："五脏者，藏精气而不泻也，故满而不能实。六腑者，传化物而不藏，故实而不能满也。"《素问·灵兰秘典论》还分别介绍了心、肝、脾、肺、肾、胃、胆、大肠、小肠等各自的不同作用，说明人的呼吸、循环、消化、排泄、生殖等各种功能无不与五脏六腑有关。书中还提倡对人体进行解剖。《灵枢·经水》说："八尺之士，皮肉在此，外可度量切循而得之，其死可解剖而视之，其脏之坚脆，腑之大小，谷之多少，脉之长短，血之清浊，气之多少……皆有大数。"说明古人确实是通过解剖来认识人体内脏形态的。而且，还认识到经脉在人体内是循环不已的。《素问·举痛论》说："经脉流行不止，环周不休。"这是最早涉及血液循环的记载。

经络学说以研究人体经络系统的生理功能、病理变化及其与脏腑的相互关系为主要内容。《灵枢·经脉》说："经脉者，所以能决死生，处百病，调虚实，不可不通。"对于十二经脉的名称、循行走向、络属脏腑，及其所主疾病，均有明确的记载。书中对奇经八脉亦有所论述。记载的 12 条经脉，循行走向很有规律，各经之间互相衔接，互为表里。每条阴经属于一脏，并与一腑相连络；每条阳经属于一腑，又连络一脏，这就使周身四肢和脏腑紧密地联系起来。每条经脉所主疾病都与它的循行走向及所连属的脏腑直接相关。这样在分析人的生理、病理和进行诊断治疗时，经络系统就具有十分重要的地位。

《内经》所论述的脏腑经络学说，构成了中医学基本理论的核心内容，也是中医辨证论治最重要的理论基础。

3. 运用阴阳五行学说　阴阳五行学说产生于殷周之际，最初为两种学说，到战国由阴阳家统一在一起，成为影响广泛而深远的哲学思想，为各门学科所用以说明自然和社会的各种问题。在《内经》中，阴阳五行学说既是哲理，又是最基本的医理；既用以说明普遍问题，也用以说明具体问题。

如《素问·阴阳应象大论》云："阴阳者，天地之道也，万物之纲纪，变化之父母，生杀之本始，神明之府也。"《素问·阴阳离合论》云："阴阳者，数之可十，推之可百；数之可千，推之可万；万之大，不可胜数，然其要一也。"这是世界观和方法论。

又如《素问·宝命全形论》云："人生有形，不离阴阳。"《素问·生气通天论》云："阴平阳秘，精神乃治；阴阳离决，精气乃绝。"这是对生理病理的最高概括。

在《素问·阴阳应象大论》中还有极为丰富的以阴阳论述生理、病理、诊断、治则及药理等的内容。如论阴阳的生理关系是"阳化气，阴成形"；"阴在内，阳之守也；阳在外，阴之使也"。病理关系则是"阴胜则阳病，阳胜则阴病"。"察色按脉，先别阴阳"是诊断的首要原则。"阳病治阴，阴病治阳"是必须遵循的治疗大法。"阳为气，阴为味"则是对药理的最基本说明。

五行学说在《内经》中也有丰富的论述，把五行的性质与相互关系赋予五脏，从而用以说明五脏的生理和病理，指导诊断和治疗。同时也以五味归属五行，说明药物功能。

除以上三个主要方面的成就之外，《内经》对病因、病机、诊法、治则、预防、养生等内容也都有丰富的阐述。这些内容对中医学在后世的发展产生了极为深远的影响。

总之，《内经》全面总结了秦汉以前的医学成就，并为后世中医学的发展提供了理论指导。在藏象、经络、病因病机、生理病理、养生和预防、诊断、治疗原则等方面，都为中医学奠定了理论基础。它的问世，标志着中医学进入系统的理论总结新阶段。《内经》的影响是深远的，历代著名的医家在理论和实践方面的建树，无一不继承了该书的学术思想。

二、《黄帝八十一难经》

（一）《黄帝八十一难经》的作者与成书

《黄帝八十一难经》，简称《难经》或《八十一难》。该书的作者与成书年代一向说法不一。书名最早见于东汉张仲景的《伤寒论》自序，文中提到："撰用《素问》《九卷》《八十一难》。"关于本书的作者，有人认为是秦越人，如《难经集注》所载的唐代杨玄操序言中说："《黄帝八十一难》者，斯乃勃海秦越人所作也。"但查考《史记·扁鹊仓公列传》和《汉书·艺文志》并未见相关记述。而《四库全书总目提要》说："《难经》八十一篇，《汉书·艺文志》不载，隋唐志始载《难经》二卷，秦越人著，吴太医令吕广尝注之，则其文当出三国前。"究竟《难经》为何时何人所作，迄今无定论。研究者多认为，《难经》成书于西汉末期至东汉之间。至于作者为秦越人的说法，有待进一步考证。

（二）《黄帝八十一难经》的主要内容与成就

《难经》以问答形式阐释《内经》精义，"举黄帝岐伯之要旨而推明之"，讨论了81个"理趣深远"的医学问题，故称"八十一难"。主要内容包括脉诊、脏腑、经络、腧穴、针刺及一部分疾病。其中，一至二十二难为脉学，二十三至二十九难为经络，三十至四十七难为脏腑，四十八至六十一难为疾病，六十二至六十八难为腧穴，六十九至八十一难为针法。

《难经》在脉诊方面，首创"独取寸口"的诊脉法，认为"寸口者，脉之大会"；将寸口脉分为寸、关、尺三部，每部又分浮、中、沉，为九候的"三部九候"诊脉法。在经络方面，系统地论述了奇经八脉的循行、功能、病证，弥补了《内经》在这方面的不足。在脏腑方面，首开后世命门学说之先河。《难经·三十六难》曰："肾两者，非皆肾也，其左者为肾，右者为命门。命门者，诸神精之所舍，原气之所系也。男子以藏精，女子以系胞。"在疾病方面，把伤寒分为中风、伤寒、湿温、热病、温病等五种；提出积聚分属脏腑，认为五脏生积，六腑成聚。在针灸治疗方面，提出了"虚者补其母，实者泻其子"的原则。

总之，《难经》在中医基本理论和临床方面丰富了中医学的内容。正如徐灵胎在《医学源流论》中所言："其中有自出机杼，发挥妙道，未尝见于《内经》而实能显《内经》之奥义，补《内经》之所未发，此盖别有师承，足与《内经》并垂千古。"

三、《神农本草经》

（一）《神农本草经》的作者与成书

《神农本草经》，简称《本草经》或《本经》，是我国现存最早的药物学专书。首载于南朝梁代阮孝绪的《七录》。《隋书·经籍志》也提到《神农本草经》有五卷、四卷本。但前两书均未交代该书的作者与成书年代，关于这个问题一直有争议。南朝齐梁时陶弘景《本草经集注》指出："旧说皆称神农本草经，余以为信然……今之所存，有此四卷，是其本经，所出郡县，乃后汉时制，疑仲景、元化等所记。"北齐颜之推提出此书系神农氏所作，只是经过后人的增删整理，掺杂了新内容，才乱了本书的原貌。晋代皇甫谧则认为是岐伯或伊尹所撰。上述说法均因文献证据不足，而尚待考证。该书的成书年代有战国说、秦汉说、东汉说。从《本草经》的具体内容分析，所记采药时月都是以寅月为岁首。秦和汉初实行的是颛顼历，当时是以亥月为岁首的，直至汉武帝太初元年改历以后才改成以寅月为岁首。正如陶弘景所指出的那样："本草采药时月，皆在建寅岁首，则从汉太初后所记也。"另外，晋人嵇康、皇甫谧等皆引用或提到过此书的内容，说明本书在西晋以前就有流传。书中又多重视养生、服石、炼丹，还有神仙不死之类的记载，与东汉时期的社会风气颇相吻合。综合有关资料，我们认为，《神农本草经》并非出自一时一人之手笔，大约是秦汉以来许多医药学家不断搜集药物学资料，直至东汉时期才最后加工整理成书的。书名冠以神农，一是因为古代有"神农尝百草"发现药物的传说，二是受当时尊古之风的影响。正如《淮南子·修务训》所说："世俗之人，多尊古而贱今，故为道者，必托之于神农、黄帝而后能入说。"

《神农本草经》的原著已于唐代初年散佚，现今流传的本子是后人从《证类本草》及《本草纲目》等书中辑录出来的。流行版本较多，其中以清代孙星衍、孙冯翼叔侄合辑本较完善。

（二）《神农本草经》的内容与成就

《神农本草经》共三卷，也有四卷本（"序例"单列一卷），内容十分丰富，反映了我国东汉以前药物学的经验与成就。

1. 首创药物的三品分类法 《神农本草经》收载药物365种，其中植物药252种，动物药67种，矿物药46种。之所以收药365种，是为了"法三百六十五度，一度应一日，以成一岁"（孙星衍辑本《神农本草经·卷三》）。

《神农本草经》将药物按性能、功效的不同，分为上、中、下三品。"上药一百二十种为君，主养命以应天，无毒，多服久服不伤人，欲轻身益气不老延年者，本上经。中药一百二十种为臣，主养性以应人，无毒有毒，斟酌其宜，欲遏病补虚羸者，本中经。下药一百二十五种为佐使，主治病以应地，多毒，不可久服，欲除寒热邪气破积聚愈疾者，本下经"（森立之辑《神农本草经·序录》）。这是中国药物学最早、最原始的药物分类方法，对指导临床应用有一定的意义。

2. 概括地记述了中药学的基本理论

（1）论述了方剂君、臣、佐、使的组方原则 《序录》写道："药有君臣佐使，以相宣摄合和，宜用一君二臣三佐五使，又可一君三臣九佐使也。"这就告诉我们，任何一个方剂，并非药物随意堆砌，而有一定的组方规律。方中既有君药、臣药，还有协助君药、臣药起作用或在整个方中起调和、控制或引导作用的佐使药。虽然书中所提君、臣、佐、使各药的味数未免有些机械，但作为总的组方原则，却一直为后世医家所遵循。

（2）提出了药物七情和合的理论 所谓"七情和合"指的是药物的七种配伍情况。《序录》指出："药有阴阳配合，子母兄弟，根茎花实，草石骨肉；有单行者，有相须者，有相使者，有相畏者，有相恶者，有相反者，有相杀者，凡此七情，合和时（一作'视'，按：当以视为是）之，当用相须、相使者良，勿用相恶、相反者。若有毒宜制，可用相畏、相杀者，不尔，勿合用也。"可见，并不是所有药物都可以配合使用。有的药物合用后，能相互加强作用，如相须、相使；有的药物配用后一种能抑制另一种的毒性，如相畏、相杀；而有些药物合用后，会产生剧烈的毒副作用，则不应同用，如相恶、相反。《本经·诸药制使》对近200种药物的配伍宜忌予以说明。如"丹砂恶磁石，畏咸水"等。

（3）阐述了药物的性味及采集加工炮制方法 《序录》写道："药有酸、咸、甘、苦、辛五味，又有寒、热、温、凉四气，及有毒无毒，阴干暴干，采造时月，生熟，土地所出，真伪陈新，并各有法。"这就是说，医者既要了解药物四气五味及有毒无毒等情况，还要熟悉每种药物适宜的采集时间、成熟程度；收藏药物时，要注意宜阴干或宜晒干，同时要善于鉴别药物的真伪新陈及质量优劣。另外，关于药物制剂，书中指出："药性有宜丸者，宜散者，宜水煮者，宜酒渍者，宜膏煎者，亦有一物兼宜者，亦有不可入汤酒者，并随药性，不得违越。"

3. 论述了药物的功效和主治 《神农本草经》较为详尽地记载了药物的功效，特别是有关植物药的记载。如人参"主补五脏，安精神，定魂魄，止惊悸，除邪气，明目，开心，益智，久服轻身延年"；菊花"主风，头眩肿痛，目欲脱，泪出，皮肤死肌，恶风湿痹，久服利血气"。其中对许多药物的认识，在千百年来的临床实践中得到反复的检验，一直沿用至今，如人参补益、麻黄定喘、黄连止痢、黄芩清热等。并且，该书所载主治病证有170多种，涉及内、外、妇、五官（眼、喉、耳、齿）等各科。如《序录》载："夫大病之主，有中风、伤寒、寒热、温疟、中恶、霍乱、大腹水肿、肠澼下利、大小便不通……"足见其记载主治病证之广泛。

4.记载了临床用药原则和服药方法 在临床用药的指导思想上，《神农本草经》主张："欲疗病，先察其原，先候病机，五藏未虚，六府未竭，血脉未乱，精神未散，服药必活。若病已成，可得半愈。病势已过，命将难全。"并指出药物并非万能，贵在可治之时尽早防治。关于临床用药原则，《序录》指出："疗寒以热药，疗热以寒药，饮食不消以吐下药，鬼注蛊毒以毒药，痈肿疮瘤以疮药，风湿以风湿药，各随其所宜。"在用药方法上，《序录》提出："病在四肢血脉者，宜空腹而在旦；病在骨髓者，宜饱满而在夜。"这些原则和方法，多为后世医药学家所借鉴。

总之，《神农本草经》集东汉以前药物学之大成，系统地总结了秦汉以来医家和民间的用药经验，不仅为我国古代药物学奠定了基础，还对后世药物学的发展有着重要影响。魏晋以后历代诸家本草学都是在该书已有成就的基础上发展起来的。书中所载药物大多疗效确切，其所述药物学理论、药物功效主治及用药原则方法，至今仍有相当一部分内容是值得继承和发扬的。但是，限于当时的历史条件和科学水平，书中也不可避免地存在一些错误。由于东汉时期谶纬神学盛行，因此，书中也掺杂了一些神仙道教思想的内容。例如，"水银……久服神仙不死"；"紫芝……久食轻身不老，延年神仙"；"泽泻……久服耳目聪明，不饥，延年轻身，面生光，能行水上"等。这些在一定程度上反映了历史的局限性。

四、《伤寒杂病论》

（一）《伤寒杂病论》的作者与成书

张仲景（约150—219），名机，南郡涅阳（今河南省邓县穰东镇，一说今南阳市）人。年轻时曾跟从同郡张伯祖学医，经过多年的钻研，医术远超其师，成为汉代著名的临证医学家。据高保衡、林亿在《校正伤寒论·序》中说："张仲景，《汉书》无传，见《名医录》云：南阳人，名机，仲景乃其字也。举孝廉，官至长沙太守。"关于他是否做过长沙太守，学术界说法不一。由于《后汉书》和《三国志》无传，因而缺乏史料根据。晋代医家王叔和与皇甫谧在论述张仲景时未提到他做过长沙太守的事。但宋代以后的许多文献，如《医说》《历代名医蒙求》《南阳府志》《长沙府志》《襄阳府志》《邓州府志》及李濂《医史》等都说张仲景做过长沙太守。传说张仲景做长沙太守时，每逢旧历每月的初一、十五两日，便停止办公，在大堂上置案给人看病。后世尊称他为张长沙，他的医方也被称为"长沙方"。1981年南阳医圣祠发现了张仲景的墓碑和碑座，碑的正面刻有"汉长沙太守医圣张仲景墓"等字，碑座刻着"咸和五年"。"咸和"是东晋成帝司马衍的年号，咸和五年即公元330年，有人认为碑刻的年代基本可靠，便肯定张仲景曾经做过长沙太守。但学术界对此仍有争议。

张仲景所生活的东汉末年，政治极端黑暗，官府横征暴敛，豪族地主疯狂兼并土地，人们生活在水深火热之中。各地纷纷爆发农民起义，统治者派兵镇压，战火绵延，天灾频仍，疾病流行，死亡枕藉。曹操在《蒿里行》一诗中曾经描写过这种惨状："铠甲生虮虱，万姓以死亡，白骨露于野，千里无鸡鸣，生民百遗一，念之断人肠。"据张仲景在《伤寒杂病论·自序》中记载，他的家族原有两百多口人，自建安元年（196）以来，不到十年的时间，"其死亡者，三分有二，伤寒十居其七"。由于统治者不重视医学，社会上迷信巫祝，因此医学得不到应有的发展。一般医生墨守成规，他们"各承家技，终始顺旧"，而那些庸医们不但技术低劣，而且医疗作风马虎草率，诊脉又常常"按寸不及尺，握手不及足"，处方时又"相对斯须，便处汤药"，结果使许多患者枉送了性命。"感往昔之沦丧，伤横夭之莫救"的张仲景立志发愤钻研医学。他"勤求古训，博采众方"，刻苦攻读《素问》《灵枢》《八十一难》《阴阳大论》《胎胪药录》等古代医学文献，并结合当时医家及自己长期积累的医疗经验，撰成《伤寒杂病论》。

《伤寒杂病论》问世以后，由于战乱兵燹，原著不久即散佚。其中有关伤寒的内容，经晋代王叔和搜集整理成《伤寒论》，一直流传至今。而有关杂病的内容一度失传，直到北宋时，翰林学士王洙才从翰林院的"蠹简"中找到一部《金匮玉函要略方》，这实际上是《伤寒杂病论》的节略本。此书分为三卷，上卷论伤寒，中卷论杂病，下卷记载方剂及妇科的理论和处方。林亿等人在校订此书时，考虑到《伤寒论》已有传本，于是删去上卷，而只保存中、下卷杂病和治疗妇人病的部分。又把下卷的方剂分别列在各科证候之下，编为上、中、下三卷。此外，还收集各家方书中转载仲景治杂病的医方及后世一些医家的良方，分类附在每篇之末。因为是节略本，所以书名叫《金匮要略方论》，简称《金匮要略》。

（二）《伤寒杂病论》的内容和成就

1. 确立了辨证论治原则　张仲景继承《黄帝内经》等古代医籍的基本理论，结合当时丰富的临证经验，以六经论伤寒，以脏腑论杂病，确立了融理法方药于一体的辨证论治原则，使中医学的基础理论与临证实践紧密结合起来。

（1）《伤寒论》以六经论伤寒　《伤寒论》共10卷，397条。张仲景十分重视对《内经》的研究，所用六经辨证直接渊源于《内经》。《素问·热论》曰："今夫热病者，皆伤寒之类也……人之伤于寒也，则为病热。"而且《内经》对于外感发热病提出了六经传变的理论。《素问·热论》言："伤寒一日，巨阳受之，故头项痛，腰脊强。二日阳明受之，阳明主肉，其脉挟鼻络于目，故身热，目痛而鼻干，不得卧也。三日少阳受之，少阳主胆，其脉循胁络于耳，故胸胁痛而耳聋。三阳经络皆受其病，而未入于脏者，故可汗而已。"三阳经传尽，又传入三阴经，"四日太阴受之……五日少阴受之……六日厥阴受之"。

张仲景根据病邪侵害经络、脏腑的盛衰程度、病人正气的强弱，以及有无宿疾等条件，考察了整个外感病的发展变化过程。他参照《素问·热论》六经传变的原则，把外感热病发展过程中各个阶段所呈现的各种症状综合概括为六个类型，即太阳病、阳明病、少阳病、太阴病、少阴病、厥阴病，并以此作为辨证论治的纲领，概括起来即是以六经论伤寒。由于六经包括手六经和足六经，也就是十二经，十二经又络属各个脏腑，因而把疾病的发生、发展、传变与整个脏腑经络联系起来，所以六经辨证，其实质是整个脏腑经络学说在临床上的具体运用。也就是说，《伤寒论》的六经概括了脏腑、经络、气血的生理功能和病理变化，并根据人体抗病力的强弱、病因的属性、病势的进退缓急等因素，将外感病演化过程中出现的各种证候进行分析、综合、归纳，从而讨论病变的部位、证候特点、损及脏腑、寒热趋向、邪正消长及立法处方等问题。

《伤寒论》除了介绍各经病证的特点和相应的治法之外，还说明了各经病证的传变、合病、并病，以及因处治不当而引起的变证、坏证及其补救方法等。通过六经证候的归纳，可以分清主次，认识证候的属性及其变化，从而在治疗上掌握原则性和灵活性。正如《伤寒论》第16条所说："观其脉证，知犯何逆，随证治之。"这是张仲景对辨证论治原则所做的最扼要的概括。

（2）《金匮要略》以脏腑论杂病　《金匮要略》6卷，25篇，以脏腑辨证论述内科杂病为主（占全书的2/3以上），如痉、湿、百合、狐惑、疟疾、中风、历节、虚劳、肺痿、奔豚等30多种病证，兼及外科的疮痈、肠痈、浸淫疮和妇科脏躁、经闭、妊娠病、产后病和其他杂病，还有急救及食禁等方面的内容。

张仲景对杂病的论治，以整体观念为指导思想，以脏腑经络学说为基础，主张根据脏腑经络病机进行辨证，开后世脏腑辨证之先河。他对病因、病机及诊断、治疗的论述十分精湛。特别是在病因方面，提出了比较完整的病因学说，指出："千般疢难，不越三条：一者，经络受邪入脏腑，为内所因也；二者，四肢九窍，血脉相传，壅塞不通，为外皮肤所中也；三者，房室、金刃、虫兽所伤。以此详之，病由都尽。"这是最早把病因分为三类的论述，后来南宋陈言的三因学说就是在此基础上进一步发展起来的。

张仲景对外感热病与杂病的认识和临证治疗方法被后世概括为辨证论治体系，为后世临证医学的发展奠定了基础。

2. 对方剂学的贡献 《伤寒论》载方 113 首（实为 112 首，因其中的禹余粮丸有方无药），《金匮要略》载方 262 首，除去重复，两书实际收方 269 首，使用药物达 214 种，基本上概括了临床各科的常用方剂，被誉为"方书之祖"。其方剂学成就主要表现在以下几方面：

（1）记载大量有效的方剂 《伤寒杂病论》中所载方剂，大多切合临床实际。如治疗阳明热盛及暑温的白虎汤，治疗黄疸的茵陈五苓散，治疗痢疾的白头翁汤，治疗胸痹心痛彻背的瓜蒌薤白半夏汤，治疗虚劳和虚烦不眠的酸枣仁汤，治疗妇人经漏的芎归胶艾汤等等，都是行之有效且至今仍在普遍应用的方剂。

（2）提出较严谨的方剂组方原则 张仲景的《伤寒杂病伦》对方剂组成及方中药物的加减化裁均提出了较严格的要求，充分体现了君、臣、佐、使相配合的组方原则。根据病情变化和兼证的不同，处方又有所加减化裁。由此可知，张仲景的组方原则严格而灵活。

（3）创制多种方剂的剂型 在《伤寒杂病论》中，所用方剂剂型的种类超过以往任何医学文献。该书所载方剂剂型有汤剂、丸剂、散剂、酒剂、洗剂、浴剂、熏剂、滴耳剂、灌鼻剂、软膏剂、肛门栓剂、阴道栓剂等不同类型。这些剂型至今仍广泛应用于中医临证各科，用于治疗各类疾病。

综上所述，《伤寒杂病论》不仅为诊疗外感病提出了辨证纲领和治疗方法，也为中医临床各科提供了辨证和治疗的一般示范。它成书之后，一直指导着后世医家的临床实践。历代有成就的医学家，无不推崇张仲景的著作，重视对《伤寒杂病论》的研究。唐宋以后，此书的影响远及国外，足证其学术价值之高。

《伤寒杂病论》虽有许多学术成就值得继承和发扬，但该书毕竟距今已有 1700 余年，受当时历史条件和科学水平的限制，不可避免地存在某些局限性，并非言言金石，字字珠玑，不许改易一字。况且，由于年代久远，辗转传抄，错误也是存在的。这些有待于我们学习与研究时认真加以分析。

第三节 理法方药体系和辨证论治原则

理法方药体系与辨证论治原则是统一的，理法方药体系是辨证论治的基础，辨证论治是理法方药体系的实践展示。凡是学习中医的人，都应该对此有深刻的认识和理解。

一、理法方药体系的内容和特点

（一）理法方药体系的内容

"四大经典"所建构的中医学理法方药体系的主要内容有如下几方面：

1. 基本理论 《内经》和《难经》总结提出的中医学基本理论包括阴阳五行学说，脏腑经络学说，病因病机学说，气、血、津液、精、神学说等，这些基本理论奠定了中医学体系的理论基础。

2. 诊法治法　诊法包括诊查法和辨证法。诊查法在《内经》中已有完整的望、闻、问、切内容，望诊中有观神色、望面部、察目、辨经络、望形态、望舌等论述。闻诊中有闻声音气息的论述。问诊强调了发病情况、生活起居、精神状况、病人好恶等等。切诊中已有切脉和按胸腹、诊尺肤的论述。《难经》对脉诊的论述更为全面、详细。

在辨证方面，《内经》提出了多种辨证方法的原则，论述了阴阳、表里、寒热、虚实等各种证候内容。《素问·至真要大论》中的"病机十九条"实际上是脏腑辨证的示范，《素问·热论》中提出了六经辨证的原形，对各种疾病根据其表现进行审证求因的论述更为丰富。《伤寒杂病论》已具体应用六经辨证和脏腑辨证方法。正是在这样的基础上，后世才不断完善各种辨证方法。

对于治法，《内经》和《难经》提出了养生防治法则，强调防治要因时、因地、因人制宜，论述了治标与治本、正治与反治等原则性内容，对针刺疗法则提出了各种补泻方法。《伤寒杂病论》已在临床熟练运用汗、吐、下、和、温、清、消、补八法。

3. 方剂配制　使用组合方剂治病是中医的特色。对于如何配制方剂，《内经》和《本草经》都提出了君、臣、佐、使的配伍法则。《内经》更进一步提出了大、小、缓、急、奇、偶、重"七方"概念，并对"七方"的不同配制方法做了具体论述。

《伤寒杂病论》中的方剂与以往相比，配伍精当，法则鲜明，说明到此时方剂学才真正成熟，故被誉为"方书之祖"。书中之方剂不仅疗效显著，且意蕴深刻，是后世制方的典范。

4. 药性内容　用药治病是最基本的方法，因此对药物的论述是中医学理法方药体系中的重要组成部分。

虽然在《诗经》《山海经》中已有药物记载，但是对药物缺少理论认识。《内经》和《本草经》对药学理论进行了系统论述，如药物的四气、五味、功能、主治、采集、用法、用量、七情和合等理论，奠定了中药学理论基础。

"四大经典"建构的理法方药体系在后世千百年中被广泛应用于各科临证实践，成为中医诊疗最鲜明的特色。同时，各科临床实践又对其进行深化，使这一体系不断丰富和完善起来。

（二）理法方药体系的特点

值得特别强调的是，"四大经典"建构的理法方药体系是中医学术的基本模式，千百年来这种学术体系从未发生根本变化，一直完整地保持着鲜明的特色。这一特色的本质就是理法方药的基本内容不是建立在实证的结构认识基础上的。

中医学的病因、病机、脏腑、经络、气、血、津液、精等基本理论概念，很少有结构方面的依据，也很难用实证方法去检测。尽管中医学在《内经》或之前曾有过解剖记载，但是这些记载多为形态描述，而少有结构分析。由此，中医学对人体功能的认识，不论是生理的，还是病理的，都无法建立在解剖描述基础上。

各种诊法和辨证方法，因为不是建立在结构性自然观和受控实验基础上，所以在应用过程中无法制定出严格、准确的统一标准。各种治则、组方原则和药性概念也都由于非实证性而难以用实证方式给出检验。

另外，因为"四大经典"建构的理法方药体系强调顺应自然，重视中和，所以在实践中，保守的诊疗内容突出而显著。这在养生、预防、诊断、治疗、用药、针灸、制药等各方面都有充分的表现。

理法方药的这些本质特点，决定了中医学认识和实践的发展方向及发展方式，同时也决定了中医学认识和实践的发展结果。

二、辨证论治原则与基本精神

（一）何谓辨证论治

中医学理、法、方、药体系的特点决定了其临床诊疗方式是辨证论治。"证"，即证候、证型，是对疾病过程中某一阶段病因、病位、病性、邪正关系的高度概括，是揭示这一阶段病理变化的本质。辨证论治是根据疾病外在临床表现的有机组合对其本质做出判断，进而指导临床治疗。因此，即使是某一特定的疾病，在其发病过程中不同阶段的临床表现也不尽相同，所以临床上同一疾病也会出现不同证候类型的先后演变。这就说明在"辨病"的基础上还要进一步"辨证"。辨证论治直接针对的对象是不同的证候类型，最终是通过治疗不同的证候类型达到治病的目的。

（二）辨证论治的基本精神

辨证论治这一实质过程，可以反映出以下的基本精神：

1. 辨证论治既强调从客观的临床表现出发，坚持唯物论原则；也强调从临床表现的联系出发，坚持辩证法的精神 从辨证论治的本质要求看，单一的临床症状或体征无法确定其性质，所以便无法施治。因为事物总是互相联系的，所以从事物联系出发，把各种症状、体征联系起来，才能把握疾病的本质，为施治提供依据。同时，辨证论治还强调因人、因时、因地制宜，认为不同的人虽患同一种病，但是病情表现不会完全相同；同一个人在不同时间和地域环境下患同一种病，病情表现也会出现差异；而不同的人所患不同的病，在某一阶段又会出现某种共同表现，如此等等。对此，辨证论治通过辨别证候指导临床治疗。在如何处理同一与差异的问题上，辨证论治表现了高度的灵活性和针对性；从事物的现象与本质的关系考虑，现象的相同或不同，往往反映的是本质上存在同一和差异，而根据本质的同一和差异给以相同或不同的治疗是合理的。

2. 辨证论治主张定性与定位结合 "四大经典"提出了辨证论治原则，在这一原则基础上，后世又提出了诸多辨证方法。这些不同的辨证方法不是孤立的，而是互相补充的。其中八纲辨证主要是确定疾病性质的辨证方法，而脏腑辨证、六经辨证、卫气营血辨证、气血津液辨证、三焦辨证等则主要是确定疾病部位的辨证方法。只有定性辨证与定位辨证相结合，才能保证诊断的方向正确和针对性强。这体现了原则性与针对性的统一。

3. 辨证论治强调证候类型的确定性，但并不排斥某一证候之下症状和体征的多样性 同一证候类型，其症状和体征可以不同。因此，针对同一证候类型的方剂数量可以是很多的。即使同一方剂，其不同的加减化裁也变化多端。这说明，辨证论治原则不是刻板的教条，而是灵活多变的，其适应范围极为广泛。

4. 辨证论治可以弥补辨病治疗的不足 辨证论治最重要的价值在于其可以弥补辨病治疗的不足。虽然患病相同，但是由于患者自身之间的千差万别，不但决定了个体之间存在不同表现，而且也会影响其对同一治疗的疗效反应。因此只针对所患疾病的治疗，不同患者之间疗效必然存在差异。从本质上说，不同患者之间既然存在差异，且这种差异又影响治疗效果，那么在治疗上就必须承认这种差异，并在具体治疗用药上考虑这种差异，从而实现不同患者的不同治疗，这才能更符合临床实际，才能最大限度地提高疗效。总而言之，疾病相同可以应用相同的治法和方药，但是证候的差异就需要不同的治法和方药予以弥补。治病不能遗漏证候，辨证不可偏离疾病。只有处理好病证之间同一与差异的关系，才能制定出最合理的治疗方案。

综合上述，辨证论治既然是有效治病的规范，其中必有极为宝贵的科学内涵，同时又以其独特性彰显出中华民族智慧的鲜明特质。

【复习思考题】

　　1. 汉墓出土医书反映了汉代怎样的医学水平？

　　2.《黄帝内经》的主要内容与成就有哪些？

　　3.《神农本草经》的主要成就是什么？

　　4.《伤寒杂病论》的主要内容有哪些？

　　5."四大经典"是如何构建中医理、法、方、药体系的？

第四章
医学各科的充分发展
西晋—五代（265—960）

扫一扫，查阅本章数字资源，含PPT、音视频、图片等

从西晋至五代的近700年，是我国君主专制社会的上升时期，中国历史先后经历了西晋、东晋十六国、南北朝、隋唐五代等封建朝代。期间既有南北朝和五代这样的分裂对峙、战乱频仍的乱世，也包括隋唐两朝这样的国家统一、社会繁荣的封建盛世。

在长达300多年的两晋南北朝时期，随着北方少数民族不断进入中原，使民族间的大融合得以逐步实现。北方汉族的南迁又把先进的生产技术和文化带到长江流域。隋朝的统一，结束了南北对峙，更促进了南北经济的发展和文化交流。唐朝疆域辽阔，政府机构完备，法律制度健全，经济繁荣昌盛，形成了"贞观之治""开元盛世"等鼎盛的局面，成为当时世界上极为富庶和高度文明的大国。但安史之乱以后，唐朝渐渐衰败，直至五代灭亡。

这一时期，科学文化的进步引人注目。数学家祖冲之求得圆周率为3.1415926与3.1415927之间；创制"大明历"，确定一回归年度为365.24281481日，求出"交点月"的数值为27.21233日，并改进闰法，使之更符合天象实际。西晋裴秀的《禹贡地域图》（已佚）是见于文字记载的迄今最早的历史地图集。北魏郦道元的《水经注》考证精慎，史料翔实，是我国最早的地理专著。北魏至东魏时期贾思勰的《齐民要术》，总结了6世纪以前黄河中下游地区农业和畜牧业的生产经验，是我国现存最早的一部完整农书。南北朝出现的"灌钢法"，明显提高了钢的硬度和韧性，能"斩甲过三十札"，是当时世界上先进的一种冶炼技术。大量寺院庙塔和云冈石窟、敦煌石窟、龙门石窟等为代表的建筑文物，不但反映了当时匠师们的卓越技艺，更是稀世的文化艺术珍宝。隋唐之际，造纸手工业已遍及全国，雕版印刷术的发明更是直接促进了文化的总结与传播。唐朝开明宽容的文化政策造就了大批诗人，其中李白、杜甫等人的作品千古流芳。晚唐、五代的词可谓开后世宋词的先河。

在意识形态领域，随着佛教的兴起和道教的盛行，两汉时期独尊儒学的局面被打破，形成了儒、释、道并兴的格局，并有玄学流行，不仅丰富了我国的宗教文化，也对医药学的发展颇具影响。儒家重生不重死，注重礼乐制度的建构和伦理道德的修养，封建纲常礼教虽有碍医学发展，但其"修身、治国、平天下"及以"仁"为核心的观念对中医医德的形成有较大影响。道教追求长生不老，提倡无欲无为，推崇炼丹，这对社会和医学的发展都有负面效应，但炼丹过程中的发现，客观上积累了丰富的化学和药物学的知识。其倡导的养生思想和方法，也构成了传统预防医学的重要内容。道士重视养生与医学，一些道士在搜集医方、整理医著、研习本草、疾病诊治等方面为中医学作出了贡献。佛教宣扬的"因果报应""灵魂不灭""三世轮回"对医学发展虽有消极影响，但佛经传入所带来的外来文化和医药知识，促进了中外文化和医学的交流。玄学是将道家和儒家思想相糅合，并加以改造和发挥而成的一大哲学派别。其"崇尚自然""贵无""崇有"及"言、意、象"之辨，对中医理论和诊疗技术曾起过一定作用。喜好清谈、推重玄学的两晋南

北朝的士大夫们以名士自居，崇尚自然、虚静无为，对医学养生学的发展有一定贡献，然相伴而兴的"服石"之风，却成为医学发展的障碍。

这一时期的民族融合在一定程度上为中医药学带来了新的内容，少数民族医学的一些有效的临床经验为中医学所吸收，如《诸病源候论》便记载有氐、羌等少数民族的医学知识。而中医学也给少数民族医药带来了深远影响。

佛教在东汉时期正式传入我国中原地区，其发展与鼎盛却是在两晋南北朝和隋唐五代时期。印度、西域地区不断有高僧来华翻译佛经、传播佛教，如十六国姚秦时的著名翻译家鸠摩罗什、南北朝时的印度高僧达摩；中国也有不少僧人前往印度学习研究佛学，如初唐玄奘法师；同时，中国也有不少高僧漂洋过海前往日本、朝鲜等国宣扬佛法。随着佛教的传播，中外医学进行了广泛的交流，古印度的医学随着佛教流传到了中国，其独特的医学思想与方药医学技术对中医学产生了一定的影响。中医药学也被鉴真大师等僧人带到日本等地，成为日本汉方医学之渊薮。

这一时期，医药理论得到比较系统的整理。如王叔和整理编次《伤寒论》和撰写《脉经》，皇甫谧编著《针灸甲乙经》，陶弘景撰《本草经集注》，雷敩著《雷公炮炙论》，全元起、杨上善、王冰先后对《素问》和《内经》的注释，以及病源证候学专著《诸病源候论》的问世，都对后世产生了深远影响。注重应用、以记述经验之方为主要内容的方书大批出现，世族大家、朝廷和诸王府竞相搜藏秘方和编撰实用方书。其中葛洪的《肘后救卒方》、陈延之的《小品方》、范东阳的《范汪方》、姚僧垣的《集验方》乃至孙思邈的《备急千金要方》和《千金翼方》、王焘的《外台秘要》等，都代表了当时临证医学的发展水平。临床医学逐渐专科化，相继产生外科、伤科、妇科、儿科、针灸科等现存最早的专科著作。唐太医署中也有明确的分科。隋唐两朝，政府开始组织专人编撰医药学专著，其中以《诸病源候论》和《新修本草》最负盛名，《新修本草》更被作为药典颁行全国。学校式的医学教育肇始于南朝刘宋年间，隋唐则设置太医署，具有一定规模。至唐朝，已形成从中央到地方较完善的医学教育体系。传统的医学家传师授也在此时颇为兴盛，徐氏八代医学世家便是代表。随着丝绸之路的辟通和东亚、东南亚海路的利用，中外医学交流日趋频繁。

另外，1900年由王圆箓道士在甘肃敦煌莫高窟发现的秘藏有5万卷左右的敦煌遗书中，有100余种六朝至隋唐时期的医学卷子。这些敦煌医学卷子的内容涉及医经、经方、本草、针灸、佛医、道医等多个方面，如张仲景《五脏论》《明堂五脏论》《玄感脉经》《青乌子脉诀》《五脏脉候阴阳相乘法》《平脉略例》等，在丰富隋唐前后的医学典籍、提供古医籍校勘和辑佚的依据、补充汉代以前的医方、解决医史研究争议的问题及反映以隋唐时期医药学术的辉煌成就等方面具有非常重要的学术价值。

第一节　古医籍的整理与注释

《内经》《伤寒杂病论》等古医籍，文义幽深难解，又经数百年流传，存在散佚和传抄错漏、内容交错不一等现象。这一时期的一些医家开始着手进行古医籍的整理与编次，同时通过注释的方式，结合当时的医学经验与成就，使原有理论与学说得到充实。

一、《黄帝内经》的整理与注释

最早注释《内经·素问》的医家为齐、梁间人全元起，书名《素问训解》，共8卷，惜于南宋佚失。但在宋代林亿等校订的《重广补注黄帝内经素问》中，保存了该书的编次和部分注解。

现存最早的《内经》注本，当推隋唐时人杨上善（585—670）整理、注释的《黄帝内经太素》（简称《太素》）。该书首创分类统纂、注释法，将《内经》原文分为摄生、阴阳、人合、脏腑、经脉、腧穴、营卫气、身度、九针、诊候、证候、设方、补泻、伤寒、寒热、邪论、风论、气论、杂病19大类。大类之下又复合若干小类，并予以注释，从而加强了《内经》理论与学说的条理性和系统性。此外，杨氏注文多据《说文》《尔雅》《广雅》等著作，并结合医理而阐发，训诂较优，释义也较精当。对传本经文有错讹者，予注文说明，不妄加改动；对传本经文有疑难者，则存疑待考，不牵强附会。该书凡30卷，南宋时散佚。现存26卷本（包括新近发现的3卷）是根据日本仁和寺藏影抄的23卷本整理而成的版本。

在《素问》注本中影响较大的是中唐时期王冰重新编次并注释的《注黄帝素问》，又称《次注黄帝素问》，凡24卷81篇。王冰（约710—805），号启玄子，唐太仆令，中唐景云、贞元年间人。王氏鉴于当时《素问》传本篇目重叠，文义悬隔，以及脱简断文、错简碎义、简目坠缺等情况，历12年对该书内容与编次做了调整与注释。《素问》经编次后，重复篇目与内容得到删除与调整，原在第9卷的《上古天真论》《四气调神大论》等篇移至卷首，改以养生、阴阳、藏象、诊法、病能、经络、治法等类为序，不仅眉目清楚，内容系统，还突出了"治未病"的预防医学思想。王氏因见《素问》第7卷佚失，又取"先师张公"秘藏本补之，计有《天元纪大论》等"运气七篇"。这些文章是否为《素问》原文尚有疑义，但它使"运气"学说得以流传，也对中医理论与临床治疗的发展产生了重要影响。传本《素问》经调整和增补，条理更加清晰，其注释对阐明经旨更有裨益，其间对中医理论不乏精辟的发挥。其注《至真要大论》"有者求之，无者求之"时云："夫如大寒而甚，热之不热，是无火也；大热而甚，寒之不寒，是无水也。"注"诸寒之而热者取之阴，热之而寒者取之阳，反谓求其属也"时提出了"益火之源以消阴翳，壮水之主以制阳光"的治病大法，被后世视为圭臬。

王氏治学严谨，"凡所加字，皆朱书其文，使今古必分，字不杂糅"。然因时代变易，亦可能部分混入正文。其注文也有未当甚至错误之处。但总的来说，王氏注《素问》成绩是主要的，后又经林亿等历代医家的诠注，《素问》始有今日之盛况。

二、《伤寒杂病论》的整理与注释

《伤寒杂病论》成书后，因战乱频仍，不久已有散佚。其中有关伤寒的内容，经3世纪时王叔和的搜集、整理、补充和编次而成《伤寒论》一书，计10卷22篇。第1卷有辨脉法、平脉法两篇；第2卷分伤寒例、辨痉湿暍病脉证并治、太阳病脉证并治上3篇；第3～6卷共7篇，论述六经病脉证及治疗；第7～10卷共10篇，除霍乱、阴阳易差后劳复外，还从正反两方面论述了伤寒病的可汗不可汗、可吐不可吐、可下不可下及温、刺、灸、水、火等治法。

后世医家认为，王叔和将仲景治疗方法分"可"与"不可"予以分类研究，较切合临床实用。卷7～10这8篇文章加上卷1的2篇、卷2之伤寒例1篇共11篇文章，均非仲景手笔，疑为王叔和所增。辨痉湿暍篇本属杂病，已收入《金匮要略》。因此，自明代方有执以后，多将以上篇幅裁而不录。目前人们所见之《伤寒论》传本，一般只保留了由"太阳病脉证"至"阴阳易差后劳复"等10篇，其他部分已不为一般人所熟悉。

《伤寒论》经王叔和编次，得以流传后世，对中医的发展产生了极其深远的影响。但后世医家对王叔和之编次，各执己见，褒贬不一，有颂其保存医籍之功者，有责其编次之舛、序例之谬者。王氏距张仲景生活年代最近，并任太医令，所编可能较接近仲景原著内容。通过王叔和的整理，仲景《伤寒论》才得以流传，其确实功不可没。在敦煌藏经洞发现的现藏于法国巴黎国家图书馆的法国编号 P.3287 敦煌本《伤寒论·伤寒例》也是研究唐代早期《伤寒论》的重要写本。

　　整理研究《伤寒论》的医家还有唐代孙思邈。孙思邈在行医之初，尚未能得窥《伤寒论》全貌，直到晚年才看到了《伤寒论》全本，深为折服，于是整理研究《伤寒论》。他认为《伤寒论》之大意"不过三种，一则桂枝，二则麻黄，三则青龙。此之三方，凡疗伤寒不出之也。其柴胡等诸方，皆是吐、下、发汗后不解之事，非是正对之法"。因此把太阳病分为桂枝汤、麻黄汤、柴胡汤、承气汤、陷胸汤及杂疗等法；次则阳明、少阳、太阴、少阴、厥阴等病状；再次为伤寒宜忌，如忌汗、宜汗等；最后论述汗、吐、下后诸病状，霍乱病状及阴阳易差后劳复等所用疗法。既阐发了仲景学说，为后世提供了较好的版本，又开创了以方类证的研究方法。孙思邈研究《伤寒论》的具体内容载于《千金翼方》卷 9 至卷 10。

第二节　脉学与病源证候学的总结

　　脉诊是中医的重要诊断方法，在中医理论体系及诊疗实践中占有非常重要的地位，古代医家在长期的临床实践中逐步发展了这一诊断方法。两晋至五代，中医学在脉学与病源证候学上也取得了重要的成就。

一、脉学的总结与成就

　　魏晋时期，脉学取得较大成就，不仅有总结性的脉学著作，还有由博返约、便于临床实用的普及性著作。这一时期的脉学成就为后世的脉学发展奠定了基础，其代表作是王叔和编著的《脉经》。

（一）《脉经》

　　我国的脉诊法起源很早，在秦汉以前的古代文献中已有丰富的脉学史料。《周礼》中有切脉以察脏腑病变的记载；《左传·昭公元年》记述了医和诊治晋候之疾，以色脉互参详论其病的史实；《史记·扁鹊仓公列传》说："今天下言脉者，由扁鹊也。"可见扁鹊在战国秦汉时期被公认为脉学的鼻祖。《黄帝内经》收载了大量秦汉以前的脉学资料，书中论述 40 多种脉象，又提出了"三部九候诊法"和"气口人迎脉诊法"；《难经》对脉理的探讨较为精深，该书论述脉学的基本理论和各种脉象的鉴别，尤其是最早提出寸口诊脉法："十二经皆有动脉，独取寸口，以决五脏六腑死生吉凶之法"（《难经·第一难》）。《难经》将《内经》的脉学资料系统化，但未形成专书。张仲景也非常重视脉诊，常把脉象作为辨别方证的重要依据，形成了"脉证"辨治，《伤寒论》中涉及 19 种脉象和 58 种兼见脉。

　　两汉时期，脉诊法已普遍应用于临床，成为中医诊病方法的重要组成部分。不过，这个时期的脉学文献大多已散佚。至魏晋时期，王叔和对脉学进行了第一次全面的总结，撰成《脉经》一书，奠定了我国脉学发展的基础。

　　王叔和，名熙，高平（今山东微山县）人，约生活于公元 3 世纪。他早年曾做过游方医，后因医术精湛被选任太医令。据宋代张杲《医说》引张湛《养生方》言：王叔和"博好经方，尤精诊处；洞识摄养之道，深晓疗病之源"。唐代甘伯宗《名医传》称其"性度沉静，通经史，穷研方脉，精意诊切，洞识修养之道"。王叔和在临床实践中体会到脉诊的重要性和复杂性，但脉象又缺乏规范和统一，给临床诊病带来诸多的不便。如他在《脉经·序》中指出："脉理精微，其体难辨，弦紧浮芤，展转相类，在心易了，指下难明。"说明准确体察脉象尤难，若指下有误，必致贻误病人。又由于当时世上流传的上古脉书多深奥难懂，且零散而不系统，于是王叔和选取《内经》《难经》及扁鹊、华佗、张仲景等医家的有关论述，并结合自己的临床经验著成《脉经》10卷98篇。其内容包括脉形，诊脉方法，脉象与脏腑关系，脉象阴阳分辨，以及妇人、小儿脉的辨识等。该书的主要成就有：

1. 确立"寸口脉诊法"，提出"三部分候脏腑"理论 王叔和在分析研究古人的"三部九候诊法""人迎寸口诊法"等诊脉部位的基础上，明确指出"寸口者，脉之大会……五脏六腑之所终始，故法取于寸口"，确立了《难经》提出的寸口诊脉法，并提出寸、关、尺三部脉分候脏腑的理论，即左手寸部主心与小肠，关部主肝、胆；右手寸部主肺与大肠，关部主脾、胃；两手尺部均主肾与膀胱等。由此解决了脉诊与脏腑相应定位的关键问题，从而推进了独取寸口脉诊法在临床的实际应用。

2. 归纳二十四种脉象 魏晋以前的医书中脉名繁多，脉象种类尚未统一，含义亦模糊不清。据有人统计，《脉经》之前医书所记载的脉象名称约80种之多。王叔和为了统一其标准，把前代医书论及的易于混淆或类似的脉象删而并之，规范了24种脉象的名称，即浮、芤、洪、滑、数、促、弦、紧、沉、伏、革、实、微、涩、细、软、弱、虚、散、缓、迟、结、代、动等。王氏还对这些脉象逐一描述其指感形象，且对一些相似的脉象进行鉴别，以方便临床掌握和运用。如描述"浮脉，举之有余，按之不足"；"弱脉，极软而沉细，按之欲绝指下；虚脉，迟大而软，按之不足，隐指，豁豁然空"等。王叔和将脉象整理为二十四脉后，脉象的种类便基本固定下来，后李时珍著《濒湖脉学》载二十七脉，李中梓《诊家正眼》又增加疾脉，才形成了今天的二十八脉。

3. 论脉学强调与临床病证治疗结合 王叔和的《脉经》并非孤立论脉，或单凭脉象断病，而是在阐述脉理的基础上紧密联系临床实际，将脉、证、治结合起来。书中对不同脉象的主病和治疗做了大量的论述，不少内容至今仍有指导意义。如"寸口脉迟，上焦有寒，心痛，咽酸，吐酸水。宜服附子汤、生姜汤、茱萸丸，调和饮食以暖之""关脉缓，其人不欲食，此胃气不调，脾气不足。宜服平胃丸、补脾汤，针章门，补之"（《脉经·卷第二·平三关病候并治宜第三》）等等。此外，王叔和还对危重病证出现的"怪脉"或"败脉"做了描述。如"平杂病脉"篇中有"脉来乍大乍小，乍长乍短者为祟"；"诊三部脉虚实决死生"篇中有"三部脉累累如贯珠，长病得之，死……三部脉如屋漏，长病十日死。三部脉如雀啄，长病七日死。三部脉如釜中汤沸，朝得暮死，夜半得日中死，日中得夜半死"等。病危脉象有异于常见脉，临床较难辨识，王氏则用"屋漏""雀啄""釜中汤沸"等形象比喻，使医生易于理解和掌握。

魏晋时期，以王叔和为代表的脉学成就，是中医脉学发展史上的里程碑，标志着古代脉法已进入一个全新的发展时期。《脉经》作为我国现存最早的脉学专著，全面总结了公元3世纪以前的脉学成就，进一步完善和发展了"独取寸口"的诊脉方法，在规范脉名、确定脉象指标及寸、关、尺分部所属脏腑等方面都进行全面系统的阐述，使脉学理论与诊脉方法系统化和规范化，对魏晋以后中医的脉学发展起了重要的促进作用，并使脉诊法成为中医学的专门诊法，从而促进了中医临证医学的发展。

《脉经》对世界医学也产生了一定的影响。《脉经》在隋唐时期传到朝鲜、日本后，均被视为医者必读之书。公元808年，日本医家编著《大同类聚方》，书中收载了王叔和《脉经》的内容。公元10世纪，《脉经》传入阿拉伯，"阿拉伯医学之父"阿维森纳（Avicenna，980—1037）在其所著的《医典》中就选载了《脉经》的部分内容。其后波斯（伊朗）学者兼医生拉什德·阿尔丁·阿尔哈姆丹尼（Rastid al-Hamdani，1274—1318）在其主持编纂的一部介绍中国医学的百科全书中，也引述了《脉经》的内容及其作者王叔和。我国脉学又由阿拉伯传到欧洲，到了公元 17 世纪,《脉经》已被译成多种文字在欧洲广泛流传。

（二）《脉诀》

《脉经》行世后，由于其文义古奥，不便于临床医生的学习和脉理的推行，故托名王叔和所著的通俗本《王叔和脉诀》（或简称《脉诀》）一书便应运而出。该书一般认为是六朝高阳生所作，但也有认为是五代或北宋人所伪托。《王叔和脉诀》是选用《脉经》中的内容，以通俗的歌诀形式阐述脉理，并联系临床实际，文句简明易懂，为习医者的入门书。

《王叔和脉诀》5 卷（或作 6 卷，或作 3 卷），其内容包括脉赋、诊脉候入式歌、五脏六腑脉歌、脉类、左右手诊脉歌、诊生死顺逆歌、察色观病候歌、妇人脉歌、小儿脉歌、诸杂病脉歌等 10 部分，编写长短歌诀凡 200 余首。其中"脉类"部分，高氏把 24 种脉象分为七表、八里、九道三大类。七表是浮、芤、滑、实、弦、紧、洪七脉；八里即微、沉、缓、涩、迟、伏、濡、弱八脉；九道为长、短、虚、促、结、代、牢、动、细九脉。将二十四脉如此分类，使脉象更具条理性，易于学习和理解。不过，《脉诀》的二十四脉，减掉了《脉经》的散、数、革三脉，而增加了牢、长、短三脉。后人认为《脉诀》删去数、散二脉实为一大过失。明末《脉诀汇辨》称之"其过非浅"。另者，该书还存在一些文辞鄙俗的不足。然而，该书重视脉象与病证的关系，论脉能从临床实际情况出发。如书中所述："病参之脉，可决死生，然有应病，有不相应，此最宜详，不可执定。人安脉病，是曰行尸，人病脉和，可保无危。"高氏既指出疾病和脉象反映有一致和不一致的复杂情况，不能一概以脉象作为诊断疾病的依据，又强调脉象对判断疾病预后具有重要意义，颇为医界所信重。《脉诀》因借王叔和之名，在内容上深入浅出，文字通俗易晓，且以歌诀形式编写，便于习诵，深受初学者和临床医生的欢迎，故问世以后便风行于世，流传很广，历经宋、元、明三代约 600 年，对脉学的普及起了一定的推动作用。故有"《脉诀》出，而《脉经》隐"之说，然其学术价值终不及《脉经》,《脉诀》书中的讹误之处也屡受宋以后医家的抨击。

附：敦煌本《玄感脉经》

敦煌医学卷子《玄感脉经》残卷，现藏法国国家图书馆，编号 P.3477。该残卷共存 69 行，其中"玄感脉经一卷"作为篇题独占一行。此卷子首全尾缺，且第 4 ～ 16 行下半部分亦有残缺。全文系墨笔抄写而成。

《玄感脉经》未载著者。查古医籍、目录书及史书艺文志等，亦均未见载述。关于其作者，罗福颐曰："考《旧唐书·经籍志》下有《玄感传尸方》一卷，注苏游撰。玄感殆苏游之字。此脉经或同一人所撰者耶"（《西陲古方技书残卷汇编》）。至于苏游其人，史书中未见详细记载，仅在《旧唐书》提及其名和著作，可推断他是唐或唐以前医家。

关于《玄感脉经》残卷的抄写年代，卷中无记载，但卷中避唐睿宗李旦讳，卷文中曾三次出现"旦"字，其中两次将"旦"写成"口"，一次将"旦"写成"口一"。可知其抄写年代当在唐睿宗李旦执政时期或以后，即其抄写年代的上限不会早于李旦第一次即位的公元 684 年。

《玄感脉经》是继《脉经》之后的又一部重要脉书。该书内容有三部分：第一篇有文缺目，主论诊脉部位、寸口脉诊、三部九候、七诊等；第二篇名为"捻脉指下轻重脉名类形状第二"，主论诊脉轻重迟急，呼吸至数，弦、浮、滑、实、革、动、沉、紧、涩、伏、濡、弱、迟、芤、牢、细、缓、虚、软、促、微、结、代等 23 种病脉，以及屋漏、雀啄、弹石、解索、虾游、鱼翔 6 种死脉；第三篇名为"阴阳逆乘伏第三"，但正文仅存一行。

除《玄感脉经》外，成书于唐代的敦煌脉学类著作还包括《平脉略例》《亡名氏脉经》《七表八里三部脉》及《青乌子脉诀》等。这些著作概述了以脉诊法为主，兼及其他望、闻、问的诊断方法。

二、病源证候学的探索与成就

古代医家对病因的认识，经过长期的临床实践观察，至秦汉时期，已初步形成了"三因致病"的基本病因概念。隋唐时期的医家本着"医之作也，求百病之本，而善则能全"（《诸病源候论·序》）的精神，在医疗实践中进行了新的探索，对临床疾病或证候逐个进行研究，取得了不少重要发现，在病因学和证候学方面均有显著的进步。公元610年，由隋政府组织太医博士巢元方等人编辑的《诸病源候论》一书是最具代表性的著作。

（一）《诸病源候论》及其特点

《诸病源候论》又称《巢氏病源》，主撰者为巢元方。然据《隋书·经籍志》记载有吴景贤撰《诸病源候论》50卷，《宋史·艺文志》始有巢元方《巢氏诸病源候论》50卷，但无吴氏所著之书，唯《新唐书·艺文志》二书并载且书名、卷数均同。《四库全书提要》认为"实止一书"，因该书为"元方等奉诏所作"，并非个人专著，但后世多以巢元方名之。巢元方，隋代医家，生卒籍贯不详。隋大业年间（605—618）曾任太医博士，后来擢升太医令。据《开河记》载，开河都护麻叔谋在宁陵（今属河南）久患风逆，起坐不得，帝敕太医令巢元方前往探视。巢元方为其治愈，可见巢氏临证疗效之验。

《诸病源候论》是一部系统论述临床各科疾病的病因病机和症状体征的理论性专著。全书50卷，凡67门，分述病源证候1739论。卷1～27为风、虚劳、伤寒、温病、时行及杂病等内科疾病；卷28～36为外科、五官、口腔等疾病；卷37～44为妇产科杂病和胎产等疾病；卷45～50着重讨论小儿科杂病及传染病等。该书不仅是对秦汉以来临床证候的全面整理和总结，而且对各种疾病的病因进行了深入的分析研究，提出许多新的创见，对后世医学发展有很大影响。

（二）《诸病源候论》的主要成就

1. 广泛记载临床各种疾病　该书收载的疾病种类包括内科、外科、儿科、妇科、五官科等，其中以内科疾病占绝大多数。内科方面，对临床常见的风病、虚劳、伤寒、温病、热病、咳嗽等疾病详加记载，其中风病记载59种，虚劳记载75种，咳嗽15种，其他如消渴、脚气、黄疸、水肿、虫证等也设专章论述。此外，外科仅金创一类就记载23种病候，又详论丹毒、破伤风、结核性疾患、痈疽、痔瘘、火伤等疾病。妇产科病证收载有140多种，详分为妇人杂病、妊娠病、将产病、难产病、产后病5类，包括月经不调、白带、阴挺、乳痈、妊娠恶阻、难产、产后恶露等多种病证。眼科病记载38种，其中一些在眼科学上是最早提及，如在"雀目候"中对入暮则视物不清的夜盲症的描述。此外对鼻息肉、兔唇、湿疹、疥疮等也都有详细记载。书中还区分了冷痢和热痢、中风与头风，尤其对天花和麻疹的鉴别是世界医学史上的最早记载。该书是对隋以前临床出现的各种疾病证候所进行的一次系统的整理和总结。

2. 提出病因理论方面的新见解　巢元方等人在阐述病因理论方面有不少创造性的见解。对有些疾病的病因，巢元方在长期临床观察的基础上，突破前人笼统的三因致病理论，发现和描述了新的病源，丰富了中医学的病因学说。如在"瘟病候"中，他认为"疫疠""时气"传染病是由于外界有害物质"乖戾之气"所致，而且"生病者多相染易，故须予服药及为方以制之"。指出此类疾病虽有传染的特点，但可以通过服药预防和控制，这在传染病学史上具有重要意义。在寄生虫病方面，巢氏能准确描述其病源，如"蛔虫候"论中说："蛔虫者……长一尺，亦有长五六寸者，或因脏腑虚弱而动，或因食甘肥而动，其发动则腹中痛，发作肿聚，去来上下……口喜吐涎及吐清水"；"蛲虫候"论曰："形甚细小，如今之蜗虫状，亦因脏腑虚弱而致发动"；在"寸白虫候"中明确指出，该病系食入生牛肉、鱼肉所致。对于恙虫病，巢氏能准确描述其证候特点和传染途径，如在"沙虱候"中记载"山内水间有沙虱"，"其虫甚细不可见"，"入水浴及汲水澡浴，此虫著身，及阴雨日行草间亦著人"等。巢氏在"水毒候"中还就血吸虫病的病源做了一定的论述，指出血吸虫病流行地区是"自三吴已东及南，诸山郡山县，有山谷溪源处，有水毒病，春秋辄得"。以上说明巢元方对多种寄生虫病的病源已有深入的了解，并做了详细的论述。对某些特殊病因，如疥疮病，巢氏通过临床的认真观察，已明确认识到疥疮是因疥虫所致，指出"疥者……并皆有虫，人往往以针头挑得"，改变了前人的"湿邪"病因之论。另者，巢元方已认识到某些过敏性疾病与人的体质禀赋有关，如在"漆疮候"中对漆过敏的描述："人无问男女大小，有禀性不耐漆者，见漆及新漆器便着漆毒……也有耐漆者，终日烧者，竟不为害也。"这些论述已超出传统的六淫致病的理论范围。

3. 详细且准确地描述疾病证候表现　巢元方通过临床的长期观察，能深入了解各种疾病的特异表现，故书中对多种疾病的证候均做了详细而准确的描述，为医生辨识各种疾病提供了可靠依据。如记载麻风病，早期为"初觉皮肤不仁，或淫淫苦痒如虫行，或眼前见物如垂丝"；潜伏期则"入皮肤里，不能自觉，或流通四肢，潜于经脉"。其表现"或在面目，习习奕奕，或在胸颈，状如虫行，身体遍痒，搔之生疮，或身面肿，痛彻骨髓"，甚者"眉睫堕落"，"鼻柱崩倒"，"肢节堕落""彻外从头面部即起为疮肉，如桃核、小枣"等。再如巢氏在"消渴候"中能准确描述消渴病的临床特点："夫消渴者，渴不止，小便多是也。""其病多发痈疽"；"有病口甘者……此肥美之所发，此人必数食甘美而多肥。"所述与西医学的糖尿病甚为吻合。书中对脚气病的描述也很详细："其状自膝至脚有不仁，或若痹，或淫淫如虫所缘，或脚趾及膝胫洒洒尔，或脚屈弱不能行，或微肿，或酷冷，或疼疼，或缓纵不随，或挛急"；"或有物如指，发于腨肠，径上冲心"等。书中还对赤白痢、中风、黄疸、淋病等的临床表现进行了详细记载，说明1300年前我国古代医家对这些疾病已有一定认识。

《诸病源候论》虽然是探讨病因证候的专著，但也记载了不少有关治疗创伤的外科手术方法和缝合理论，如"金疮肠断候"记述："夫金疮肠断者，视病深浅……肠两头见者，可速续之，先以针缕如法，连续断肠，便取鸡血涂其际，勿令气泄，即推内之。"书中另有"妊娠欲去胎候""拔齿损候""阴中生息肉候"的记述，说明当时已有人工流产、拔齿及妇科检查等，反映了公元7世纪临证医学的新成就。

总之，《诸病源候论》是我国现存第一部论述病源证候学的专著，对内、外、妇、儿等临床各科的67类疾病的病因病机与证候特点进行了具体的阐述，并提出了许多见解，是隋代一部很有价值的医学著作，对后世医学有深远的影响。《备急千金要方》《外台秘要》均大量载引了此书的内容，作为各书医论之本。宋代官订医著《太平圣惠方》，每门之首，必冠此书所论。宋代太医局还将《诸病源候论》指定为医学生的必修教材。元代将《诸病源候论》列为"医门之七经"之一，奉为经典医著。

第三节　综合性医著的编撰

晋唐医学的发展，还表现在卷帙浩大的综合性医书的问世。如公元 7 世纪时，隋政府组织编写的《四海类聚方》（已亡佚）达 2600 卷。现存对后世医学发展有重要影响的综合性医著有《肘后救卒方》《备急千金要方》《千金翼方》《外台秘要》等。

一、《肘后救卒方》

（一）《肘后救卒方》及其特点

《肘后救卒方》简称《肘后方》，约成书于 3 世纪，晋代葛洪（约 283—343）著。葛洪是晋代著名的医药学家、道家和博物学家，在中国哲学史、医药学史及科学史上都有很高地位。他取字稚川，别号抱朴子，以示守其本真、朴实，不为物欲所诱惑之志。他是丹阳句容（今江苏句容县）人，其祖玄以炼丹闻名，号葛仙公，将丹术授弟子郑隐，葛洪从郑隐学习炼丹术。他 13 岁丧父，家境贫寒，性寡欲，不好荣利，穷览典籍，尤好神仙导养之法。葛洪向南海太守鲍玄学习丹术，深得老师器重，娶鲍玄女鲍姑为妻。鲍姑擅长灸法。后来葛洪听说交趾（今越南）出丹，请求出任句漏令。在赴任途中经过广州，其被刺史邓岳挽留，便去广州罗浮山（今广东增城、博罗二县境）炼丹，并从事著述。葛洪深受道教影响，又以儒学知名。他一生的主要活动是从事炼丹和医学，既是一位儒道合一的宗教理论家，又是一位从事炼丹和医疗活动的医学家。葛洪敢于"疑古"，反对"贵远贱今"，强调创新，认为"古书虽多，未必尽善"，并在实际的行医、炼丹活动中坚持贯彻重视实验的思想，这对于他在医学上的贡献是十分重要的。

葛洪读了大量医书，并注重分析与研究，在行医实践中，总结治疗心得和搜集民间医疗经验，并以此为基础，完成了百卷巨著《玉函方》。由于卷帙浩繁，难于携带检索，他便将书中有关临床常见病、急病及其治疗等摘要简编成《肘后救卒方》3 卷，使医者能随身携带，以应临床急救检索之需，故此书堪称中医第一部临床急救手册，后经陶弘景增补，改名为《肘后百一方》，金代杨用道又增补一次，补入了宋代唐慎微《证类本草》中的许多附方，名为《附广肘后备急方》。

现存《肘后救卒方》为 8 卷本，内容涉及急救、传染病，以及内、外、妇、五官、精神、骨伤各科疾病的预防、诊断、治疗等。卷 1 ～ 4，即原书上卷，为"内疾"，包括中恶、心腹痛、伤寒、时气、中风、咳嗽、水病、发黄等急性病；卷 5 ～ 6，即原书中卷，为"外发"，包括痈疽、疮疥、耳目咽喉头面等病；卷 7 ～ 8，即原书下卷，为"他犯"，包括虫兽伤、中毒、百病备急丸和牲畜病等。

（二）《肘后救卒方》的主要成就

1. 对急性传染病有较高认识　书中详细描述了天花病的症状："比岁有病时行，仍发疮，头面及身，须臾周匝。状如火疮，皆戴白浆，随决随生，不即治，剧者多死。治得瘥后，疮瘢紫黑，弥岁方灭。"这是世界医学史关于天花的最早认识，尽管早在 4000 年前的埃及木乃伊上就有天花病后留下的瘢痕，但国外直到 10 世纪才由阿拉伯医家累塞斯（Phazes，850—923）最早描述天花病。书中对沙虱病的认识也是世界上最早的。葛洪不仅准确地描述了沙虱病的症状、发病地域、感染途径、预后等，还介绍了沙虱病的预防方法。更为可贵的是，观察到沙虱病的发生是由沙虱之一种的红恙螨的幼虫（直径只有 0.3～0.4mm）所致，故沙虱病就是"恙虫病"。而国外，直至 20 世纪初才逐渐发现沙虱病的病原是"东方立克次氏体"（介于细菌和病毒之间的微生物），其寄生于红恙螨幼虫的身体上而传播传染病。另外如对急性传染性肝炎、脑血管意外、心绞痛、外科急症的描写非常具体形象。书中还较早地记载了恶脉（淋巴结炎）、瘭疽（干湿性坏疽）、卒心腹痛（急腹症）等急症。

2. 记述了"以毒攻毒"防治疾病 狂犬病是一种危害剧烈的传染病，春秋时的《左传》中已有"国人逐瘈狗"以防狂犬病的记载。葛洪在《肘后方》中首创用狂犬脑浆敷贴在咬伤的创口上以防治狂犬病的方法，虽然技术上未必成功，但该法具有免疫思想的见解。德国发现白喉抗毒素的细菌学家贝林（Emil Adolphvon Behring，1854—1917）对此赞曰："中国人远在两千年前即知以毒攻毒之医理，这是合乎现代科学的一句古训。"

3. 所载治法"简、便、廉、验" 为适应偏僻之地治疗急症的需要，葛洪在书中大力提倡简易有效的治疗办法，所用药物多为山乡易得之物，如黄芩、栀子、葱、姜、豆等。其治疟疾，取用随处可生的青蒿绞汁饮服，这不仅在当时疗效显著，更为我国现代药理研究提供了宝贵线索。屠呦呦团队从青蒿中提取的高效、速效、低毒的抗疟新药——青蒿素，成为中国医学对世界医学的一项新贡献，其本人也因该项研究获得 2015 年诺贝尔生理学或医学奖。

《肘后救卒方》在对急症的治疗方面，明确指出救急措施应与病因治疗相结合。急则治其标，待症状缓解后再辨证施治，消其根源。书中选方切合实用，疗法简便，药物价廉，疗效可靠。针、药、敷、摩，治法多种多样。书中还记载了人工呼吸、止血、腹腔穿刺、导尿、灌肠、清创、引流、骨折外固定、关节脱位整复等急症治疗技术。

二、《备急千金要方》和《千金翼方》

（一）《备急千金要方》和《千金翼方》及其特点

《备急千金要方》和《千金翼方》，简称《千金方》，作者孙思邈。孙思邈（581—682），京兆华原（今陕西省铜川市耀州区孙家塬）人。7 岁就学，日诵千余言。年轻时善谈庄老及百家之说，兼好释典。唐太宗将其召诣京师，将授以爵位，他固辞不受。唐高宗召见拜谏议大夫，又固辞不受。坚持一生在民间行医。唐初知名人士宋之问、孟诜、卢照邻都曾拜他为师。

孙思邈自幼多病，因汤药费用，罄尽家产。18 岁时立志学医，终生勤奋不辍。他的著作有《备急千金要方》和《千金翼方》。《备急千金要方》著成于 70 岁之前，《千金翼方》作为前者的补充乃晚年所作。孙思邈认为"人命至重，有贵千金，一方济之，德逾于此"，这是他将其两部著作冠以"千金"之名的原因所在。据传孙思邈尚著有《枕中素书》1 卷、《摄生真录》1 卷、《福禄论》3 卷、《会三教论》1 卷，以及《庄子注》《老子注》《龟经》《明堂图注》《孙真人丹经》《千金食治》《玄中房中经》《禁经》各 1 卷。

《备急千金要方》成书于公元 652 年（唐高宗永徽三年），共 30 卷。卷 1 为总论性质，包括习业、精诚、理病、诊候、处方、用药等一般性论述；卷 2～4 为妇科病；卷 5 为儿科病；卷 6 为五官科病；卷 7～26 为内科病；卷 27 为养生、导引、按摩等；卷 28 为脉诊；卷 29～30 为明堂、孔穴等针灸疗法。全书共 232 门，合方论 5300 首。

《千金翼方》约在《备急千金要方》成书后 30 年成书，是后者的续编。本书亦 30 卷。卷 1 为药录纂要；卷 2～4 为本草；卷 5～8 为妇产科病；卷 9～10 为伤寒病；卷 11 为小儿病；卷 12～15 为养生、辟谷、退居、补益；卷 16～17 为中风；卷 18～20 为杂病；卷 21～22 为万病、飞炼；卷 23 ～ 24 为疮痈；卷 25 为色脉；卷 26 ～ 28 为针灸；卷 29 ～ 30 为禁经（祝由）。《千金方》详尽地记载了唐以前主要医学著作的医论、医方、诊法、治法、食养、导引等多方面的内容，包括了作为一个医生所必备的各种医学理论和实践知识，堪称我国第一部医学百科全书。

（二）《备急千金要方》和《千金翼方》的主要成就

1. 重视医德修养，详论医德规范　孙思邈特别强调医家的职业道德。特别是《备急千金要方》中的"大医习业"和"大医精诚"两篇，系统地论述了医德。他论述的医德可以归纳为两个方面：一是技术要精湛，二是品德要高尚。孙思邈还继承发展了张仲景的医德思想，在《备急千金要方》序中几乎引用了张仲景《伤寒杂病论》的全部序文，对张仲景"忠孝""仁爱"的医德思想予以肯定。较之汉晋医家，孙思邈对医德的论述可以说是最全面、最具体的了。而这些基本医疗道德，至今仍具有重要的现实意义。

2. 以方类证研究《伤寒论》　孙思邈重视前人的宝贵经验，但尊古而不泥古。他将《伤寒论》的内容较完整地收集在《千金翼方》中，为后世研究《伤寒论》提供了较可靠的版本。他创立的从方、证、治三方面研究《伤寒论》的方法，成为后世以方类证的指南。

3. 集唐以前医方之大成　《备急千金要方》和《千金翼方》二书中汇集的医方计 6500 余首，既有前代著名医家用方，又有各地民间百姓之验方，如"齐州荣姥方""九江散"等。他还虚心学习并吸收少数民族医方和国外传来的医方，如"蛮夷酒""匈奴露宿丸"和波斯的"悖散汤"、印度的"耆婆方"等。该书使很多验方得以流传后世，成为现代医生常用的名方，如犀角地黄汤，大、小续命汤，紫雪丹等。他还创设了分证列方的体例，即分科列证，每一证候下先简述医论，再列对证医方，便利检索，达到了"备急"的目的。这些都为方剂学的发展作出了贡献。

4. 重视妇女、儿童疾病的诊治　孙氏认为"先妇人小儿……则是崇本之义也"，强调这是关系人类繁衍的大事。故其在《备急千金要方》中将妇儿病辟为专卷，列于首位，详述妇、儿疾患诊治的特殊性和必要性，讨论了小儿护养的原则和方法，颇具科学性。特别是在《千金翼方》中为妇幼保健大声疾呼，这在当时社会中是极为难得的。孙思邈的成就，对古代妇、儿科的确立和发展产生了重要影响。

5. 强调综合治疗　孙思邈不仅主张针药并用，并为针灸发展创设了新的穴位，创制彩色经络图，还常配合按摩、灸治。他还是饮食疗法的积极倡导者，在书中专列"食治"一门，应用羊、鹿的甲状腺治疗甲状腺肿，用动物肝脏治青光眼和夜盲，在防治营养缺乏性疾病方面取得了突出的成就，在世界医学史上也是重要创举。

孙思邈还提出了脚气病的预防和治疗方法。除了应用防风、蜀椒、吴茱萸等药物治疗脚气病之外，还主张把含有大量维生素 B_1 的谷皮煎成汤，来预防缺少维生素 B_1 的脚气病的发生。孙思邈对这种病的认识及所提出的正确的治疗、预防方法，比欧洲 1642 年才首次出现对脚气病的论述早了整整 10 个世纪。

6. 对药物的深入研究　孙思邈特别重视印度医学中"万物皆药"的思想，努力发掘自然物的药用价值。他周游各大名山，实地采集和考察药物，甚至自种和炮制药物，进一步把握药物的药性，积累了丰富的药物学经验。《千金翼方》中载药 800 余种，详述了药物的采集时节、加工炮制等，并对一些药的药性进行了修正，如地黄有生、熟之分的认识，便始于此时。生地黄经酒蒸炙后，其性寒改为甘平，功效由平宣改为温补。孙思邈很注重道地药材，认识到药物的功效与产地有密切的关系，书中记载了当时 133 个州所产的道地药材 519 种。由于孙思邈对药物学发展作出了突出贡献，被后人尊为"药王"。

7. 倡导积极养生，强身长寿　孙思邈反对魏晋盛行的服石求长生的风气，强调积极的养生方法。他说："养生之道，常欲小劳，但莫大疲及强所不能堪耳。"并提出"安身之本必须于食"，"不知食宜者，不足以全生"，必须"非其食勿食"，以及"食勿过饱，睡勿尸卧"、"独卧守真"、"少欲终无累"等。他还总结了一套按摩养生法，使养生学成为有理论、有实践的学术，受到现代人的广泛重视。

《千金方》的成就代表了盛唐医学的先进水平，这既是中医自身实践经验积累的成果，也是吸收外来文化，取各家之长的结果。它不仅在国内影响极大，而且在亚洲国家广为传播。日本医学界誉《千金方》为"人类之至宝"，并建有"《千金方》研究所"。公元 984 年，日人丹波康赖编撰的《医心方》便深受该书的影响。

三、《外台秘要》

（一）《外台秘要》及其特点

《外台秘要》是唐代另一部总结性的医学著作，被《新唐书》赞为"世宝"，整理者王焘因此被誉为文献整理的"大师"。

王焘（约 670—755），唐代郿（今陕西省眉县）人，唐朝宰相王珪是王焘的四代祖。王焘本人亦是"七登南宫，再拜东掖，便繁台阁二十余载"的官僚。其性至孝，母患病，经年不解带，亲侍汤药。王焘自己因为"幼多疾病"，故常好医术。由于长期管理弘文馆（相当于国家图书馆），有机会广泛涉猎医书。凡所采纳的文献，均注明其出处、来源、书名和卷数。他认为巢元方《诸病源候论》有论无方，于是历经艰辛，于公元 752 年（唐天宝十一年）编成巨大的综合性医著《外台秘要》。

《外台秘要》全书 40 卷，共分 1140 门（据今本核实为 1048 门，或有散佚）。其中卷 1～20记载内科病，卷 21～22 记载五官病，卷 23～24 记载瘿瘤、瘰疬、痈疽等病，卷 25～27 记载二阴病，卷 28～30 记载中恶、金疮、恶疾、大风等，卷 31～32 记载丸散等成方，卷 33～34记载妇人病，卷 35～36 记载小儿病，卷 37～38 记载服食乳石及石发诸病，卷 39 记载明堂灸法，卷 40 记载兽伤及畜疾。每门记述，先论后方。其中理论部分以巢元方《诸病源候论》为主，医方部分选《千金方》者最多。其余所选各书，均注明书名卷第，使后人借此得以窥睹晋唐间许多已经散佚方书的内容。所以《外台秘要》具有很高的文献价值。

（二）《外台秘要》的主要成就

1. 整理和保存了大量的古代医学文献　《外台秘要》共引证方书 69 种，所引资料注明书名、卷次，便于查核，为中医学文献的整理创立了范例，保存了如《小品方》《深师方》《崔氏方》等不少今已散佚方书的内容。故《四库全书提要》评："古书益多散佚，惟赖王焘此编以存。"

2. 整理推广民间单验方　书中搜集、整理并推广大量的民间单方、验方，如"许明疗人久咳欲死方""苍悟道人陈元膏"等，详述其疗效、治疗范围和来源。

3. 对疾病认识和治疗有新发展　《外台秘要》最早记述"消渴者……每发即小便至甜"，比西方威尔斯 1670 年的同样认识早 900 多年。书中还系统记述了治疗白内障的"金针拨障术"，有"一针之后，豁若开云而见白日"之功效。此外，还十分重视传染病的诊治，伤寒、天行、温病、疟疾等疾病的相关诊治都占有大篇幅详细内容。如对天花的诊治，详细记载了天花发疹、起浆、化脓、结痂的全部病程，并根据天花疱疹的色泽、分布范围来判断该病预后。

4.记述了某些中药的特异疗效　本书对某些中药临床上的特异疗效做了肯定的描述。如常山、蜀漆（常山苗）治疗疟疾，早在 2 世纪的《本草经》和《金匮要略》中就有记载；后来在《肘后方》中所载 30 个治疟方剂，有 14 方使用常山，而本书所载 82 个治疟方中，已有 58 方使用常山、蜀漆，其中有 35 方以常山或蜀漆命名。又如用动物肝脏治疗夜盲症（雀目）已经不限于青羊肝一种，牛肝、猪肝等亦被采用。治疗颈瘿则用海藻、昆布。

5.其他　书中还首次记载了用观察小便法以鉴别诊断黄疸病之轻重、进退；汇集了唐以前的多种疗法，如灸、熏、吸、吹、蒸等，以及多种切实可行的急救法。但由于王焘毕竟不是专业医家，临证实践较少，故也有一些片面认识，如重视灸法而否定针法，曰："针能杀生人，不能起死人。"

《外台秘要》很快传到朝鲜、日本等国。《医方类聚》《医心方》中都大量引用该书资料。我国唐以后的中医教育也将之选作教科书，认为"不观《外台》方，不读《千金》论，则医人所见不广，用药不神"。可见此书的重要地位。

第四节　药物学的发展

晋唐时期的药物学不论从药物数量、临床应用，还是理论认识，都比秦汉时期有显著的发展。两晋、南北朝以来，随着生产和医疗实践的日益深入，药物品种日益增多，用药经验不断丰富。在民族大融合的背景下，大量少数民族内迁的同时也带来了他们的用药经验。隋唐统一，经济发展，临证医学发展迅速，中外交流日益拓展，大量外来药物传入，晋唐盛行炼丹术，为化学制药的产生创造了条件。这些因素共同作用，使药物学开始出现繁荣和提高的势头，药物著作大量增加。

一、国家药典及其他药物学著作的出现

（一）国家药典的出现

唐代国家统一，药物知识的积累逐渐丰富，并出现了许多新的药物和外来药物。自陶弘景的《本草经集注》流传 100 余后年，本身的局限加上传抄讹误，有必要对其进行一次全面整理。公元 657 年，苏敬（一作苏恭，599—674）向唐政府上表请求重修本草，唐政府令长孙无忌、李勣主持编修工作，由苏敬等 20 余人集体编写，同时诏令在全国各地征集道地药材，绘制药图。编写本着"本经虽阙，有验必书，别录虽存，无稽必正"的原则，对前代药物总结"详采博要"，对当代经验则"下询众议，订群言之得失"。不到两年，于公元 659 年终于撰成图文并茂、能充分反映当时药物发展水平的本草著作，书名《新修本草》（又称《唐本草》），由唐政府颁布流通全国，这是最早由国家颁行的药典，比欧洲著名的《纽伦堡药典》早 800 余年。

《新修本草》卷帙浩博，共 54 卷，分为"正经""药图""图经"三部分。其中"正经"20卷，附目 1 卷，主要记述药名、分类、性味、功能、主治、用法等，还包括修订以往内容有错的记载，以及补充新发现的药物和外来药物，如密陀僧、血竭、硇砂、芸薹（油菜）、安息香、诃藜勒、薄荷、郁金、阿魏、刘寄奴、鹤虱、蒲公英、龙脑香、胡椒，以及鲫鱼、砂糖等药的治疗作用，是本书开始记载的。全书载药 844 种，比《本草经集注》新增 144 种。"药图"25 卷，附目 1 卷，首次创造了通过绘图描记药物形态和颜色标准，以作为识药的指导。"图经"7 卷，是

对药图的文字说明，重点记述了道地药材的产地、采药时日、形态鉴别及加工炮制。

《新修本草》内容丰富，叙述准确，国家颁布，所以一经问世就广泛流传。此书不仅成为医学生的必读之书，而且成为医生与药商用药、售药的法律依据。邻国朝鲜、日本等对此书也非常重视。公元 10 世纪日本律令《延喜式》中就有"凡医生皆读苏敬新修本草"的记载。宋以后此书亡佚，所幸孙思邈《千金翼方》保存了大部分内容。另外现存的古代医籍丹波康赖的《医心方》也保存了该书部分内容。后至清末，傅云龙在日本又发现了公元 731 年影抄的《唐本草》卷子残本 10 卷，1900 年敦煌石窟也有该书卷子本残卷问世，现分藏法国国家图书馆与英国国家图书馆。

（二）其他药物学著作的出现

《隋书·经籍志》记载药物著作 31 部 93 卷，《新唐书·艺文志》载录药物著作达 36 部 283 卷。今存于世者，主要有南朝陶弘景所撰《本草经集注》，可谓继《神农本草经》之后，我国药物学的又一次总结。陈藏器的《本草拾遗》和孙思邈的《千金翼方》所载的药物，有许多为前人所不录，使药品数量大大增加。此外，孟诜的《食疗本草》、陈士良的《食性本草》，使食疗药物发展成一门专门学问。李珣的《海药本草》记载了国外传入的药品。尤其是葛洪的《抱朴子·内篇》和刘宋时期雷敩的《雷公炮炙论》二书为我国制药学奠定了良好的基础。前者专论炼丹，涉及许多制药化学之实验及炼制药品；后者专论药物炮制，为后世中药加工处理确立了操作规范。

二、药物种类的丰富

《神农本草经》成书以后，历后汉、三国、两晋至南齐，新的药物品种逐渐增多，经过长期临床实践，证明药物性能、主治部分与原有记载有所不同，因此，陶弘景进行了总结，编撰成《本草经集注》3 卷。陶弘景（约 452—536），字通明，晚年又号华阳隐居，为药学家和道家。《本草经集注》取《名医别录》等魏晋以来本草著作中药物 365 种与《神农本草经》原有药物相合得 730 种，使药物品种增加一倍。为使新、旧内容不致混淆，又以朱书表示原有药物，用墨书以示新增药物。

唐代随着新药（如山楂、鲜鱼、砂糖、芸薹子、人中白等）的不断出现，以及外来药物、少数民族药物如密陀僧、郁金、胡椒、阿魏等的输入，药物品种日益增多。《新修本草》载药已达 844 种（一说 850 种），书中对新增药品一律标以"新附"二字，以示区别。书中还载有密陀僧、硇砂、银膏等制品，银膏是用白锡、银箔和水银合成的一种制剂，用于补牙。

孙思邈《千金翼方》虽非药物专书，但对本草亦颇有贡献。在卷 1《药录纂要》中，载有备用药 680 种，卷 2、卷 3、卷 4 为"本草"，计收药物达 853 种。

晋唐时盛行的炼丹术也丰富了对矿物的药用认识。陈藏器《本草拾遗》（713—741）仅矿物药一项，就较《新修本草》新增 110 种之多。虽然该书已佚，难以查考载药总数，但宋《证类本草》引该书药物 488 种，明代李时珍《本草纲目》引该书药物 368 种，比引《新修本草》114 种多 3 倍余。

五代李珣所撰《海药本草》专载外来药物。李珣，字德润，四川梓州（今四川三台县）人，其祖父是波斯人，世售香药为业。《海药本草》至宋末时亡佚，今之辑本存药 124 种，注明外国产地的 96 种，其中香药有 50 余种，如青木香、甘松、乳香、降真香、没药、荜茇、红豆蔻等。

五代时期还有后蜀主孟昶命翰林学士韩保昇编撰的《蜀本草》，再次增广了《新修本草》的药物种类。

三、分类方法的进步

分类方法是药物学的重要组成部分。陶弘景鉴于《神农本草经》药物分类"三品混糅，冷热舛错，草石不分，虫兽无辨"之弊，乃改"三品"为玉石、草木、虫兽、果、菜、米食、有名未用7类，创制按药品自然属性分类药物的方法。陶氏还根据临证用药的需要，创用按药物效用分类的方法，设诸病通用药，具体列举80多种疾病的通用药，如治风通用药有防风、防己、秦艽、川芎等，治水肿通用药有大戟、甘遂、泽泻、猪苓等。这种分类十分方便医生临证使用。陶氏创制的这两种分类方法影响了本草学千余年的发展。《新修本草》按药物自然属性分类增至11类。孙思邈《千金翼方》按药物功用将药物划分为65类，这些都是在陶氏基础上的发展。

四、炮制规范的建立

中药加工炮制具有减低或解除药物毒性、增强药物功效、缓和药物峻猛之性、防止变质、便于贮藏等作用，所以自古以来就受重视。《内经》《神农本草经》《伤寒杂病论》即有许多中药炮制加工方法的记载，如㕮咀、去皮、去心、炙、酒洗、水渍、擘、姜制、火熬、蒸、蜜煎、杵为散、姜汁糊丸等，但当时未见专书问世。

我国现存的第一部中药炮制专著是南朝刘宋时雷敩所撰的《雷公炮炙论》。全书分上、中、下3卷，载药300种，较系统地总结了5世纪前中药炮制的经验，并初步概括了药物采集、性味、煮熬、修治等方面的有关理论与方法。书中涉及的炮制方法有炮法、炙法、焙法、煨法、蒸法、煮法、去芦、去足、制霜、制膏、酒制、蜜制、药汁制等；并对具体操作过程有较详细的记录，如"凡修事巴豆，敲碎，以麻油并酒等煮，研膏后用"。巴豆为剧毒药，其有效成分巴豆油经上述处理，可部分溶于麻油中，同时还可使巴豆中所含的一种能造成溶血和使组织坏死的毒性蛋白变性。又如对大黄提出了"凡使细切，以文如水旋斑紧重者，锉片蒸之从巳至未，晒干"。这是为了防止贮存期间有效成分被共存的酶所酶解。再如对香薷等富含挥发油成分的药物，指出"勿令犯火"，以防高温失效。对玄胡、吴茱萸等含生物碱成分的药物，用醋制使生物碱成盐，可增加其在水中的溶出率。以上炮制方法，对提高药效、减少毒性均有实用价值，一千多年来一直受到制药业的高度重视。后世本草书中所载的炮制17法，如炮、燀、煿、炙、煨、炒、煅、炼、制、度、飞、伏、镑、摋、晙、曝、露等。大多是在此书基础上的发展，故后世尊雷敩为中药炮制业的鼻祖。此书在元以后散佚，现所见为从诸家本草中辑复而成的辑佚本。

五、炼丹术与制药化学

制药化学渊源于古代炼丹术，它是在采矿和冶金技术的基础上逐步发展起来的。先秦方士为追求"长生不死"与金银财富，将部分冶炼技术用于炼制旨在长生的"灵丹仙药"，由此产生炼丹术或炼金术。以后随着道教的兴起，炼丹术被夸张渲染成神奇的方术。东汉时讲炼丹的书籍日渐增多，魏伯阳的《周易参同契》记述了大量的炼丹方，成为现存最早涉及炼丹的文献。书中记述了水银和铅的炼制，所谓"黄牙为根"（汞与硫黄化合）及"胡粉投火中，色坏还成铅"；还介绍了炼丹工具及药剂。一些方士利用物质燃烧、挥发、凝固等不同特性，发明了蒸馏、熔融、升华、结晶等实验方法，并在大量实验中发现了硫酸、硝酸、盐酸氨等化合物，炼制了某些化学成药，用作外科腐蚀剂。《神农本草经》开始收载汞剂和砷剂治病。

炼丹术在晋唐时期得到了较快的发展，著名的炼丹家有葛洪、陶弘景、孙思邈等。葛洪在继承前人炼丹理论和总结当代炼丹经验的基础上，著成《抱朴子》。其中内篇20卷，包括"金丹""仙药""黄白"3卷，专述炼丹；卷中载有许多炼丹设备、丹方和有关炼丹炼汞的实验。所用原料主要有雄黄、雌黄、曾青、胆矾、矾石、硝石、云母、磁石、铁、食盐、锡、砷等，并发现了多种有医疗价值的化合物和矿物，如铜盐、黄丹等的防腐杀菌作用。陶弘景晚年亦潜心研究道家养生及炼丹，著《合丹法式》4卷和《集金丹黄白要方》1卷。孙思邈的《千金方》中也有很多炼丹内容，还另著《丹房要诀》讨论炼丹术。所载"太一神精丹"（主要成分是氧化砷）和"水银霜"可治疗多种疾病，外用可以杀虫、提毒、拔脓，促进伤口的愈合。"太一神精丹"（丹砂、曾青、雄黄、雌黄、磁石、金牙制砒霜）是孙思邈于隋大业（605—618）年间在蜀中峨眉山炼制的，用于治疗疟疾，这是世界医学史上最早使用砒霜治疟疾的良方，欧洲到18世纪末才以砒霜治疗疟疾，比孙氏晚了一千年。此外，梅彪的《石室尔雅》、楚泽的《太清石壁记》也对炼丹原料及方法做了重点说明。

上述各家对炼丹术的研究涉及重要的化学原理。这一时期炼制的轻粉、红升丹、白降丹等化学药物至今仍为中医外科所常用，如以轻粉治疗癣疥、红升丹拔毒封口、白降丹治疗疮疽等。如今世界各国已公认炼丹术起源于中国，并被视为近代化学的先驱。

在炼丹术发展过程中，还出现一种服石倾向。当时所服的"五石散"是将石钟乳、石硫黄、白石英、紫石英、赤石脂5种物质研粉作散剂服用，因服用后身体烦热，必须"寒衣、寒饮、寒食、寒卧，极寒益善"，故又称寒食散。实际上五石散的毒副作用甚大，服石不仅不能"延年益寿""点石成金""羽化登仙"，反而造成了"石发"或"散发"之类新的疾病，导致许多人服石中毒，服石后大发燥热，轻则伤残，重则死亡。《诸病源候论》专卷论述了26种服石中毒的病候。此时也有《寒食散方》一类治疗方书，成为一这时期医学发展中的一个特殊现象。

第五节　临证各科的发展与特点

在由晋至唐的近700年间，中医学的发展主要是在《内经》《伤寒杂病论》业已初步确立的中医基本理论和诊疗原则的指导下，围绕临证医学进行多方面的探索。病证分类的进步、各科专著的陆续出现、太医署分科教学的确立，则是这一趋向的鲜明标志。它开辟了临证医学发展的新时期。这一时期重要的专科著作主要有外科专书《刘涓子鬼遗方》、妇产科专书《经效产宝》、儿科专书《颅囟经》、骨伤科专书《仙授理伤续断秘方》、针灸专书《针灸甲乙经》等。这些专科医著多具有专科开创性意义，有些专科经验、专科理论对后世影响重大，在医学史上有着较为重要的地位。专科医学初具规模，构成了这一时期临证医学发展的主要特征。

一、针灸学

针灸术是中医学中独具一格的治疗方法，从原始社会用砭石为工具刺病开始，伴随着生产和制作技术的提高，经骨针、陶针、竹针的发展阶段，在商朝已开始使用金属针具了。作为秦汉以前临证实践最常使用的技术，在《内经》《难经》中已积累了丰富的经验和理论认识，并产生了扁鹊、华佗、涪翁、郭玉等针灸大家。魏晋时期的皇甫谧对针灸学进行了首次大总结，写成了我国现存最早，并以原本形式传世的第一部针灸学专著——《针灸甲乙经》。唐朝还出现了彩色经络穴位图和独立成科的针灸教学，这些都标志着这一时期针灸学的显著发展。

（一）皇甫谧与《针灸甲乙经》

皇甫谧（215—282），幼时名静，字士安，晚号"玄晏先生"，西晋安定朝那（今甘肃灵台县，一说宁夏固原县）人。其家境贫寒，但从青年始即发愤苦读，每天"躬自稼穑，带经而农"，终成"博综百家之言"的大学者。著有《帝王世纪》《高士传》《列女传》《玄晏春秋》等史学著作，颇有名望。42 岁时因患风痹而潜心研究医学，尤致力于针灸学研究。通过对《素问》《针经》《明堂孔穴针灸治要》3 部医书的综合比较，并结合自己的临证经验，将有关内容分类编撰，"删其浮辞，除其重复，论其精要"，大约在 256—259 年间著成《黄帝三部针灸甲乙经》，简称《针灸甲乙经》或《甲乙经》。《针灸甲乙经》共 12 卷，128 篇，内容丰富，叙述系统，理论完备，包括脏腑、经络、腧穴、病机、诊断、治疗、禁忌等多方面内容。其主要成就有：

1. 系统整理了人体腧穴 该书参考古医书进行归纳、整理后，共厘定腧穴 349 个，其中双穴 300 个，单穴 49 个，比《内经》增加 189 个穴位，并确定了这些穴位的名称、部位及取穴方法等。

2. 提出了分部划线布穴的排列穴位方法 将人体的腧穴，按头、面、项、肩、胸、背、腹、四肢等体表部位划分为排列穴位的 35 条线路，方便临床应用。这一思路方法，对后世有一定影响。

3. 阐明针灸操作方法和针灸禁忌 详述了九针的形状、长度和作用，针刺手法及补泻的方法，针刺深度与灸的壮数。书中强调取穴要准确，因人、因病制定具体的治疗方案。提出应掌握针刺的时机，即"用针之理，必知形气之所在，左右上下，阴阳表里，血气多少，行之逆顺，出入之合"，对后世子午流注针法产生了一定的影响；并提出了禁针穴 8 个，不宜深刺穴 4 个，禁灸穴 31 个等。

4. 总结了临床针灸的治疗经验，按病论穴 《甲乙经》的卷 7 ～ 12 讨论了内、外、妇、儿等科多种疾病的病因、病机、证候及腧穴、主治，总结了晋以前的针灸治疗经验。书中依病论穴，针对临床的 200 余种疾病证候提出腧穴、治疗 500 余条，如"顶上痛，风头重，目如脱，不可左右顾，百会主之"。

《甲乙经》的重要成就对后世影响很大。它既保存了大量的古代医学文献，晋以前业已佚失的针灸文献多赖此书而存其精要，又为后世针灸学的发展建立了规范。孙思邈在《备急千金要方》中开卷即曰："凡欲为大医，必须谙《素问》《甲乙》……"唐太医署亦取此书为教学课本，宋、明、清的重要针灸著作无不参考《甲乙经》，其在日本、朝鲜均被列为学习中医学的必修教材。因此，《甲乙经》不仅是中医学宝库中的珍藏，而且由此建立了较完整的针灸理论体系，是我国第一部系统性较强，理论、经验咸备的针灸学专书。

（二）创制针灸明堂图

针灸明堂图即经络腧穴图，是将腧穴部位和经络循行路线以图表示，对针灸的学习和普及推广有积极的促进作用。两晋时期，医家们已经重视经络腧穴图的绘制。据葛洪《抱朴子》云："自非旧医备览《明堂流注》《偃侧图》者，安能晓之哉？"说明从公元 3 世纪开始，我国就已经出现了针灸明堂图。南朝秦承祖也有《明堂图》3 卷。隋代在针灸学上的贡献虽不突出，但却产生了一部《黄帝内经明堂》（或称《黄帝内经明堂类成》，杨上善著）。该书是以十二经和奇经分卷，从脏腑内景、经络循行到主治证候，颇为系统，是今日仅存的古代明堂书。所惜只见 1 卷，余皆散佚。唐初甄权撰有《明堂人形图》，且与谢季卿、甄立言等人校订《明堂图经》，影响盛极一时。

敦煌遗书中的唐代《灸法图》(法国编号 S.6168 及 S.6262) 及《新集备急灸经》(英国编号 P.2675) 为灸疗之图谱，是现存最古的针灸图实物，实为难得。

（三）孙思邈对针灸学的贡献

现《备急千金要方》卷 29～30 及《千金翼方》卷 26～28 所述针灸部分，即孙氏之《针灸经》。其经穴与《甲乙经》同，只是经穴之外又增添了一些奇穴。该书的贡献在于：①介绍同身寸测穴法，以便取穴。②明确提出"奇穴"和"阿是穴"，记载了经外奇穴约 200 余个，如悬命穴、十宣穴等，其中最有影响的是"以痛为俞"的阿是穴，至今仍在临床广泛取用。③首创彩色经络穴位图，"十二经脉以五色作之，奇经八脉以绿色为之"，这是我国最早的彩色经络穴图，可惜已佚。④强调针灸并用，"针而不灸，灸而不针，究非良医也"；对某些疾病还主张结合药物治疗，以发挥协同作用，提高疗效。

（四）灸法的应用与发展

葛洪在其所著的《肘后救卒方》中记载有诸病灸治法（大多是民间经验），操作简便，所述 72 种病中可用灸治者 30 余种。并大胆用灸法治疗急症，如对吐泻腹痛为主的"霍乱"和突然昏厥的"卒中恶死"，均选承浆穴灸治。他还最早记载隔物灸法，详细介绍了隔蒜、隔盐、隔椒、隔面、隔瓦甑等灸治方法及蜡灸法等，可谓取材广泛，扭转了晋以前重针刺而忽视灸治的偏向，丰富了灸疗法的内容，推动了灸治学的发展。

鲍姑（约 309—363），名潜光，葛洪之妻，是中医学史上第一位女灸家。其用"越冈（在广州）天产之艾，以灸人身赘瘤，一灼即消除无有"；"不独愈病，且兼获美艳"，既能治病又能美容，可见鲍姑灸术之精。后人怀念她的精湛医术和良好医风，在广州越秀山下建有鲍姑殿，立像以奉祀。

唐代王焘的《外台秘要》认为"针能杀生人，不能起死人"，因此"不录针经，唯取灸法"。王氏对针法的认识显然是错误的，对灸法却作出了一定贡献。该书卷 39 论明堂灸法，收集了许多名家的经验灸法，也很宝贵。

二、外科学

中医外科远在周代已独立成科，当时四科之一的"疡医"就相当于外科，故后世外科医生常因此而称"疡医"，外科也叫"疡科"。从马王堆出土的《五十二病方》中可以看出，秦汉时外科发展已具相当水平，其治痔瘘已有多种手术方法。《汉书·艺文志》所著录的《金创瘛疭方》，可谓我国最先专述外科疾患的方书，只是久已失传。此后，三国时名医华佗有外科鼻祖之称，然其著述不传。稍后《隋书·经籍志》所著录的《疗痈疽金创要方》等亦湮没不闻。目前所见最早的外科专书为《刘涓子鬼遗方》。

（一）《刘涓子鬼遗方》

《刘涓子鬼遗方》据说是晋末的刘涓子在丹阳郊外巧遇"黄父鬼"时，"黄父鬼"所遗留的一部分外科方面的专著，又称《神仙遗论》。原书 10 卷，今流行为宋刻 5 卷本，经刘涓子后人传与北齐龚庆宣而传世。原书又称《痈疽方》，经龚庆宣整理后，成今本《鬼遗方》。该书记述了金疮、痈疽、疥癣、疮疖、瘰疬等外科疾病，其中对痈疽记载尤详，还引用《灵枢·痈疽》的有关原文分析病机。如"营卫稽留于经脉之中，久则血涩不行，血涩不行则卫气从之不通，壅遏不得行，火不止，热盛，热盛则肉腐为脓……故曰痈……热气浮盛，当其筋骨，良肉无余，故曰疽。疽上皮肉以坚，上如牛领之皮，痈者薄以泽，此其候也"。

在诊断方面，书中介绍了痈疽的辨脓法。如"痈大坚者，未有脓；半坚薄，半有脓；当上薄者，都有脓"。又如"若外不别有脓，可当其上数处按之，肉便隐痛者……未有脓也；按更痛于前者，内脓熟也"。这些比起《金匮要略》"诸痈肿欲知有脓无脓以手掩肿上，热者为有脓，不热者为无脓"的认识，显然更为全面、确切，直至今天仍在临床沿用。对痈疽积脓，当时已能采用引流法，即用火针穿刺排脓，既注意了消毒，又达到了排脓的目的。

在治疗方面，《刘涓子鬼遗方》讲求辨证施治，既以外治为主，又重视内治，共收内外治处方140多首。外治有针灸、外用药（如以黄连、大黄、水银等多种药物配成软膏、膏药治疗痈疽）及痈肿的穿刺、切开、排脓引流等；内治则本于清热解毒、活血化瘀和补气生津。这不仅促进了外科病内消治则的形成，并为后世外科"消、托、补"三法的确立奠定了基础。该书对推动外科治疗的专科化无疑起到了积极作用。日本弘仁时期即以此为医学教科书。

（二）其他著作中的外科成就

隋唐时期的《诸病源候论》和《备急千金要方》等书，对外科病的认识和处理也都做了进一步的研究和探索，并取得了一些新成就。《诸病源候论》提及的肠吻合术、血管结扎术和创伤异物清除等，都清楚地表明当时我国外科学已开始进入专科发展的新阶段，从另一个方面展示了外科的新成就。《备急千金要方》更对丹毒、瘰疬、带状疱疹、阴疮等许多外科病做了详细观察与描述。书中写道："丹毒者，肉中忽有赤如丹涂之色，大者如手掌，甚者遍身又痒又肿，无定色。""凡项边腋下先作瘰疬（淋巴结核）者，欲作漏也，累累然作疬子有核，在两颈及腋下，不痛不热。"另外载有疗三十六瘘方、赵婆疗瘰方、葱管导尿法和以骑竹马灸法治疗痈疽等。特别是唐太医署设置"疮肿"专业，培养专业外科医生，对中医外科的进一步发展十分有利。

三、伤科学

骨伤科在我国源远流长。甲骨文中的"疾"即象征人被矢镞射伤而需治疗。周代"疡医"也负责处理"金疮""折疡"。当时对不同程度的外伤已有明确界定："皮曰伤，肉曰创，骨曰折，骨肉皆绝曰断。"汉代军中已设有折伤簿，是专门记录官兵折伤的医案。淳于意的《诊籍》中，记述了跌仆与坠马的伤状及其治疗。这一时期的医籍中有关骨伤科的内容逐渐增多，诸如对创伤感染的认识，骨折、脱臼的复位固定，以及切开复位手术等均有所创新。突出成就则表现为唐代成书的《仙授理伤续断秘方》，这是我国现存的第一部骨伤科专著。

（一）相关医著中的伤科成就

晋代葛洪的《肘后救卒方》《抱朴子》最早论述了开放性创口感染的毒气说，并对骨折、脱臼的整复手法和小夹板局部固定法（下颌关节脱位的复位方法，并创用竹片作为大小夹板的外固定法）、危重创伤的致死部位及抢救方法一一做了介绍，从而为中医骨伤科的形成和发展奠定了基础。其后，《小品方》《深师方》《刘涓子鬼遗方》《备急千金要方》等，都有关于骨伤科经验方药的记载。如《备急千金要方》在"治腕折骨损……方"中首次记载了大麻根的止痛方法，这是有关正骨止痛的较早记载。该书还明确指出：骨关节结核（附骨疽）易侵蚀大关节，成人以髋膝为多，小儿则以脊柱为多见。这一认识十分可贵，已与现代认识基本一致。

（二）蔺道人与《仙授理伤续断秘方》

蔺道人，长安人，约生活于唐玄宗至唐武宗年间，是一位精于骨伤科的道士（一说是僧人）。

据文献记载，唐武宗时曾下诏拆寺，促僧道尼姑还俗从事生产，蔺道人正是在此情况下，从长安到了江西农村，将自己的理论知识和治疗技术毫无保留地传授给一位经常帮助他耕耘的彭姓老者，连同珍藏的骨伤专书《理伤续断方》。传艺后，他另觅地隐居，踪影皆无。人们见他忽然消失，便传说他是神仙下凡，将书也更名为《仙授理伤续断秘方》。《仙授理伤续断秘方》约成书于841—846 年，可谓我国现存最早的一部骨伤科专书，记载了四肢骨折、脱位、颅骨骨折、腹部损伤、内伤、创伤后遗症等的诊断、治疗和方药。该书的学术思想源于《内经》《难经》的气血学说，并继承了《肘后救卒方》《备急千金要方》《外台秘要》有关骨伤科的经验成就，进而形成了以整复、固定、活动及内外用药为主体的治疗大法，初步奠定了骨伤科辨证、立法、处方与用药的基础，使辨证论治的医疗原则得以具体运用于骨伤科领域。其主要成就有：

1. 系统地记述了骨折的治疗常规　包括局部冲洗、诊断、牵引、复位、敷药、夹板固定等14 个步骤，对开放性骨折主张用快刀扩大创口，然后再清创、包扎；还介绍了关节脱位的常规治法，如"相度""忖度""拔伸""搏捺""捺正"（即手摸心会、拔伸牵引、端挤提按）等。

2. 对骨折复位固定提出"动静结合"的治则　在保证骨折复位后有效固定的前提下，提倡患肢的适当活动，减少骨折痊愈后后遗症的发生。其小夹板局部固定法，以及提出固定与活动相结合的治疗原则等都对后世产生了深远影响，至今仍具有重要的临床价值和科学意义。

3. 对肩关节脱位首次采用"椅背复位法"　此法简便易行，效果确切。后来的"架梯复位法"和今天仍在应用的"改良危氏法"都是在这一原理基础上产生的。

4. 书中收载 40 余方　有外洗、外敷、内服等多种用法，为后世伤科用药奠定了基础。而其一汤、二药、三丸、四丹的用药法是中医骨伤科用药的典范，具有很高的价值。

总之，《仙授理伤续断秘方》是一部既有文献价值，又能很好地指导伤科临床实践的骨伤科专书。

四、妇产科学

我国很早就注意到妇女的妊娠胎产问题，并积累了一定的经验。甲骨文中的"育疾"是有关妇女生育疾病的最早记载。战国时已有专治妇女病的"带下医"。长沙马王堆 3 号汉墓出土的《胎产书》，可谓我国现存最早的胎产书。但作为妇女专科而言，却是南北朝以来医疗实践迅速发展的结果。

（一）相关医著中的妇产科成就

西晋王叔和的《脉经》已注意到有些妇女月经并非一月一行。他称三月一行的为"居经"，一年一行的叫"避年"，并详述了"离经"与"五崩"的某些特征。南齐褚澄的《褚氏遗书》力倡晚婚和节欲，如"精未通而御女以通其精，则五体有不满之处，异日有难状之疾"（《精血篇》），又如"合男子多则沥枯虚人，产乳众则血枯杀人"（《本气篇》）；并主张"合男女正当其年。男虽十六而精通，必三十而娶；女虽十四而天癸至，必二十而嫁。皆欲阴阳充实，然后交而孕，孕而育，育而有子，坚壮长寿"。这是有一定科学依据的。隋代巢元方的《诸病源候论》载有妇人病 8 卷，总计 283 论，探讨妇产科多种疾病的病因病机，对月经病（月水不通）、漏下、崩中、带下、阴痒、阴肿、阴痛、阴疮、阴挺等的病因、症状阐述尤详。此外，还载有人工流产手术，如《妊娠欲去胎候》云："此谓妊娠之人赢瘦，或夹疾病，既不能养胎，兼害妊妇，故去之。"所惜具体方法未得流传。唐代孙思邈的《备急千金要方》还把妇科做了系统归纳，分成十二经、九痛、七害、五伤、三痼等妇女三十六病；并对妇科常见病，如经水病、子宫病、阴道病等做了合理的区分。该书在编排次序上将"妇人方"3卷置于各科病证之首，可见对妇人病的重视。书中对妇人胎产亦极为关注，在孕期养胎、临产及产后处理和普及哺乳知识等方面，所述均较中肯，至今仍有一定参考价值。《千金翼方》更将妇产一门列于卷首，广泛论述了赤白带下、崩中漏下、求子种子等多方面的内容，尤重视孕妇之卫生。书中还收载有关药方557个，灸法30余条，填补了《诸病源候论》有论无治的缺陷。北齐徐之才的《逐月养胎法》较系统地叙述了胚胎生长发育过程、孕妇卫生保健和孕期疾病的防治，对妊娠各月孕妇饮食起居需注意的问题及针灸禁忌也一一做了说明。该书还根据妊娠各月由不同脏腑经脉所养的理论，针对各月常见疾病，确立了逐月养胎、安胎的18首方剂，所用药物皆为养血、安胎、益阴补肾之品，对促进胎儿发育、防止流产有一定作用。王焘的《外台秘要》除分别论述妊娠、产难、产后、崩中、带下、前阴诸疾外，还提出了若干堕胎、断产法，表明早在唐代已开始注意节制生育。

（二）昝殷与《经效产宝》

昝殷，四川成都人。他于852年收集了有关经闭、带下、妊娠、坐月、难产、产后诸证等备验药方378首，撰成《产宝》3卷，现传本作《经效产宝》。

《经效产宝》是我国现存较早的妇产科专书，惜乎一度流失，现今所见已非原书，乃3卷辑佚本。上卷为经闭、带下及妊娠各方，中卷言坐月、难产，下卷论产后各证。全书所辑短论和处方都较简明扼要，说明亦有可取之处。如论妊娠反应"心中愦愦，头旋眼眩，四肢沉重，懈怠，恶闻食气，好吃酸咸果实，多卧、少起，三月、四月多呕逆，肢节不得自举者"，很是详尽。其中所附3方，据今日研究皆由镇静药、维生素和排除代谢物的药物所组成。再如对胎动不安（先兆流产），提出"安胎有二：因母病而动胎，但疗母疾，其胎自安；又缘胎不坚（胎儿先天发育不良），故致（胎）动以病母，但疗胎则母瘥"。此说已与现代认识较相类似。又如对胞衣不出的论述与分析，该书认为其多由"产时用力过度"，或"产时看生人"（隔离不好），"不用意谨护"及"牵挽胞系断其胞"（粗暴地牵引脐带）所致，亦较科学。而对难产，书中则强调在服用滋养强壮剂以增强产妇体力的同时，还应借助外治手术助产。此外，该书还论述了"妊娠下痢""产后淋病""产后烦渴""产后乳结成痈"及产后热结便秘等的病因和应用方药。尤其是采用烧红秤砣淬醋熏蒸法，作为产后血晕的应急措施，往往能取得一定效果。

五、儿科学

汉代以后，儿科方书不断涌现，据《隋书·经籍志》《七录》记载，已有《疗小儿方》《疗少小百病方》《疗少小杂方》《疗小儿药方》《小儿经》《疗小儿丹法》等10余种。虽说随着时间的流逝而相继佚失，但却从一个侧面反映了两晋南北朝以来，儿科已取得显著进展的事实。特别是隋唐时期，对小儿病的研究日益深入，唐太医署还专设少小一科（学制五年），这些都有力地推进了中医儿科的专科化发展。

（一）相关医著中的儿科成就

在《诸病源候论》"小儿杂病"标目下，有6卷（卷45～50）255论专述小儿诸病的病因与证候。诸如"寒热结实候""赤利候""咳逆候""嗽候""丹候""三虫候"等，可谓隋代对小儿病所做的一次全面论述。《备急千金要方》则强调"生民之道莫不以养小为大，若无于小，卒不成其大"，因而对小儿病如同对妇人病一样亦十分重视。该书将儿科病分为序例、初生、惊痫、客忤（因惊吓所致，状如惊痫）、伤寒、咳嗽、杂病等9门，所收儿科用方已达322首，为儿科向专科发展提供了良好的基础。书中对初生婴儿的处理、小儿发育程序的观察都相当正确；并就小儿日常生活卫生和护理，如衣着保暖、接触风日、乳母的选择，以及哺乳的时间、次数、数量等也做了正确而细致的指导。该书还具体描述了鹅口疮、腹泻、顿咳（类似百日咳）、小儿急惊及惊厥等小儿病的症状，尤其对鉴别惊厥之轻重和掌握小儿急惊的先兆症状，竟分别列出 8 条和20 条观察要点，可见其观察之细、经验之丰富。

（二）《颅囟经》的学术成就

隋唐间还出现了一部不署撰人的《颅囟经》，这是我国现存最早的儿科专书。全书仅 2 卷，由《永乐大典》中辑复。该书首论小儿脉法，次列病证，有小儿夜啼、下利、目赤、湿热、惊痫、客忤、诸疳、疟疾、腹痛、火丹（丹毒）等 15 种名目，不仅叙症明了，且附方药（载方 42首）以便随症运用。方论中尤以对惊痫、火丹的论述最为详尽。该书最早提出小儿体质属"纯阳"的观点，结合小儿生理特点称"三岁以下，呼为纯阳"；还创见性地认为小儿骨蒸乃营养不良所致，治用鳖甲。这些对后世儿科医家影响颇深。

六、按摩科

按摩是以手法为主的一种治疗方法，通过适当的手法刺激人体的某个部位，借以改善机体的生理、病理过程，从而达到提高人体自然抗病能力、促使病体趋于康复的目的。

在中医学中，按摩疗法的历史也很悠久。据《周礼注疏》记载，扁鹊治虢太子尸厥证时，曾使弟子子豹按摩。《内经》也有关于"导引、按蹻者亦从中央出也"和"形数惊恐，经络不通，病生于不仁，治之以按摩醪药"的说法。到了秦汉时期，按摩更发展成一种重要的治疗手段，《汉书·艺文志》就著录有按摩专书《黄帝岐伯按摩》10 卷，只是久已失传，无从稽考。隋唐两代按摩疗法颇受重视，可谓风行一时。据《隋书·百官志》载："隋太医院有主药二人……按摩博士二人。"《唐六典》载："唐太医署……并有按摩工五十六人……按摩生十五人。"《新唐书·百官志》亦说当时设有"按摩博士一人，按摩师四人"。另在《诸病源候论》《备急千金要方》和《外台秘要》等重要医籍中，都无一例外地论及了按摩法。按摩科并作为唐太医署中四大科之一而独立存在。尤其是《唐六典》还具体述及按摩可除"八疾"，即风、寒、暑、湿、饥、饱、劳、逸；又说："凡人肢节脏腑积而疾生，宜导而宣之，使内疾不留，外邪不入。若损伤折跌者，以法正之。"可见其适用范围之广。按摩疗法最迟在唐代已传往朝鲜和日本，因而在国外也有一定影响。

七、五官科学

关于五官疾病的记载，在我国亦可追溯到殷商甲骨文时代，那时已有"疾目""疾耳""疾齿""疾自（鼻）"的记载。战国时的扁鹊也曾做"耳目痹医"。汉初《淮南子·氾论训》曾提及"目中有疵，无害于视，不可灼也；喉中有病，无害于息，不可凿也"，反映出早在公元前 2 世纪时就有某些眼科、喉科的手术经验总结。《后汉书·艺文志》并载有《张仲景口齿论》1 卷。

晋以来，五官科专书逐渐增多，如《陶氏疗目方》《甘氏疗眼方》《邵氏口齿论》《排玉集》等，所憾未得流传。然而人们透过某些史书的零星记载，却能窥其发展之一斑。据《晋书·景帝纪》载：司马师"目有瘤疾，使医割之"，说明公元 3 世纪时已能割除目瘤。又《晋书·魏泳之传》载魏泳之缺唇，经吏部尚书殷仲堪门下医生以手术修补，证明公元 4—5 世纪时就已掌握了手术修补兔唇的技术。

隋唐时期，镶牙、补牙术也有了一定发展。《诸病源候论》除详论口齿疾患 36 种外，还介绍了口腔保健的导引术，如叩齿、咽唾、漱口等。对小儿耳鼻咽喉疾病也有专卷论述，认为脓耳（中耳炎）治疗不当，可引起严重并发症，对齿龈坏疽及龋齿已运用手术治疗。唐《新修本草》还记载了用白锡、银箔和水银做成的银膏，用作修复牙齿的充填剂。在眼科方面，当时在扩大药物治疗的同时，已采用割除赘疣、胬肉术和拔治倒睫法，并发明了"义眼"，已能做义眼安装手术。此外，《千金要方》中列有七窍病 1 卷，收录了不少内服、外治的方药。随着佛教的传播，古印度眼科知识也为晋唐医学所吸收。唐代出现了《龙树眼论》等受古印度医学影响的眼科专书。古印度治疗白内障的"金针拨障术"也传入中国，唐代王焘《外台秘要》中便有"金针拨障术"的记载。该书 21 卷指出，"眼无所因起，忽然膜膜，不痛不痒，渐渐不明……眼形不异，唯正当眼中央小珠子里乃有其障，作青白色……名作脑流青盲眼"，"宜用金篦决，一针之后，豁若开云而见白日"。可见操术之熟练。此外，唐太医署设有"耳目口齿"专业，专门培养五官科医生，有力地促进了五官科的进步。

总的来看，对这一时期五官科的全貌，虽因专著不传，难做全面评述，但仅就以上零散资料而论，其发展和提高的趋向是显而易见的。

八、内科学

在当时相继出现的众多医籍中，虽说未见内科专著，但就其内容而言，大多属于以内科疾患为主的著作，故对内科病的论述还是相当丰富的。如晋代《肘后方》计 8 卷，共中 1～4 卷是"脏府经络，因邪所伤"的"内病"，已包括中恶、心腹痛、伤寒、时气、中风、水病、发黄等多种内科急性病。隋代《诸病源候论》所涉及的内科病有 27 卷，占全书 50 卷的 1/2 强，病候多达 784 条。到了唐代，《备急千金要方》30 卷中 7～21 卷为内科病，《外台秘要》40 卷中 1～20 卷论述内科病，均已占全书卷数的一半。

内科病中，对传染性疾病的治疗取得了可喜的进展。《肘后方》关于"伤寒、时行、温疫三名同一耳，而源本小异"的观点，对后世之温病研究有一定影响。另对"疥虫""尸注""鬼注"（结核病）及"天花""沙虱病""狂犬咬伤"的论述，不仅在我国古代医学文献中属于最早的记载，甚至堪称世界传染病学记录之肇始。《诸病源候论》所倡"乖戾之气"是传染性疾病病因的新见解，也对明代吴有性阐发温疫病因说不无启迪。尤其是《外台秘要》对伤寒、天行、温病、疟疾、虚劳等各种传染病均有较具体的描述。如认为肺痨病患者可出现午后潮热、面部潮红及盗汗、身体日益消瘦等症状，若再伴有赤黑色大便或腹水等并发症，则是病情发展严重的征象。应该指出的是，该书已经把霍乱分为干、湿两型。书中还着意引用了《崔氏别录》和《崔氏纂要方》中有关"骨蒸病""腹中有块"和"乍痢乍差"的描述，这可能是对腹膜结核和肠结核的初步认识。另在"天行瘟病"中，对天花（斑疮、豌豆疮）的症状，从发疹、起浆到化脓、结痂的全过程都做了详细说明，并能根据痘疹的色泽、分布来推断预后的吉凶。此外，从各家著述来看，当时已基本上将天花（虏疮或豌豆疮）、猩红热（阳毒）、痢疾（天行热痢）、疟疾、霍乱、斑疹伤寒（伤寒）等，从一般热性病中鉴别出来。

对脚气病的深刻认识是这一时期内科发展的又一突出成就。脚气病是维生素 B_1 缺乏病，可见下肢和全身水肿、周围神经炎，严重者可致心脏扩大、循环衰竭而死亡，多见于南方米食为主的地区。孙思邈的《千金翼方》将脚气病分为"肿""脚气攻心"等类型，指出用谷白皮煮汤入粥内可预防此病，还可采用猪肝、赤小豆、薏苡仁、乌豆、大豆等治疗本病。现代研究证明，这些物品中多含有丰富的 B 族维生素。陈藏器在其著作中不仅详细描述了脚气病的临床表现，还明确指出久食精白米是发生脚气病的根本原因。关于这些，荷兰医学家艾伊克曼（Chxistiaan Eiulman）于1886年才得以认识，并因此而名垂荷兰。

另外，这一时期在内科病的治疗上也积累了不少宝贵经验，而且方法多种多样。如以常山、蜀漆治疟，白头翁、苦参治痢，鹿靥、羊靥治气瘿（甲状腺肿），槟榔、雷丸、榧实治肠寄生虫病，以及以谷白皮煎汤熬粥治脚气病等，都是特效经验。内服药外，又有针药并用，针灸并用等综合治疗。还有用药物灌肠、药粉直肠吹入法治疗痢疾和以水银制成坐药治疗蛲虫等。其他如《外台秘要》所称消渴病患者的尿甜，引《必效方》关于"每夜小便中浸白帛片，取色退为验"的黄疸病病程转归观察法，以及设置"疠人坊"对麻风病人实行隔离治疗等，都在一定程度上从不同方面反映了当时内科学的显著进步。

总之，晋唐以来，中医学已显现出全面繁荣的局面，其中临床各科的进步尤为突出。

第六节　医学教育和医政制度

据《唐六典》载，刘宋元嘉二十年（443），太医令秦承祖奏置医学，以广教授，是我国政府创办医学教育之始。北魏有太医博士、助教等医官设置。隋朝设立太医署，内设太医令、丞、医监、医正、主药、医师、药园师、医博士、助教、按摩博士、咒禁博士等职，由此可见医学教育与医政建设的发展。

一、医学教育

晋唐时期，医学教育逐渐被纳入了政府官办教育之中。据《唐六典》记载，南朝刘宋元嘉二十年（443），太医令秦承祖奏请设置政府医学教育，以广传授，这是我国医学历史上政府办学之始，秦承祖也成为提倡政府官办医学教育第一人。北魏亦有太医博士、太医助教等医官设置。隋代更设有"太医署"。

公元624年，唐朝承袭隋制，在京都长安设太医署，由行政、教学、医疗、药工四部分人员组成，具有医学教育和医疗多重职能。太医署隶属太常寺，既是医疗机构，也是医学教育机构。内设太医令、丞、府、史、医监、医正、掌固等管理行政教务，设教授、助教、师、主药、工等从事教学。医学教育又分医学和药学两部。见表4-1、表4-2。

表4-1　《唐六典》载太医署医学部人员一览表（人）

项目	博士	助教	师	工	生	典药
医科	1	1	20	100	40	10
针科	1	1	10	20	20	
按摩科	1		4	16	15	
咒禁科	1	2	8	10		

表4-2　《唐六典》载太医署药学部人员一览表（人）

府	史	主药	药童	药园师	药园生	掌固
2	4	8	24	2	8	4

太医署的医学教育分为 4 科，计有医科、针科、按摩科和咒禁科。其中医科又细分为 5 个专科，计有体疗、少小、疮肿、耳目口齿和角法。

不同专科规定有不同的学制，分别为体疗 7 年，少小 5 年，疮肿 5 年，耳目口齿 4 年，角法 3 年。

医学教育的分科与学制都是比较实际的。

太医署的课程设置和学业教育方法也很有特点，既强调医学基础课程教学，如共同学习《素问》《本经》《脉经》《甲乙经》等；又注重不同专业的课程教学，如针科兼习《流注（针经）》《偃侧》等图，《赤乌神针经》等经；按摩科兼习"熊经鸟伸，延年之术"等。此外，还规定要临床实习及到药园认药、辨药。

太医署有较严格的考核制度，"其考试登用，如国子监之法"，月、季、年都要考试，以评核成绩。"若业术过于见任官者，即听补替，其在学九年无成者，皆退从本色。"奖罚分明，有利于人才的选拔。

在京都还设有药园一所，招收青年充当药园生，培养药学人才。

唐朝除在首府设有太医署外，各州、府也建有地方性医学校，甚则在诸县设人管理"医药陈设之事"，表明唐政府对医学教育的重视。

二、医政制度

两晋南北朝时期，医政基本承袭汉魏，设置太医令、丞等职。北周设置更细，有太医下大夫、小医下大夫、疡医上士、疡医中士、疡医下士、医正上士、医正中士、医正下士、食医下士、主药下士，均属于天官；兽医上士、兽医下士，属夏官。不仅已分为太医、小医、疡医、医正、食医、主药、兽医 7 类，且形成等级制，这对医绩考核管理和提高业务水平颇有裨益。

隋文帝建立政权后，除改周之六官外，其制度多依前代之法。唐代则多承袭隋代。隋唐医事制度主要建有三个系统：一是为帝王服务的尚药局，二是为太子服务的药藏局，三是为百官医疗兼教育机构的太医署和地方医疗机构。

唐代尚药局属殿中省，有尚药奉御、直长、侍御医、主药、药童、司医、医佐、按摩师、咒禁师、合口脂匠等。此外，尚食局设有食医。尚药奉御的职责是掌管为帝王合和御药及诊候方脉事，直长为其助理。侍御医的职责为诊候调和，司医协助其分疗众疾，主药、药童掌加工药物，按摩师、咒禁师职同太医，食医掌膳食四时五味配合之宜。

药藏局是东宫官属下的机构，属门下坊管理，专为太子服务。唐朝设有药藏郎、丞、侍医、典药、药童、掌固、书令史、书吏等。药藏郎掌合和医药，丞为之助理。皇太子有疾，由侍医诊候议方，典药、药童修合医药。此外，太子内宫中还有掌医主医药，治疗东宫宫人之疾；另置有典医丞管理医事。

太医署属太常寺，为国家医疗机构，也是医学教学机构。隋朝由太医令掌管医疗及该署之行政，丞为其助理。医师、医正、医工的主要职责为诊疗疾病；诸博士及助教除医疗外，还兼教授医学生。唐太医署继承隋制，设太医令、丞、医监、医正、府、史，并置医、针、按摩、咒禁 4 科，每科均有博士、助教教授学生，并有医工、医师辅助教学。

隋唐时期地方医事制度也有建树。京兆、河南、太原等府、州、县设医学博士，既以"百药救民疾病"，又在助教协助下教授学生；医学生还有在州境内巡回医疗的任务。

第七节　中外医药交流

晋至五代，中医学已得到较大的发展，其医学水平已处于世界领先地位，不但邻国把中医学移植仿效，而且对东南亚各国和阿拉伯地区均有较大影响。同时，中医学在对外医学交流中也吸取国外的药物知识和医疗经验。这些相互间的交流，对丰富中国医药学和促进世界医学的发展均作出了有益的贡献。

一、中朝医药交流

中朝两国山水相连，自古以来文化交流十分密切，至魏晋南北朝时期，中朝包括医药在内的文化交流已有深入发展。514年，针灸术传到朝鲜。541年，梁武帝应朝鲜百济圣王之请，曾派遣博士、工匠、画师等赴百济传播经义、阴阳五行理论及药物知识。561年，苏州人知聪携内外典、《本草经》《脉经》《明堂图》等164卷赴日途经高丽，居留一年间，传授中医学，促进了朝鲜医学的发展。朝鲜的医书《百济新集方》中收载有中国《肘后方》的方剂，如治肺痈方和治疗肿方等。《周书》也记载："百济知阴阳五行……能医药卜巫占术。"在医事制度方面，百济仿照中国南北朝时期的医药分工，设立太医丞和药藏丞，设置了医博士和采药师。隋唐时期，中朝交往更趋频繁，《唐会要》《唐语林》都有关于高丽、百济、新罗派人员来中国求学的记载，如"高丽、百济、新罗、高昌、吐蕃诸国酋长，亦派遣子弟入国学，于是国学之内八千余人，国学之盛，近古未有"。其医事制度亦仿唐朝。如公元693年，新罗置医学博士2人，以中国医书《本草经》《甲乙经》《素问》《针经》《脉经》《明堂经》《难经》等科目教授学生，后又增加《新修本草》。不久，中医的其他典籍如《伤寒论》《诸病源候论》《千金方》《外台秘要》也陆续传入新罗。796年，唐政府为了普及民众的医药知识，颁行《广利方》一书，令各州府县抄写流传。新罗当局得知后，即派使节向唐朝索求此书。据《刘梦得文集》称，《广利方》颁行仅7年后就被专使带回朝鲜，由此可见朝鲜政府对中国医学之重视。

与此同时，朝鲜药物和医学知识也传到中国。如陶弘景所著的《本草经集注》中就记载有人参、金屑、五味子、白附子、昆布、芜荑等11种高丽、百济所产药物；《外台秘要》载有治脚气病的"高丽老师方"是来自朝鲜；唐朝颁行的《广济方》中记述了应用高丽昆布治疗膀胱结气病。这个时期药物输入甚为丰富，中朝使节互访频繁，朝鲜的人参、牛黄、昆布、芝草等药不断输入中国。当时的一些本草著作也载有朝鲜的药物。如《新修本草》较前代本草书增入朝鲜传入的石茸、延胡索等；《本草拾遗》载有新罗产的药物蓝藤根、大叶藻和昆布；《海药本草》收载有附子等。此外，《海东绎史》也收录了新罗产的药物土瓜、海石榴、海红花、茄子、石发、海松子、腽肭脐等。这些虽然还难以证明为交流药物之全部，但已足见其交流的盛况。

二、中日医药交流

中国医学传入日本，其早期多经由朝鲜百济或新罗实现，稍后，中日的医学交流即步入直接的交往。公元562年，吴人知聪携《明堂图》及各种中医书籍164卷到日本，这是中国医学直接传入日本之始。知聪赴日，对中日医药交流和日本医学的发展产生了深远的影响。知聪之子继承父业，在日本行医，后又献方书130卷、药臼等，被日本孝德天皇赐以"和药使主"的称号。此后，知聪之子孙世袭"和药使主"之职位，均为中医学在日本的发展发挥了重要作用。公元608年，日本遣小野妹子使隋，带《四海类聚方》300卷返日。同年，日本推古天皇又派遣药师惠日、倭汉直福因来中国学医，于623年学成回国，带去《诸病源候论》等重要医书。630年和654年，惠日又两次作为遣唐副使来中国学习。由于留学生不断返日，我国医学大量传入日本，对日本的医学产生了重要的影响。公元701年日本文武天皇颁布"大宝令"，其中的医事制度、医学教育、医官等设置完全采用唐制，制定医生、针生分科习业，医生必修《甲乙经》《脉经》《小品方》《集验方》，针生必修《素问》《针经》《明堂》《脉诀》《流注经》《偃侧图》《赤乌》《神针》。可见唐代的许多医书皆已传入日本。

日本政府除了派遣留学生和使者来中国学习外，还邀请中国学者去日讲学。公元733年，日本人荣睿、普照等来华留学，10年后至扬州邀请高僧鉴真（姓淳于）赴日本传授佛学和医学。鉴真率弟子数十人，6次渡海，历时10年，于754年到达日本。鉴真不仅精通佛学，对医学也很有研究，且擅长中药鉴别。他在传律讲经时，还传授中医药知识，对中医药在日本的传播作出了一定贡献。鉴真六渡日本，双目失明，但是他利用鼻子的嗅觉、舌头的味觉、手指的触觉，将有关药物的知识传授给日本人，纠正了过去不少错误。鉴真东渡，还带去了大量的香料和药材，同时将药物的收藏、炮制、使用、配伍等知识也毫无保留地传授给日本人，故日本称鉴真为"药王"。据传《鉴上人秘方》为鉴真所撰，惜书已散佚，其部分内容保存在《本草和名》和《医心方》等书中。公元763年，鉴真逝世于日本奈良招提寺，被日本人尊称为"过海大师"。鉴真逝世后，其弟子法进在日本继续讲授医药，后来传其术的徒孙有东大寺的惠山、元兴寺的圣一、山田寺的行潜等。通过这些门徒，对日本医药继续发挥积极的影响。

此外，中国民众的饮茶习惯和节日中的一些医药卫生风俗，也在奈良朝后逐渐流行起来，如中国的正月元旦饮屠苏酒、五月五日饮菖蒲酒、九月九日饮菊花酒等，都是由遣唐学生和学问僧传到日本的。

中国医学传入日本后，受到日本朝野的重视。日本有许多医家撰写研究中国医学的著作，如公元808年日本平城天皇的侍医出云广真等编成《大同类聚方》100卷，就是参考中国医书《黄帝内经》《针经》《脉经》《甲乙经》《小品方》《新修本草》等编写成的。其后，日本医家又撰写了《太素经集注》《药经太素》《摄养要诀》《辅仁本草》等，主要是以《新修本草》《小品方》《范汪方》《广利方》等书为基础撰著的。

据日本木宫泰彦的《日中文化交流史》记载，公元7—9世纪的200多年间，日本共派遣唐使19次，计38船，有5000人左右。大批的医师及其他工匠随使节来往于中日之间，学到了唐代的医学及其他先进科学文化知识，并将大量的医学典籍带到日本。藤原佐世所编的《日本国见在书目条》（891年）载，当时日本官方所存的中医书籍已达163部，1309卷，基本上是中国隋唐以前的医学著作。

三、中印医药交流

印度的医学发明较早，在西汉末、东汉初，印度医学就随着佛经的译介和印度僧侣来华而传入中国。两晋南北朝以后，印度医学继续伴随着佛教而传入，并对我国医学开始产生影响。如佛学讲究"四大学说"，即地、水、火、风的"四大"致病因素，认为"一大"不调，即有101种疾病产生，"四大"可致404种病。"四大学说"传入中国后，很快就反映在中国医家的医书中。如南北朝梁代医家陶弘景在增补《肘后方》时即采用此说，其序云"人用四大成身，一大辄有一百一病"，并改《肘后方》之名为《补阙肘后百一方》。唐代孙思邈的《千金方》、王焘的《外台秘要》均引述有"四大"之说，隋代巢元方还试图将"四大"说与五行说结合起来。

除医学理论外，南北朝隋唐的医书也较多引载印度的方药，据考有40余首，但南北朝医书大多散佚，而保存在唐代《备急千金要方》《千金翼方》的有 10 余首，如耆婆万病丸、耆婆治恶病方、阿伽陀圆、服菖蒲方等；《外台秘要》载有 20 余首，如莲子草膏、酪酥煎丸、治肺病方等。《千金要方》记载有天竺国按摩法，《外台秘要》引载了《天竺经论眼》中所论的"金针拨障术"。

一些印度医学中特有的药物，如丁香、豆蔻、龙脑、阿魏、诃黎勒、郁金香等，自晋唐以后，随着佛教医药的传播，也逐渐为中医所习用。传入的印度药物最早见于医书的有《肘后方》之"药子"，婆罗门胡名称"船疏树子"；唐代贞观、开元年间，又从印度输入龙脑香、郁金香等。

隋唐时期，有一些印度医生来华行医，其中以眼科医生为多，如《唐大和尚东征传》记载的为鉴真治眼疾的胡医，以及刘禹锡写诗所赠婆罗门眼医即是。当时，传入的印度医书也较多，如《隋书·经籍志》记载被译成中文的印度医书有 11 种，其中有《龙树菩萨药方》4 卷，《西域诸仙所说药方》23 卷，《西录波罗仙人方》4 卷，《西域名医所集要方》《婆罗门诸仙药方》20 卷，《婆罗门药方》5 卷，《耆婆所述仙人命论方》2 卷等。古印度佛教的一些卫生习惯，如揩齿、焚香、沐浴等，也在此时传入中国。

隋唐时期，中医学也曾随着僧侣往来而传入印度。如唐僧义净在印度居住 20 多年，他不仅常以中医学的方药为印度人诊治疾病，还向印度人介绍中医学的丰富内容和医疗特点。据《南海寄归内法传》中记载，义净曾向印度人介绍本草学、针灸学、脉学、延年益寿术等内容。当时中国向印度输出的药物品种较多，如人参、茯苓、当归、远志、乌头、附子、麻黄、细辛等，被称为"神州上药"。

四、中越医药交流

越南古称交趾、安南。据越南史书记载，有位名叫崔伟的中国医生，于公元前 257 年在越南行医，并著有《公余集记》一书，流传于越南，这是我国医学传入越南之始。三国名医董奉曾到过越南，治愈交州刺史杜燮的重病。南齐有苍梧道士在越南采药时，曾遇一下腹膨胀之病患，予服温白丸而愈，此方遂传入越南。隋唐时期，中国许多名人如沈全期、刘禹锡、高骈、樊绰等人都去过越南，医学随之传入越南更多。据《玉堂闲说》记载，中国人申光逊曾以胡椒、干姜等辛辣药物治愈了越南人孙仲敖的头痛病。

在中越的相互交往中，越南医药通过贸易通商和互赠礼品，不断传入中国。据《唐会要》记载，位于越南中部的林邑国，曾多次派使节来中国，如开元年中，由其王建多达摩献驯象、沉香、琥珀等；天宝八年，"其王卢陀罗使献真珠一百余、沉香三十斤……自至德后，遂改称环王国，不以林邑为号。贞元九年，环王国因遣使贡犀角，上令见于太庙"。《唐六典》载，安南曾向中国朝廷献龟壳、槟榔、鲛鱼皮、蚺蛇胆等。唐代的本草著作《新修本草》《本草拾遗》等，已收载从越南传入的药物，如白花藤、丁香、庵摩勒、毗黎勒、诃黎勒、詹糖香、苏方木、白茅香、桐木等，以苏方木输入的量为最多。此外，越南医家所制的成品药亦有输入中国的，如《太平广记》引《宣室志》记述："安南有玉龙膏，能化银液，唐韩约携以入中国。"中越医药交流促进了双方的医学发展，丰富了两国的医学内容。

五、中国与阿拉伯诸国的医药交流

中国与阿拉伯国家之间的医药交流从公元 2 世纪起，随着"丝绸之路"的开辟而渐趋频繁。西晋时，月氏国（部分在阿富汗）僧人竺法护译《胞胎经》，译述了胎儿发育周期等，将国外医药介绍进中国。据《魏书·西域传》记载，梁武帝天监十七年（518）"波斯（今伊朗）始通中国。其国产药材甚多，如薰陆香、郁金、苏木、胡椒、荜茇、石蜜、千年枣、香附子、诃黎勒、无食子、雌黄等"。《梁书》亦记载："大秦（罗马帝国）人采苏合，先榨其汁以为香膏，乃卖其滓于诸国贾人，是以辗转来达中国，不大香也。"说明当时已有部分药物传至中国。

公元7世纪时，阿拉伯帝国在阿拉伯半岛崛起，我国史书称之为大食。中国与大食的交往甚为频繁，从公元651—789年间，大食正式遣使来唐达37次之多，携带来献的物品中包括有药物，如724年，大食来献龙脑香。《宋史·大食传》也记述："唐朝永徽以后，屡次入朝而献方物。"据本草著作记载，来自大食的药物有马脑、阿芙蓉、薰陆香、苏合香、无食子、丁香、诃黎勒等。波斯的使节也多次携带香料及药物来中国，如公元730年波斯王子继忽婆来朝献香药、犀牛等。据统计，公元647—762年间，波斯使节来中国达28次之多。《诸蕃志》记载，当时输入药物有乳香、没药、血竭、木香等。当时的中国本草著作中，记述密陀僧、绿盐、阿月浑子、无食子、阿魏等是从波斯传入的药物。在中国长期居住的波斯人后裔也对中医学做出了贡献，如唐末五代时的著名诗人兼药学家李珣，据传为波斯商人李苏沙之后裔，以贩卖药物为生，其撰著的《海药本草》是一部收载从海外传入中国药物的著作，为丰富中国的药物学做出了努力。此外还有波斯的医方传入，如唐初传入的治痢方悖散汤，又名乳煎荜茇煎、牛乳补虚破气方。据传张澹曾用此方治愈唐太宗的痢疾而获重赏。

隋唐时期，中国的炼丹术、脉学、本草学等内容已传入阿拉伯。中国的炼丹术在阿拉伯得到很大发展，后经阿拉伯传到西方，对世界制药化学产生了积极的影响。约公元9世纪，阿拉伯人依本·库达特拔（Ibn Khurdadhbah）著《省道记》一书，首次记载中国产的药物肉桂，又将土茯苓一药称为"中国根"，土茯苓后来被西方人用于治疗梅毒。书中还记载了中国产的其他药物如芦荟、樟脑、生姜等。我国的脉学在公元10世纪就传入阿拉伯，被誉为"医学之父"的阿维森纳（Aviceuna，980～1037）所著的《医典》中，有关脉象内容是采自《脉经》的资料。同时我国隋唐时所发明的用水蛭吮吸脓毒血液、用烙铁烧灼狂犬病人的伤口等疗法，以及知道糖尿病患者尿甜和麻疹的预后等知识，均被《医典》所收录。中国古代的麻醉法也传入阿拉伯地区，如美国拉瓦尔（Lawall）在《药学四千年》一书中，认为阿拉伯人的吸入麻醉法可能是由中国传入的。

以上是中外医药交流较为频繁的国家和地区，除此之外，我国还与东南亚各国有经济文化包括医药方面的往来。中外医药交流不但扩大了中医在国外的影响，促进了中医药学对外的传播，而且在交流中也吸收了国外医学知识，丰富了我国的医学内容，这是晋唐医学迅速发展的重要原因之一。

【复习思考题】

1. 论述两晋至五代时期历史背景对医学发展的影响。
2. 查阅有关资料，论述敦煌出土的六朝至隋唐时期的医学卷子的价值及应用。
3. 结合有关史料，谈谈孙思邈的人生经历与成就。
4. 论述《肘后方》对传染病的贡献及影响。
5. 结合两晋至五代时期的医学教育，谈谈自己对当代中医教育的看法。
6. 试述隋唐时期丝绸之路医学交流的情况。

第五章

临床经验的总结与理论升华
宋—元（960—1368）

扫一扫，查阅本章数字资源，含PPT、音视频、图片等

从宋朝到元朝的 400 年间，除汉族政权外，有多个少数民族政权在我国不同区域交叉存在。公元 960 年，赵匡胤发动政变，定都汴梁（开封），是为北宋，但北宋王朝始终未能完全统一中国。北方有契丹族建立的"辽"，西方有党项族建立的"西夏"。1115 年，在松花江两岸兴起的女真族建立金国，1124 年灭辽，1126 年南下攻陷汴梁，致使北宋政权于次年灭亡。宋朝皇室被迫南迁至临安（杭州），从此南宋与金以江淮为界，对峙百余年。1234 年，北方新崛起的蒙古族灭金，1271 年定都大都（北京），史称元朝。然后远征欧亚，1279 年回师再灭南宋，从而完全统一中国。

宋元时期，由于各阶段、各地区的政治形势极不相同，经济的发展也差异甚大。宋太祖赵匡胤执政后，强化中央集权制的封建统治，大力推广租佃制，鼓励农民垦荒、兴修水利、改进耕种技术，使农业生产有了迅速发展。在手工业方面，矿冶、纺织、制瓷、造船、造纸、制盐等也有显著进步。在农业、手工业发展的基础上，商业繁荣，纸币出现，行会产生。这些都标志着中国封建经济发展到一个新的阶段。

经济的发展，使科学技术取得突出进步。北宋沈括在公元 11 世纪就发现地磁偏角，其著作《梦溪笔谈》较全面地反映了当时天文、历法、地理、地质、数学、物理、化学、医学、生物、历史、考古等方面的科学成就。苏颂和韩公廉等于 1088 年共同制作的"水运仪象台"（天文钟），是天文学上的重要创造发明。元代郭守敬的《授时历》确定一年为 365.2425 日，仅比地球绕日公转一周的实际时间差 26 秒，与现代世界通用的公历相同；他测定了"黄赤大距"，且是我国地理学上最早用"海拔"测量地形者。黄道婆引进黎族先进的纺织技术，对一整套"擀、弹、纺、织"等工具设备进行改革，推动了纺织业的发展。王祯的名著《农书》，全面论述了农、林、牧、副、渔等方面的知识。值得指出的是，具有世界意义的中国古代三大发明——火药、指南针和活字印刷术，都最后完成和应用于这一时期。北宋雕版印刷术的高度发展和活字印刷术的发明，为医药文化的广泛传播奠定了基础。航海业的发展，则为宋代香料药物的进口和应用提供了方便。

宋代发展文官统治，重视文士的培养和选拔，知识分子的社会地位得到提高。京师设国子学、太学、律学、算学、医学等各类教育，以培养各类人员。王安石变法后，对人才的培养更为重视，认为这是推行法度的关键，并提出对人才"教之""养之""取之""任之"的完整方案。政府大量培养文士的结果，促进了科学文化的发展。其中一部分文士进入医学队伍后，使医学队伍的结构发生变化，无论对医药理论的发展还是临床经验的总结提高，都起到了重要作用。著名政治家枢密副使范仲淹的名言"不为良相，当为良医"，就是对当时士人知医成为风尚的真实写照。故自宋代起，便有"儒医"之称。诸如政治家王安石、文学家苏轼、科学家沈括等，皆通晓医学；而宋代名医朱肱、许叔微都是进士出身；元代朱震亨初为理学家，戴启宗曾任儒学教授。

在意识形态领域，宋代"理学"和"心学"不同哲学流派的长期争论对医学理论有相当的影响。理学亦称道学或性理之学。周敦颐可谓是理学的倡导者，他强调太极图说；程颢、程颐兄弟则提出"天理"论；朱熹集其大成，完成了理学体系。他们主张"理"是万物之源，"理"在不断运动中，自我分化产生"气"（阴气和阳气）和五行以至万物；人就是"理与气合"的产物等。理学的发展，促进了医学界对五运六气理论的探索，使运气学说在宋代得以盛行。甚至朝廷每年发布"运历"，预告该年所主运气、易生病证及其治疗方法等。朱熹还提出"致知在格物""即物而穷其理"，以及"纲目"分类法，大多为后世医家所接受。王安石认为，天地万物皆由五行变化所生，而变化的原因在于万物内部有"耦"和"对"，强调自然规律的客观性；还提出元气本体论的见解，及人有"役万物"的能动作用。陈亮否定朱熹"理在事先"的观点，反对空谈义理，主张务实，认为"道"非出于形气之表，而常行于事物之间，强调"用"是衡量一切的标准。叶适指出万物都是"一气之所役，阴阳之所分"，是客观存在的；"飘风骤雨，非天地之意也"，而是"起于二气之急"。这些观点对中医病因、病机、养生学说的发展都有一定的意义。尤其哲学家们敢于怀疑历来奉为神圣的经典，对旧有文化不断反思的态度更直接影响到医学界，成为当时医学界学术空气活跃的缘由之一。

宋金元时期，国家重视医药事业。政府均设有较完整的医药卫生行政机构，并制定了一系列医事制度和法规。尤其宋朝对医学教育更为关注，不仅把医学校作为一个独立机构，还将其纳入国家官学系统。其创建的校正医书局，集中著名学者和医家，对历代重要医籍进行收集、整理、考证、校勘并刊行，为中医文献的保存、传播作出了重大贡献。宋代朝廷还组织专人编撰、出版许多名著，如《太平圣惠方》《圣济总录》《太平惠民和剂局方》《开宝本草》《嘉祐本草》《本草图经》等。宋朝建立的药局对中成药的推广、发展起到了极大作用。

这一时期，基础理论和临床各科均有显著的发展。解剖学图著《欧希范五脏图》《存真图》，脉学专著《脉诀》《诊家枢要》，验舌专著《敖氏伤寒金镜录》及脉象图、舌象图，本草学专著《证类本草》《珍珠囊》相继问世；出现不少整理、研究、注释《伤寒论》的专著，如《伤寒总病论》《伤寒类证活人书》《注解伤寒论》等，使《伤寒论》的学术地位日趋提高；而金元医家学说的形成，更补充和发展了中医学理论。另外，临床各科的成就亦较为突出，内科领域有许多独具灼见的学术主张，外伤科的进展非常迅速，其中危亦林的悬吊复位法是伤科史上的重大创举。陈自明的《妇人大全良方》、钱乙的《小儿药证直诀》、宋慈的《洗冤集录》代表了当时妇儿科和法医学的水平。在针灸学方面，时间针法用于临床，灸法得到独立发展，王惟一设计铸制的针灸铜人是中国针灸学史上的里程碑。当时，中外医药交流非常频繁，尤其大量香料药物的进口丰富了中医治法，扩大了治疗范围。

第一节　医政设施的进步

一、改进医事管理

宋初设立的翰林医官院（1082年改称医官局）专职医药行政，包括对军旅、官衙、学校派出医官，管理医药等事务，从而把医药行政与医学教育分立开来。初期医官院无定员，1039年才规定总额为102人，设有院使、副使、尚药奉御、医官、医学、祗侯等职。1111年以前，医官同武职，以后改为文职，有"大夫""郎中"等20多种，最多时曾达1096人。对翰林医官的选拔，朝廷规定年龄必须在40岁以上，经过各科专业考试合格后才能任用。成绩优秀者留翰林医官院，其他则为医学博士或外州医学教授。1188年后，又把医官的考试对象扩大到外州各地的民间医生。为保证医官的质量，政府曾制定按实际水平升迁罢黜的措施。范仲淹曾建言："今后不由师学……不得入翰林院。"对"外面私习"而"医道精通"者，须经推荐考试合格后才能录用。相反，不称职的医官将被撤职。当时除京师外，地方各州郡也设有医官，并有相应的考试规则。如1083年，京府节镇置医官10人，各州7人，对缺额和不称职者，由当地通过考试录取补充或除名。

宋代除设有医官院外，还有其他类型的医疗、慈善机构。如安济坊设于1102年，主要收留"不幸而有病，家贫不能拯疗"者，曾相继在京师和外州郡县建立多处。保寿粹和馆建于1114年，主要治疗宫廷人员疾病。养济院约创建于1182年，是私人募捐兴办的慈善机构，并在一定程度上得到政府的支持，供四方宾旅患者疗养之用。福田院建于1057年前，用以收养老疾孤寡者，最初设在京师四郊，以后发展到地方各州。慈幼局建于1249年，主要收养遗弃幼婴；北宋时虽未设立这种机构，但对遗弃幼婴曾采取过"雇人乳养"，或送至官观寺院"养为童行"的政策。漏泽园建于1104年，是官府用以安葬无名尸体和家贫无葬地者的公共墓地。此外，宋政府还在1001年设立病囚院，给犯人提供医疗待遇。尽管这些机构设置的时间或长或短，但从一个侧面反映了宋代医政设置发展的程度。

宋代还以法律形式规定医生的职业道德、医疗事故的处理，以及有关保护婴童、饮食卫生和婚姻等方面的措施。如诸医违方诈疗疾病而取财物者，以盗论；庸医误伤致人死命者，绳之以法；若秽恶之物在食饮中，予以处罚等。凡此，在中国医学史上都具有一定的意义。

金代医政制度多仿效宋代，设立太医院统管医政和医学教育，内有提点、院使、副使、判官等官职。元代沿用太医院为最高医学行政机构，其管理人员及医生的职称虽多次变动，名目不一，但医生的地位一直较高。

二、开设国家药局

1069年，政府推行王安石新法，其中药物购销也由国家管理。1076年，宋廷在京都汴梁开设了中国医学史上第一所以制作和出售成药为主的官办药局——"太医局熟药所"，亦名"卖药所"。药局"掌修合良药"，出卖"以利民疾"，在很大程度上方便了病家，且获利甚多，故发展迅速。到1103年，已增至7所。其中5所仍名"熟药所"，2所则称为"修合药所"。1114年后，前者更名为"医药惠民局"，后者改称为"医药和剂局"。其时，药局除在京都有设立外，也被逐渐推广到全国各地乃至边疆镇寨。1130年，南宋政府在临安重新建立药局5所，12年后改名为"太平惠民局"。不久，四川、淮东、淮西、襄阳等地相继建立药局，并延续至元代。由于药局制作和销售的成药具有服用方便、便于携带、宜于保存和较为有效等特点，故深受医生和病家的欢迎。尤其在天灾疾疫、兵荒战乱之时，成药的应用更为广泛。

宋代官药局在当时不仅已具一定规模，而且其组织结构和规章制度也较完善。局内设有各级官员，对成药的制作和出售进行监督。药材的收购和检验有专人管理，规定所购药材必须保证质量，库存药材中的霉烂变质者，必须立即处理。药局还制订了若干制度，如保证昼夜售药，如因失职影响病家购药者予"杖一百"的处罚，以及遇有贫困或水旱疫疾施给药剂等。为了丰富成药的品种，提高药物疗效，官药局除派遣专人征收民间有效单方、验方外，还设专人从事药物炮制的研究，使宋代成药的研制达到空前水平。当然，由于历史的局限，药局不可避免地存在许多弊端。尤其自南宋以后，由于药局的官吏营私舞弊，逐渐把官药局变成了贪官污吏争逐的场所。但宋代官药局在医学史上的作用和地位则应予以充分肯定。

宋代还设有专供帝王用药的"御药院",专司药政的机构"尚药局"。元代则设有"广惠司"为药政机构,并在其属下设有"回回药物院"。

三、发展医学教育

宋代重视医药人才的培养,医学教育蓬勃发展。北宋初年,朝廷在太常寺下设立太医署(992年改称太医局)。至1060年,太医局已不兼有医政职能,专掌医学教育,并在招生、考试、学科设置方面有所改革。自王安石变法后,医学校的社会地位得到进一步提高。从1076年起,太医局从太常寺中分离出来,成为一个独立的医学教育机构,著名的"三舍法"也被推广到医学教育中。为保证教育质量,特设提举(校长)1人,判局(副校长)2人,并规定判局应由"知医事者为之",还在每科设教授1人。到1103年,医学校更被置于国子监的管辖之下,其行政组织、学生待遇一概"仿太学立法",从而使医学校第一次被纳入国家官学系统。

宋代医学校的专业分科较细,学生数也有所增加,详见表5-1。

表5-1 宋代医学校的专业分科与学生数

时间	科目	学生数
嘉祐五年 (1060)	大方脉、风科、小方脉、产科、眼科、疮肿、口齿兼咽喉、金镞兼书禁、疡肿兼折伤	120
熙宁九年 (1076)	方脉科(大方脉、小方脉、风科),针科(针灸、口齿、咽喉、眼、耳),疡科(疮肿、折伤、金疮、书禁)	300
元丰年间 (1078~1085)	大方脉、风科、小方脉、疮肿兼折伤、产科、眼科、口齿兼咽喉、针灸、金疮兼书禁	300

课程除最初的《素问》《难经》《诸病源候论》《太平圣惠方》外,增加了《神农本草经》《千金要方》《千金翼方》《脉经》《伤寒论》《针灸甲乙经》《龙木论》等。学校以择优为原则,建立"升舍"制度。按考试成绩把学生分成"外舍""内舍""上舍"三个等级,成绩合格者,可逐级递升,特别优秀者则可越级。在考试形式上,采取公试和私试相结合的方法,即每月1次私试,每年1次公试。对考试内容也做了较详细的规定,如根据宋《太医局诸科程文》记载,主要有墨义、脉义、大义、论方、假令、运气六项。为提高学生的实际治病能力,太医局为每个学生建立了医疗档案,轮流为太学、武学、律学、算学、艺学等学生和各营将士治病。每个学生均发"印历"一本,用以记载治疗经过和结果,学校每年"比较"一次,分为上、中、下三等,"十全为上,十失一为中,十失二为下",如果"不及七分,降舍;未及五分,摒出学"。对成绩优秀者,还给予一定的物质奖励。这种注重临床实践和奖惩的制度,在很大程度上促进了医学教育的发展。除中央太医局外,1061年后地方医学也渐兴起。各州郡都设医学博士教习医书,其规章也多循太医局。1104年,地方医学已普遍设立,以现存官员中精通医术与文章者兼任医学教师。1115年,各州县医学又分斋教养,并设立医学贡额,使地方医学更有发展。

金代医学教育仿宋制,设有10科,太医考试3年1次,成绩优秀者可任职。元代对医学教育相当重视,从1262年起,在各地建立医学校。1273年,设有专门管理医学教育的医学提举司。凡各地医生的考核、选拔,医书的编审,药材的辨验都属其职责范围。

元代医学校有13科,后合并为10科,其中较突出的是出现了正骨科。为保证较高的教育质量,元代不仅注重对学生严格考核,对各级教师也同样实行考核奖励制。这些措施的实施为元代医学教育的发展奠定了基础。

第二节 古医籍的整理与方书成就

宋元时期，医学著作大量增多，一方面是基于印刷技术的革新，另一方面是朝廷重视医药著述，同时民间医家的著述也日见增多。其中校正医书局的古医籍整理工作、宋代伤寒之学的兴起与方书的编著，对医学的推广与提高起到了重要的作用。

一、医籍的整理与刊行

1057 年宋廷专设"校正医书局"，集中了一批当时著名的学者和医家，如掌禹锡、林亿、高保衡、孙兆、秦宗古等，有计划地对历代重要医籍进行收集、考证、校勘和整理，历时 12 年，在 1057—1069 年间陆续刊行了《嘉祐补注本草》《图经本草》《伤寒论》《金匮玉函经》《金匮要略》《千金要方》《千金翼方》《素问》《脉经》《甲乙经》《外台秘要》等。校勘整理十分严谨，如对《素问》的整理补注，就"正谬误者六千余字，增注义者两千余条"。医学经典与古医籍的审定，对当时医学的发展和后世医籍的传播都有重要的贡献。宋廷还组织专业人员多次编校、刊行了多部本草书籍和方书，如《开宝本草》《雍熙神医普救方》《太平圣惠方》等。宋元医家对著名医籍也进行了大量的研究工作。对《伤寒论》的研究可以说是蔚然成风，当时研究《伤寒论》的著述多达数十种，其中重要的有韩祗和的《伤寒微旨论》2 卷（1086），庞安时的《伤寒总病论》6 卷（1100），朱肱的《伤寒类证活人书》（1107），许叔微的《注解伤寒百证歌》《伤寒发微论》《伤寒九十论》，成无己的《注解伤寒论》10 卷（1144）、《伤寒明理论》4 卷（1142）等。

（一）《伤寒论》的发挥、研究和补充

1. 理法方药的阐发 成无己的《注解伤寒论》，根据《内经》《难经》及《伤寒论》本身条文，对《伤寒论》中所述病机、病变及处方用药进行了多方面阐发。这种"以经解经"的研究方法，对后世研究伤寒之学颇多启发，也对学习研究《伤寒论》具有重要意义。成氏的《伤寒明理论·药方论》还首次依据君、臣、佐、使组方原则剖析方剂 20 首，开创了后世方论之先河，把方剂理论研究推到了一个新的阶段。

2. 专题性研究 对伤寒六经病证、脉法、治则及汗、吐、下法具体应用等做分类归纳及专题性研究。朱肱的《伤寒类证活人书》设问答 100 条，就《伤寒论》中的各个专题逐一具体说明，便于医家领会。许叔微的《注解伤寒百证歌》以七言歌诀形式，将《伤寒论》的内容概括为"百证"，阐述了《伤寒论》辨证论治原则。

3. 内容补充 庞安时对小儿伤寒、妇人伤寒、暑病、斑痘等论述均可补《伤寒论》之不足。朱肱以为"仲景证多而药少"，"至于阴毒伤寒、时行瘟疫、温毒、发斑之类全无方书"，所以从《备急千金要方》《外台秘要》中选录了有关方剂百余首补入。

此外，钱闻礼的《类证增注伤寒百问歌》4 卷、郭雍的《伤寒补亡论》20 卷、杨士瀛的《伤寒类书活人总括》7 卷、杨介的《四时伤寒总病论》、钱乙的《伤寒指微论》、王好古的《阴证略例》等皆为研究伤寒学说的著作，具有一定的价值。

（二）《难经》的注释研究

滑寿的《难经本义》为这一时期研究《难经》的代表作，该书综合了历代医家对《难经》的注释，辨论较精，考证也详，有相当影响。

二、方书编著和发展

宋元时期方书的编著大致有三种形式：一是沿袭《千金要方》《外台秘要》之体例，收集古今名方，为综合性医著，如《太平圣惠方》《圣济总录》等；二是实用性方书，如《太平惠民和剂局方》等；三是在著者医疗经验的基础上，选录古方和创制新方，编成有个人特色的各科专题的方书，如《普济本事方》《三因极一病证方论》《济生方》及金元诸家和临证各科的方书。

《太平圣惠方》是由宋廷诏令翰林医官王怀隐等编著的大型方书，成书于 992 年。共 100 卷，分脉法、处方用药、五脏病证、内、外、骨伤等共 1670 门，载方 16834 首。每证之前均以巢元方《诸病源候论》冠于首，其后详列处方和各种疗法。这部书的可贵之处在于保存了两汉迄于隋唐间的众多名方，尤其是保存了许多已佚医书的内容，如《金匮要略》的部分内容就较现行本原始和古朴，《伤寒论》亦同样，被后人称为"淳化本《伤寒论》"。其他如卷 55 记载的"三十六种黄证候点烙论并方"和"三十六种黄点烙应用俞穴处"等，都是已佚医书《点烙三十六黄经》的内容。由于《太平圣惠方》卷帙庞大，1046 年何希彭撰《圣惠选方》60 卷，选辑便于民用者凡 6096 方。

《圣济总录》是北宋政和（1111—1117）年间，由朝廷组织医家广泛搜集历代方书及民间方药而产生的一部大型方书。全书共 200 卷，录医方近 2 万首，包括内、外、妇、儿、五官、针灸、养生、杂治等 60 余门。每门之前有论述一篇，下分若干病证。所载病证分理、法、方、药、炮制、服法、禁忌等项论述，内容相当充实。自北宋开国以来，医家临床用之有效方剂无不网罗。书中前数卷还大量论述了当时盛行的"五运六气"学说。《圣济总录》著成不久，金兵南下，书稿被运往北方，因此南宋人不易见到。清初程林（云来）撰有《圣济总录纂要》26 卷，将原书中运气、符禁等一概删去，专选药物易得的验方汇集成书。

《和剂局方》是大观（1107—1110）年间，政府诏令医官陈承、裴宗元、陈师文等将官药局所收制剂处方加以校订而编成。书凡 5 卷，分 21 门，收 297 方，为和剂局制剂规范。宋南渡后，药局改为"太平惠民局"（1148），《和剂局方》经多次增补，于 1151 年经许洪校订后定名为《太平惠民和剂局方》，并颁布全国。此为世界最早的国家药局方之一。此时全书已达 10 卷，附《用药指南》3 卷，分诸风、伤寒、痰饮、诸虚等 14 门，载方 788 首。每方之后除详列主治证和药物外，对药物炮制法和药剂修制法也有详细说明。目前临床常用的方剂，诸如至宝丹、紫雪丹、牛黄清心丸、苏合香丸、三拗汤、华盖散、凉膈散、藿香正气散，以及妇科常用的逍遥散，儿科常用的五福化毒丹、肥儿丸等均出于此书。该书也有一些方剂有药味庞杂、叙述夸张等缺点，加之属于法定官书，病者据证检方，寻购现成丸散，不必求医，故产生泥于"局方"的流弊。

《普济本事方》（1132）为南宋·许叔微撰。全书 10 卷，分 23 门，载 300 余方，既有古代经验方，又有个人临床验证，如引述崔元亮《海上方》用生地一味治心痛，以及黄连、羊肝治眼病等。另记述消渴病分甜病消渴、消中、肾消三类，符合糖尿病临床实际。许氏另有伤寒著作多种。

《三因极一病证方论》（1174）为南宋·陈言著。全书 15 卷，分 180 门，载方 1500 余首，有方有论，论后附方，使读者易于洞晓病因，论因求治。

《济生方》（1253）为南宋·严用和著。全书 10 卷，分 80 门，载方 400 首。此书为严氏 50 余年临证经验的总结。原书已佚，现从《永乐大典》中辑出，共 8 卷，著名的归脾汤、济生肾气丸、济生橘核丸、清脾散等方剂源出此书。

其他如苏轼、沈括的《苏沈良方》（1075），张锐的《鸡峰普济方》（1133），董汲的《旅舍备要方》，王衮的《博济方》，还有《史载之方》《简易方论》《仁斋直指方论》及各科著名方书等不胜枚举。金元著名医家对方剂学皆有重要贡献，不仅医方数量增多，而且方剂理论也趋完善。

第三节　药物学的发展

宋元时期，药物学取得进一步的发展，表现为综合性与专题性研究本草的著述更加丰富，其中有新发现药物、用药知识与经验、药物鉴别、炮制方法等的汇集与综合，也有药理与食疗等方面的专题研究与发挥。

一、综合性本草学成就

宋代对本草书的编撰十分重视。973 年（开宝六年）宋廷即诏令翰林医官刘翰、马志等 9 人重修本草。他们在《新修本草》和《蜀本草》的基础上，以《本草拾遗》为参考，编撰了《开宝新详定本草》。次年（974 年）又经李昉等重新校勘，定名《开宝重定本草》，共 20 卷，简称《开宝本草》，记载药物 983 种，较《新修本草》新增 139 种。1057 年（嘉祐二年）又命掌禹锡、林亿、苏颂等再次编撰，于 1061 年刊行《嘉祐补注神农本草经》21 卷，简称《嘉祐本草》，记载药物 1083 种。与此同时，宋廷向全国征集各地所产药材，并令注明形态、采集季节和功用等。对进口药材，则要求查询收税机关和商人，辨清来源，选出样品，一并送交京师。这实为全国性的一次药物大普查，全国呈报的州郡达 150 多个。这些资料由苏颂整理加工，于 1061 年编撰成《本草图经》。全书 20 卷，载药 780 种，在 635 种药名下绘图 933 幅，其中增加民间草药 103 种。该书重在图谱，订伪求实，可操作性强，而与之相辅而行的《嘉祐本草》则重在拾遗补缺，记述较详。

宋代完成的本草学又一次重要总结是北宋中期民间医家唐慎微（约 1056—1093）所撰的《经史证类备急本草》，简称《证类本草》。唐氏字审元，出身世医，原居蜀州晋原，后在成都行医。他以《嘉祐本草》《本草图经》为基础，又广集宋以前本草文献和经史书籍所载之药物，约在 1082 年编撰成《证类本草》32 卷，约 60 万字，载药 1558 种，比《嘉祐本草》增药 476 种。其中如灵砂、桑牛等药物皆为首次载入。在编撰体例上，本书每药下随文附图，有论说、主治、功用、炮制方法与附方。药下附图，方便查阅。药下所附制法，较切合实用，后《修事指南》即是抄录该书有关炮制部分而成。药下附方共 3000 首，方论 1000 余条，对方剂学亦有较大的贡献。该书付印后，又由集贤院学士孙升加以重刊，故受到普遍重视。后来政府在此书的基础上稍加修订，作为国家药典颁行，先后有《经史证类大观本草》（1108）、《政和新修经史证类备用本草》（1116）、《绍兴校定经史证类备急本草》（1159）问世。1249 年，张存惠增入寇宗奭之《本草衍义》，以《重修政和经史证类备用本草》刊行，共 30 卷，载药 1748 种。此书流传 500 余年，一直为本草学的范本。至李时珍撰《本草纲目》时，仍以其为蓝本。李时珍曾评价该书"使诸家本草及各药单方垂之千古，不致沦没者，皆其功也"。

二、本草学的专题研究与发挥

在《证类本草》之后，一些专题性本草著作相继出现，并在药物鉴别、药理研究、药物炮制、食养食疗等方面进行了较深入的研究与阐发。

（一）药物鉴别

药物鉴别自《神农本草经》以来各种本草文献都有论述，但未见专著。北宋寇宗奭《本草衍义》（1116）就是这方面的代表作。寇氏为通直郎澧州（今湖南澧县）司户曹事，后又充任政府买药所辨验人员，潜心于药物鉴别等研究凡十余年。并用调查和实验的方法来证实旧说之是非，辨析药物的来源、生态和真伪优劣。如亲自检视鹳巢，观察鸬鹚，饲养斑鸠等。又如指出"常山，鸡骨者佳"。经现代研究证明，小枝黄常山，即鸡骨常山的药效确为最佳。再如"葶苈用子，子之味有甜、苦两种，其形则一也，《经》既言味辛苦，即甜者不复更入药也"。这也是作者在比较前人论说后据实得出的结论。他的这种依据文献，实地验证，独立阐发自己见解的精神受到后世医家的推崇。

（二）药理研究

寇宗奭的《本草衍义》也重视药理研究与阐发，提出了气味新说。他认为寒热温凉是药性，酸苦甘辛咸是药味，"香臭腥臊"则是药气。如说某药性寒，不能说气寒。清人杨守敬说："寇氏……翻性味之说，而立气味之论……本草之学，自此一变。"

金元医家在药理研究上颇有创见，张元素、张从正、李杲、王好古、朱震亨等均有阐发。张元素的《珍珠囊》是金元时期的本草名著，该书虽只讨论了 113 种药物，但内容丰富，辨药性之气味、阴阳、厚薄、升降、浮沉、补泻、六气、十二经及随证用药之法，特别是对药物归经学说和脏腑标本用药式的讨论为后世所遵循。后李杲撰《用药法象》进一步阐发张元素学说，在《珍珠囊》的基础上，增以用药凡例、诸经纲要治法。王好古撰《汤液本草》2 卷，又在《珍珠囊》与《用药法象》两书的基础上充实了张机、成无己有关药理论述等内容，对法象药理、各病主治药、用法、修制，以及 238 味常用药做了系统的论述。张从正则对用药的"七方十剂"法多加发挥。朱震亨撰《本草衍义补遗》，"因寇氏衍义之义而推广之，近二百种多有发明"。

（三）药物炮制

宋代在药物炮制加工上有明显进展，主要表现在以增加和改变药效为主旨的炮制研究，兼及为消除或减少药物毒副作用的炮制法讨论。《证类本草》有丰富的药物炮制内容，既收录了雷敩《雷公炮炙论》中 300 种药物的炮制方法，又收载了《本草经集注》中的"合药分剂料理法则"，在保存药物炮制资料上有重要贡献。《太平惠民和剂局方》不但研究了许多成药的制备方法，记叙了 185 种中药饮片的炮制标准，还详细地描述了如水飞、醋焠、镑、燀、纸煨、面煨、烧存性、煅、浸、煎、蒸、炒、火焙等炮制方法。《局方》发展了用酒、醋炮制药物的方法，如酒炒、酒蒸及醋炒药物。酒制可以助活血，醋制可以增强收敛，说明炮制的目的已不单纯是抑制药物的毒副作用，而是要进一步增强或改进它们的功效。此外，宋代在丸药加工技术上也有新发展，增加了糊丸、水泛丸和化学丸剂等，发展了朱砂衣、青黛衣、矾红衣、麝香衣等多种丸衣。在药物有效成分的提炼上，《证类本草》《苏沈良方》二书均载有"秋石"（尿甾体性激素）阳炼和阴炼两种制备法，其中阳炼法成功地应用了皂甙沉淀甾体这一特异反应，为世界上提炼"性激素"的最早记载。另外，寇氏《本草衍义》尚有升华法精制砒霜、结晶法精制芒硝的记载。元代齐德之的《外科精义》也记载了 300 种药物的炮制方法，极具参考价值。

（四）食养食疗

宋元时期不但重视食物的治病研究，还对食物的营养及调配进行了探索。元代忽思慧的《饮膳正要》就是一部论述食物营养、饮食卫生和食物疗法的专书。

忽思慧又名和思辉，在元朝曾任饮膳太医十余年，他总结多年宫廷御膳的经验，又参考诸家本草和方书中的营养卫生知识，于1330年撰成《饮膳正要》3卷。全书的主旨在于"食补"，从本草中选出无毒副作用、可以久食的补药，与饮食配合，调和五味，供御膳用。如马思答吉汤、牛髓膏子等。书中对日常食物如米谷、禽兽、菜果等的性味、功用论述详细。还以正常人膳食标准立论，制定一般饮食卫生法则，如夜晚不可多食，主张睡前刷牙、食后漱口等。此外还论述了各种点心、菜肴的食材及烹调方法，食物中毒的防治法，妊娠妇女与乳母的饮食宜忌等。

宋代《太平圣惠方》《圣济总录》等方书中也有食疗食养内容，如用鲤鱼粥或黑豆粥治疗水肿、杏仁粥治疗咳嗽等。元代尚有《日用本草》《饮食须知》等食养著作。

第四节　医学各科的成就

宋元时期医学各科的成就，既有病因学、诊断学的重要发展，也有临证各科的突出成就，出现了一批著名的专科医家和专门著作。

一、病因病机的发挥

在病因研究方面，南宋陈言于1174年撰《三因极一病证方论》，在张仲景的"三因致病说"基础上进一步阐发，将病因分为三类：一为外因，"六淫，天之常气，冒之则自经络流入，内合于脏腑，为外所因"；二为内因，"七情，人之常性，动之则先自脏腑郁发，外形于肢体，为内所因"；三为不内外因，诸如生活不节、虫兽所伤、金疮折跌、畏压缢溺等。其病证也以此分列，分180门，录方1500首，每类病证有论有法有方，论从证出，法随论定，方法一致，辨析严谨。这种分类虽与张仲景略同，但内容有所发展，即对各类病因概括得更加具体，其范围亦较全面，因此更符合临床实际。它使中医病因学说更加系统化、理论化。三因分类的原则一直为后世病因著述所遵循。

在病机学说方面，自《内经》以来，历代都有所进展。唐代王冰补入《内经》的七篇大论，其中《至真要大论》中有专论病机的十九条，论述了一定证候与六气、五脏病变的关系，丰富了中医的病机学说，成为后世各时期论述中医病机学说的主要依据。宋元时期医家们对此又有各自的阐发，如钱乙、刘完素、张元素、张从正、李杲、王好古、朱震亨等都在病机学说方面有具体发挥。

二、诊断学的进展

宋金元时期，在诊断学方面也有重要的进步和发展，各种诊法不断丰富起来。

（一）脉诊

《崔氏脉诀》为南宋崔嘉彦所著，成书于1189年。崔氏为南宋孝宗时的道士，号紫虚真人，故其书又称《崔真人脉诀》《紫虚脉诀》。崔氏认为，"大抵持脉之道……其枢要但以浮沉迟数为宗，风气冷热主病"，将脉象与病气进行了有机的联系。如论浮脉，"浮而有力者为风，浮而无力者为虚";论沉脉,"沉而有力者为积,沉而无力者为气(郁)"等等。在脉位与内脏关系上,则以寸、关、尺与上焦、中焦、下焦相对应。并以《难经》的浮、沉、迟、数为纲,以风、气、冷、热主病,将《脉经》的24脉加以论述,精炼了脉学,体现了"由博返约"的发展特点。由于该书以歌诀写出,易于习诵,流传较广,为历代医家所重视。

《察病指南》为南宋施发撰于1241年,以脉诊为主,兼及听声、察色、考味等法,为现存较早的诊断学专著。书中根据自己手指觉察出来的脉搏跳动情况绘制了33种脉象图,以图示脉,是人体脉搏描述上的一个创举。欧洲在1860年才有法国人马瑞的脉搏描记器问世,这比施发的发明要晚600多年。

《脉诀》为宋代刘开撰于1241年,其将七表八里脉法总括为浮、沉、迟、数四类,分别隶于寸、关、尺三部主病予以概述,亦别具一格。

《诊家枢要》为元代滑寿撰于1359年,1卷,首论脉象大旨及辨脉法,颇多创见。继则简析30种脉象,比《脉经》所列脉象有所增加,但遵《难经》之旨,以浮、沉、迟、数、滑、涩六脉为纲,提出了浮沉、迟数、虚实、洪微、弦紧、滑涩、长短、大小8对阴阳对立脉象,也体现了脉学由博返约、掌握纲要之精神。

宋元时期,重视诊断经验的总结和脉学文献的研究,脉学研究的一个显著特点是"由博返约",重在掌握脉学的纲要。

(二)舌诊

舌诊是中医学中颇具特色的诊断方法,甲骨文中已有"贞疾舌"之辞,《内经》《伤寒杂病论》中均重视舌形、舌质、舌苔在诊断疾病上的意义。元代敖氏著《金镜录》《点点金》二书,内容主要讨论伤寒的舌诊,列舌象图12幅。后来杜本认为12幅图不能概括伤寒的所有舌象,又增补了24图,合为36种彩色图谱,取名《敖氏伤寒金镜录》(1341),其中24图专论舌苔,4图论舌质,8图兼论舌苔和舌质。图中所载舌色有淡、红、青3种,论舌面变化有红刺、红星、裂纹等,苔色有白、黄、灰、黑4种,苔质有干、滑、涩、刺、偏、全、隔瓣等描述,对主要病理舌象均已提到。每图还有文字说明,结合脉象阐述所主证候的病因病机、治法和预后判断等。该书为我国现存第一部图文并茂的验舌专书。

(三)指纹法

指纹法一般用在儿科诊断方面,主要是观察3岁以下小儿食指掌面靠拇指一侧的浅表静脉。分为气、风、命三关。宋代有多部著作记载了指纹观察法,如刘昉于1150年撰写的《幼幼新书》中载有虎口三关指纹观察法,《小儿卫生总微论方》中记载有10种不同指纹的形状及其所主证候等,至今被儿科临证所沿用。

三、解剖学与法医学

(一)解剖学

中国古代医家很早就进行过人体解剖,《内经》《难经》已有关于人体解剖的记录。据《汉书·王莽传》记载,汉代王莽曾组织太医尚方解剖尸体进行研究。唐代《备急千金要方》也有大略相同的记叙。到宋代,从人体解剖的记述中可以看出,不但积累了更多的尸体解剖经验,而且开始据实物描绘成图。当时主要的图著有两部:

1.《欧希范五脏图》　宋仁宗庆历年间（1041—1048）由吴简主持编绘而成。它是根据欧希范、蒙干等56人被处决时现场解剖所见绘制，主要记述了人体内脏心、肺、肝、脾、胃、小肠、大肠、膀胱等的形状和位置，其中多数描述是正确的，但也有不实之处，如认为喉中有三窍，即食、气、水，"互令人吹之，各不相戾"；也有病理观察，如欧希范少得目疾，其肝有白点；蒙干生前患咳嗽，肺胆俱黑。其图著已佚，但在《梦溪笔谈》等书中有所引录。

2.《存真图》　北宋末年医生杨介整理而成。它是根据宋徽宗崇宁年间（1102—1106），在泗洲处死死犯人的尸体解剖整理而成，记载了人体内脏和十二经脉图。原图著已佚，但从宋代朱肱的《内外二景图》、明代高武的《针灸聚英》和杨继洲的《针灸大成》中能见到其部分图谱，有《肺侧图》（胸部内脏右侧图）、《心气图》（右侧胸腹腔主要血管关系图）、《气海横膜图》（横膈膜及其上的血管、食道图）、《脾胃包系图》（消化系统图）、《分水阑门图》（泌尿系统图）、《命门、大小肠膀胱之系图》（生殖系统图）等。这些图谱和文字说明大体正确，并有探索人体生理系统之意向。后世医书的引录，说明它对医疗实践也起到了一定的指导作用。

（二）法医学

法医学是特殊的应用医学。中国早就有法医检验。《礼记·月令》载瞻伤、察创、视折、审断等就是法医学的萌芽。1975年在湖北云梦县睡虎地秦墓中发掘出大批竹简，大部分为秦律问答、治狱文书程式等。其中有些简文属法医学方面的珍贵资料。如因斗殴外伤导致流产时，对胎儿的检验及对母体的活体验证颇为科学。五代时的和凝及其子和㠓（宋代太平兴国间进士，官至道间知制诰）于951年撰《疑狱集》一书，为我国现存最早的法医著作。

宋代法医学的显著发展与宋廷推行严厉的刑法，企图以此解决日益激化的社会矛盾有关，因而"讼师"业盛行。与此相适应，对法医学的知识要求更高。因此，出现了内容更为丰富的法医学专著。最初有佚名的《内恕录》，南宋时期有郑克的《折狱龟鉴》（1131—1162），载395个案例，提出"情迹论"，重物证，反对酷刑。桂万荣撰《棠阴比事》（1211），载144个案例。后有《检验格目》和《检验正背人形图》等著作问世，标志着法医学日益走向规范。真正具有重大价值，并对国内外产生深远影响的法医学专著当属宋慈的《洗冤集录》。

宋慈（1186—1249），字惠父，福建建阳人，进士出身。他总结了三次出任刑狱官的执法经验，并请教于医师，于1247年撰成《洗冤集录》5卷。卷1～2为条令、检验总论，包括人体解剖、验伤、验尸、现场勘察等，并强调法医必须带领忤作迅速前往，即时亲验。验尸时，切勿厌恶尸气，高坐远离，香烟薰隔，任听忤作喝报。检验程序分为初检、复检，并详细规定各种验尸格式和方法，先看顶心发际、耳窍、鼻孔、喉内、粪门、产户，凡可纳物去处，恐防暗插钉签之类。甚至光线明暗均在考虑之内，足见检验之精细。卷3～5为验骨，是对各种机械性死伤原因的鉴别，着重于区别或鉴定其为何物所伤，是生前伤还是死后伤，是自杀还是他杀。并提出，伤口皮肉内收，死后肌肉收缩者为自杀，否则为他杀。并记述了当事者有可能用于自杀或谋杀的动物、植物、矿物等各种毒品和各种急救与解毒方法。本书材料充实，内容丰富，论说简明，分析透彻，语言形象而生动，比较切合实际。数百年来，"听讼诀狱，皆奉《洗冤集录》为圭臬"，成为处理死伤狱断案的法典和依据。从13世纪到19世纪末，在国内一直沿用600多年，后世的法医学著作大多以该书为蓝本写成。它比国外最早系统的法医学著作，即1602年意大利出版的菲德里（Fortunato Fedeli）所著《新编法医学》一书早350年。《洗冤集录》出版后颇受各国重视，先后被译为朝、日、英、德、俄等多种文字，在世界法医史上有一定的影响和地位。

元代于1279年刊行的《结案式》一书，有一半法医学内容，书中首次提到法医学尸体检查、活体检查、物证检查三大组成部分，发展了《洗冤集录》。1308 年王与撰《无冤录》，纠正了《洗冤集录》中的某些错误，报告两例死后分娩情况，考证了"滴血验案法"的历史等。该书对古朝鲜、日本均有一定影响。

四、针灸学

宋元时期，针灸学有了很大发展。仅北宋就有 30 种左右的针灸学著作，许多综合性医书如《太平圣惠方》中均有针灸学内容。

（一）王惟一与针灸铜人

王惟一（987—1067），又名惟德，北宋翰林医官尚药奉御，受诏于 1027 年设计铸造了两具针灸铜人，一座置于医官院，一座放在大相国寺。铜人以成年男子体型为标准，内藏脏器，外壳可拆可装，体表刻有穴位，旁注穴名。穴位平均深约 1.2 分，教学或考试时，体表用蜡封闭，内灌水（或说汞），针刺中穴，针拔水出，否则便进不了针。这是世界医学教育史上形象实物教学法的一种创举。王氏还撰写了《新铸铜人腧穴针灸图经》3 卷，绘有针灸偃侧人形图。该书载腧穴 657 个，除去双穴重复则有腧穴 354 个，与《针灸甲乙经》相比，增加了三个双穴（青灵、厥阴俞、膏肓俞），和二个单穴（灵台、阳关）。在穴位排列上，兼顾经络穴位的系统性和便于临证应用两方面。卷 1～2 按《外台秘要》体例，按十二经和任督二脉的经络循行排列穴位，卷 3 讨论腧穴主治，则采《针灸甲乙经》之长，躯体头面部分按身体部位排列，四肢穴位仍按十二经排列。宋政府曾将此书颁行天下，又将其文字和 24 幅图形刻于石碑，与针灸铜人并列于汴梁大相国寺，供民间医家参观学习。铜人之铸造和图经之颁行对厘定穴位、订正谬误、统一各书之差异、加强针灸学术之科学性具有重要意义。

（二）王执中与《针灸资生经》

王执中（约 1140—1207），字叔权，浙江瑞安县人。1169 年中进士，官至从政郎澧州教授、将作丞。他精于针灸，于 1165 年撰《针灸资生经》7 卷，附图 46 幅，于 1220 年刊行。这是一部内容丰富的临证针灸专著。该书既搜集了南宋以前重要针灸著述的精华，又记载了许多民间针灸医家和自己的临证经验。在穴位上，他补入了督俞、气海俞、风市等，又增加了民间验证有效的别穴 21 个，如眉冲、明堂、当阳、穷骨、百劳等。在临证定穴上，他提倡"同身寸"法，说："今取男左女右手中指第二节内庭两横纹相去为一寸。"这种取穴标准一直沿用至今。该书的突出贡献在临床对证配穴治疗上，后 5 卷专论以内科为主的各科病证 193 种，因证取穴施治，针灸与方药兼施，有些病证下还附列证治验案。本书记载的灸法也很丰富，有灸劳、灸痔、膏肓俞灸、孙真人脚气八穴灸、附子饼灸等等，可谓集宋以前灸法之大成。为宋以前所未见的一部因证配穴、内容丰富的临证针灸专著。

（三）窦默与《标幽赋》

窦默（1196—1280），字子声，又字汉卿，河北广平肥水乡人。官至翰林侍讲学士，昭文馆大学士、太师，追封魏国公，谥文正。他擅长针灸，著《标幽赋》一书。书中认为人体十二经循行顺序及流注关系是从手太阴肺经开始，然后按大肠经、胃、脾、心、小肠、膀胱、肾、心包络、三焦、胆、肝，然后又回归手太阴肺经，周而复始，循环不息。因此，配穴上十分注意时间性。根据经络系统辨证论治，常选取膝以下的井、荥、俞、经、合穴及有特殊疗效的腧穴。并以

《素问·至真要大论》病机十九条为依据，分类阐述，指出疾病关键所在，以此为临证施治之法则。《标幽赋》是以歌赋体裁，阐述针灸与经络、脏腑、气血等的关系，以及取穴宜忌、补泻手法等，通俗易懂，便于习诵，成为针灸学的纲领。

（四）滑寿与《十四经发挥》

滑寿（约1304—1386），字伯仁，晚号樱宁生。原住河南襄城，后迁居仪真、余姚。他幼习儒学，擅长诗文。在医学上从名医王居中学习，精通《内经》《难经》等古医籍。后随高洞阳专学针法，而擅于针灸，于1341年撰成《十四经发挥》。此书在针灸学术上有两大贡献：一是对经络理论很有研究，提出奇经八脉的任、督二脉，一在前一在后，前后包括腹背皆有专穴，和其他奇经不同，应与十二经脉相提并论而成为十四经，后世多遵其说；二是在《素问》《灵枢》的基础上，通考腧穴657个，对十二经之次第，经脉之始终，经络之交会，穴位之名称、位置等均详加考订，释名释义，绘图示意，在提高针灸学术的系统性和科学性方面具有重要意义。

（五）闻人耆年与《备急灸法》

闻人耆年于1226年著成《备急灸法》。本书为讨论常见急性病证灸法的专著，总结了作者近50年灼艾灸治的经验，如心痛、牙痛、急喉痹、霍乱、肠痈、疔疮、骨疽等诊治经验。因其灸法可以收到与现代热敷相近似的疗效，故为临证医家所喜用。该书还附以多幅生动而形象的插图，如屈指量腧穴法、朱点腧穴法等，多为前代著作所未见。

（六）其他

宋元间出现了子午流注针法，主张依据不同的时间选择不同的穴位，达到治疗的目的。这一方法早在《灵枢》等书中已略有记述，南宋时有新的发展。何若愚所撰《子午流注针经》《流注指微赋》和窦默的《流注指要赋》《标幽赋》就是论述子午流注的代表著作。子午流注的形成是这一时期针灸学上的一项重要成就。《内经》对针刺与人体气血的昼夜周流已十分重视，宋元间进一步充实了内容，形成了一种针法流派。它重视人体在昼夜十二个时辰内气血流注的内在规律，按时定穴治疗，注意刚柔相济、阴阳结合、气血盛衰、时穴开阖等要点，其机理可能与机体的"生物钟"现象有关，目前此法正在临证治疗中做进一步研究。

五、内科学

宋元时期，关于内科杂病方面的理论和医疗实践都有新的发展。宋太医局专设有"风科"。风证自《内经》以来，历代都有所发展，这一时期的显著成就在于区分了"真风"（外风）和"类风"（内风）。中医学的"风证"概念含义十分广泛，之前多以外风侵袭立论。金元以来，在临证实践的基础上，比较明确地区分了"真风"与"类风"，认识到"类风"非外风侵袭，乃脏气自病。如刘完素提出是"将息失宜，心火暴甚"；李杲认为是"年逾四旬，忧忿伤气，或体肥者，形盛气衰"；朱震亨则认为"湿生痰，痰生热，热生风"。这些观点均对临证治疗有重要的指导意义。

张锐的《鸡峰普济方》把水肿病区分为多种不同类型，施以不同治法，为水肿病的理论研究和临证治疗提供了丰富的参考资料。

董汲于1093年撰《脚气治法总要》2卷，对脚气病因、发病情况、治疗方法等都进行了深入探讨。他提出："阴阳虚实，病之别也；春夏秋冬，治之异也；高燥卑湿，地之辨也；壮老男女，人之殊也。"并根据这一原则，定出 46 方，分总治法、寻常法，用治偏阴偏阳，老人血枯，虚、实、风、湿与风湿相兼、风湿夹虚、风湿瘴疠，既有内治法又有外治法，是一部较全面的脚气病专著。

李杲的《脾胃论》可谓内科脾胃病的专书，其中许多方剂对内伤杂病有较高的实用价值。葛可久于 1348 年撰《十药神书》1 卷，创制 10 首良方，如甲字十灰散，乙字花蕊石散等，并分为止血剂、止嗽剂、祛痰剂、补养剂等；同时，还阐述了证的分型和方的分类，为治疗肺痨病提供了可以遵循的法则，得到医学界的重视。

六、外科学

唐以前称战伤为金创折疡，并无明确的外科、伤科之称。宋代陈自明著《外科精要》，标志着外、伤科的分立。宋元时期皆有疡科专门设置。

《太平圣惠方》最早载述了"内消"与"托里"的治法。《圣济总录》提出"痈疽内热，甚于焚溺之患，治之不可缓"，并主张内外兼治；又提出痈疽初起时，要区分疽、痈、疖的差别，按病变过程采用不同治法；其手术器械已有刀、针、钩、镊等；还总结出"五善""七恶"，作为判断预后的依据。

《卫济宝书》1 卷，约撰于 12 世纪初，原撰人佚名，东轩居士增注。书中主要论述痈疽证治，癌、瘭、疽、瘤、痈五发图说，以及试疮溃法、长肉、溃脓法、打针法、骑竹马灸、灸恶疮法等，并介绍了 40 首外科方剂的应用，最早使用了"癌"字（此指深部脓肿，并非恶性肿物）。

《仁斋直指方论》为杨士瀛 1264 年撰成。书中描述癌为"上高下深，岩穴之状，颗颗累垂……毒根深藏，穿孔透里……"实际上，这种论述已认识到某些癌肿的特征。

《集验背疽方》为李迅 1196 年撰，1 卷，原书已佚，现存书为《四库全书》辑复本。该书特别指出发疽有内外之别：外发者体热、肿大、多痛、易治；内发者不热、不肿、不痛，为脏腑深部病患，较难治。这是重要的发现，已初步探索到不同性质肿物的规律。

《外科精要》为陈自明于 1263 年撰成，3 卷。强调外科用药应根据脏腑经络虚实，因证施治，不可拘泥于热毒内攻之说遍用寒凉克伐之剂。这种把辨证施治的原则运用于外科临证的做法对后世很有影响。《外科精要》取材于《内经》以来历代外科资料和当代名医之经验，著论 50 余篇，提出外科疮疡（痈疽）并不单是局部病变，而与人体脏腑气血寒热虚实变化有关。临证治疗应贯彻审因察证、对证施治的原则，"治当寒者温之，热者清之，虚者补之，实者泻之，导之以针石，灼之以艾炷，破毒溃坚，各遵成法，以平为期"。他抨击了当时外科证治中的种种不良倾向，初步树立了"治外必本诸内"的指导原则。

《外科精义》为齐德之于 1335 年撰成，2 卷。上卷论疮肿等共 35 篇，下卷载汤、丸、膏、丹共 145 方。该书在外科疾病的病因、病机和诊断方面都有一些新的观点。在治疗上，灵活应用温罨、排脓、提脓拔毒和止痛等多种方法，较为全面地总结了宋元时期外科学领域的新成就。他批评外科证治中那种"不诊其脉候，专攻治外"的做法，阐明其书之宗旨为"首载诊候入式之法，次论血气色脉参应之源，后明脉之名状、所主证候及疮肿逆从之方，庶使为疮肿科者，览此则判然可晓"，同样强调整体观和辨证施治。在外科学术上，他发展和丰富了外治、内治、内消、追蚀和托里诸法，其所载之温罨、溻渍，浴渍诸法具有温热作用，其机理与近代西医外科的水疗法相似。

七、伤科学

宋元时期的伤科虽无专著产生，但却有显著发展。特别在元代，《永类钤方》与《世医得效方》两部著作中的有关内容对骨伤科具有重要贡献。

《永类钤方》为李仲南撰于1331年，共22卷。最后一卷为"风损伤折"，即骨伤科专篇。在载录唐代《仙授理伤续断秘方》主要内容的基础上，又增添了许多新经验，其中对头骨、脊柱、胸骨、肱骨、前臂骨、指骨、髌骨、小腿骨的骨折，以及颈椎、肩关节、肘关节、髋关节、膝关节、踝关节和髌骨的脱位，在整复和固定技术上均有新发展，其所用之四夹板固定、竹箍箍住法（用于髌骨骨折后关节内形成血肿的治疗，方法是"须用针刀去血"，不使破碎的骨块在密闭的充满血肿液体的关节囊内浮动。贴药后用"竹箍箍住"，这可能是后世"抱膝器"的前身。）等均属创造性发明。特别是创制了缝合针——"曲针"，引丝线或桑白皮线由内向外逐层缝合，堪称伤科史上的重要发明，是我国伤科文献中的首次记载。

《世医得效方》为危亦林撰于1337年，共20卷，对整骨金镞设专篇论述，水平较高。书中第七"正骨兼金镞科"中，除论述各种骨折和脱臼的治法外，有关麻醉法和悬吊复位法的记载比较突出。危氏提出"诸骨碎、骨折、脱臼者，与服麻药二钱，和酒调下，麻到不知痛处，或用刀割开，或剪去骨锋者，以手整顿骨节，归原端正，用夹夹定"。所用麻药为曼陀罗、乌头，止痛药为没药、乳香、川椒等。注意事项中提出施行麻醉要根据患者的体质、年龄、出血情况而定，这比日本、欧洲使用全麻药要早近五百年。关于悬吊复位法，该书记载"凡挫脊骨，不可用手整顿，须用软绳从脚吊起，坠下身直，使其骨自归窠"，然后用大桑皮、杉树皮衬贴，用软物加以缠夹固定。对颈椎骨折脱位，提出"用手巾一条，绳一茎，系在房上，垂下来。以手巾兜缚颏下，系于后脑，杀缚，接绳头"，令患者端坐于大酒坛上，然后以脚踢去坛子，进行牵引复位。这种悬吊复位法是伤科史上的创举。

八、妇产科学

宋元时期，妇产科很发达，产生了一批妇产科专著。如杨康候（字子健）的《十产论》（1098），除正产外，论述了伤产、催产、冻产、热产、横产、倒产、偏产、碍产、坐产、盘肠产等10种难产情况及处理方法，是论产最详备的著作之一。其中转胎手法是医学史上异常胎位转位术的最早记载。

虞流在《备产济用方》（1140）中，记载了用全兔脑制成的"神效催生丹"，其与现代科学探明的脑垂体后叶激素有收缩子宫作用之机理相吻合。

朱端章所撰之《卫生家宝产科备要》8卷（1184），论述了妊娠、胎产、新生儿护理和妇产科疾病的治疗，辑录了现已佚失的若干妇产科方书内容，至今仍受医家重视。

陈自明，字良甫，南宋临川（今江西抚州）人，三世医家，曾任医学教授，对医学理论、伤寒诸证及痈疽外科等均有独到研究，尤精于妇产科。《妇人大全良方》撰于1237年，共24卷。该书与前代妇产科著述比较有两个显著特点：其一是内容提纲挈领且丰富全面，改变了前代著述"纲领散漫而无统"的状态。该书将妇产科内容分为调经、众疾、求嗣、胎教、妊娠、坐月、难产和产后八门，每门下再分证候，共著260余论，论后附方多种，编排有序，条理井然。其二是能联系脏腑经络等中医基础理论来论述妇产科疾病的证治，改变了以往偏于就证列方的做法。如对闭经证，能联系脾肝病机，提出"滋其化源，其经自通"。后代妇产科论著，摘录其书内容甚多。这是一部内容丰富的总结性妇产科专著，长期为后世所应用。

九、儿科学

宋元时期，儿科已经发展成为一个独立的专科，并取得重要成果。

（一）《小儿药证直诀》

钱乙（1032—1113，一说 1035—1117），字仲阳，山东郓州东平（今山东东平县）人，从事儿科临床 40 余年，积有丰富的临证经验。后经其弟子阎孝忠（或作季忠）于 1119 年把他的理论和经验整理成《小儿药证直诀》，共 3 卷。卷上为脉证治法，载小儿诊候及方论；卷中具体收载钱氏小儿医案 23 例；卷下载诸方，论述儿科方剂的配伍与用法。该书在理论上系统地论述了小儿的生理、病理特点：生理上，"五脏六腑，成而未全，全而未壮"；病理上，"易虚易实""易寒易热"；治疗上，主张以"柔润"为原则，反对"痛击""大下"和蛮补，强调补泻要同时调理，以善其后。根据这些原则，创制了一些儿科专用方剂。如治痘疹初起的升麻葛根汤，治疗小儿心热的导赤散，治脾胃虚弱、消化不良的异功散，以及治肾阴不足的六味地黄丸等，皆有较好的疗效，为后世医家所常用。对于痘疹（天花）、水痘、麻疹等发疹性儿科传染病已能进一步鉴别，并详载其证候及治法。总之，该书颇有创见，因此对后世儿科的理论与实践具有指导作用。《四库全书总目提要》曾对该书给予高度评价："小儿经方，千古罕见，自乙始别为专门，而其书亦为幼科之鼻祖，后人得其绪论，往往有回生之功。"

（二）其他著作

《小儿卫生总微论方》为无名氏撰。该书记载小儿脐风与大人破伤风为同一种疾病，主张烧烙断脐，并用烙脐饼子以防脐风。在 1884 年德国医学家尼可莱尔（Nicolaier）发现破伤风杆菌前 600 年，这种见解和方法是十分可贵的。该书还载有骈指截除等小儿先天性畸形疾患的治法，并记载有 10 种不同指纹的形状及其所主证候等，至今被儿科临证所沿用。

《小儿斑疹备急方论》为北宋董汲撰于 1093 年，偏重于小儿痘疹证候辨别及对证用药。钱乙为之作后序，甚嘉之。

《小儿痘疹方论》为陈文中撰，书中首论痘疹的病源，次论治法，后辑录有关痘疹的效方，文字简要。

《幼幼新书》为刘昉撰于 1150 年，载有虎口三关指纹观察法。

《活幼心书》为元代儿科医生曾世荣撰于 1294 年，共 3 卷。卷上将儿科疾病编成歌赋 75 首；卷中将儿科疾病分别立论 43 篇，附补遗 8 篇；卷下信效方，选录切于实用的儿科验方。

总之，宋元时期的医学发展，从临证各科的成就而言都较前一时期有显著的进步。

第五节　学派争鸣与各家学说

我国医学发展到宋代已有良好基础，积累了丰富的新经验，同时宋元时期思想解放，儒学内部出现了不同的学派，各自提出了不同的理论和思想主张，为医学理论的提高和研究新问题提供了基本条件。

《四库全书总目提要·医家类》说："儒之门户分于宋，医之门户分于金元。"金元医家的学说，不仅在理论上独树一帜，更重要的是改变了过去"泥古不化"的状况，打破了因循守旧、一味崇古的局面，开创了中医学术讨论、交流与争鸣的局面和风气。这一时期涌现出一批杰出的医家，其中影响较大的有刘完素、张元素、张从正、李杲、朱震亨、王好古等。他们在继承前人经验的基础上，进一步提出独到的思想见解，形成了不同的医学流派，即河间学派和易水学派，开创了医学发展的新局面，对后世医学的发展具有深远的影响。

河间学派是以河北河间著名医家刘完素为代表的医学流派，创始人刘完素精研《内经》多年，在"病机十九条"的基础上，提出"火热论"的思想，主张药用寒凉，被称为"寒凉派"。随着其创新理论的广泛流传，师从者甚多，其亲传弟子有穆大黄、马宗素、荆山浮屠。后荆山浮屠弟子罗知悌传艺于婺州朱震亨，朱氏受到火热论的启示，发挥为"阳有余阴不足"之说，提出滋阴降火之法，被称为"滋阴派"。刘完素私淑弟子有张从正、葛雍、镏洪等，其中张从正的成就最大。张从正主张攻邪祛病，反对滥用温燥，用药寒凉，被称为"攻邪派"。纵观河间学派，刘完素、张从正、朱震亨是最具有代表性的三大医家，其火热论、攻邪论、滋阴论三家思想立论相同，各有发明，对后世医学的发展起到启发的作用。

易水学派是以河北易州张元素为代表的医学流派，创始人张元素在《内经》《难经》等思想的基础上，结合临床实践经验，建立了以寒热虚实为纲的脏腑辨证体系。其亲传弟子李杲尽得其传，提出"脾胃内伤，百病由生"的理论，制定益气升阳、甘温除热大法，创制补中益气、升阳益胃等名方，被后世称为"补土"派。王好古，赵州人，初师事张元素，后从李杲学，得两家之真传，重视脏腑内伤阳气虚损的一面，发挥为阴证论。罗天益，元代真定人，从李杲学医十余年，著《卫生宝鉴》，发挥李杲脾胃内伤学说。易水学派诸位医家在思想上一脉相承，进一步完善了脏腑辨证体系，在脏腑病机和辨证治疗方面取得了巨大的成就，为后世温补学派的兴起奠定了基础。

一、刘完素与火热论

刘完素（约1120—1200），字守真，号通玄处士，金代河间（今属河北）人。后人尊称他为刘河间。刘完素自幼耽嗜医书，从25岁起精心研究《内经》，认为"法之与术，悉出《内经》之玄机"。他把《内经》理论与当时盛行的五运六气学说相结合，对火热病证详加阐述，提出"火热论"的学术主张，且自成一家之说。金章宗完颜璟曾三次聘他为官，都被拒绝。他始终行医在民间，深受百姓欢迎，迄今河间一带仍保存有纪念他的遗址。刘完素的著作颇丰，以《素问玄机原病式》《宣明论方》为代表作，另有《三消论》《伤寒标本心法类萃》等。

刘完素对当时盛行的"运气"学说做过研究，但未陷入宿命论。他一方面主张"不知运气而求医无失者鲜矣"；另一方面强调"主性命者在乎人"，"修短寿夭，皆人自为"。他批判了人体发病完全受"五运六气"支配的宿命论教条，反对机械搬用"运气"公式于医学实践，认为那只能得出"矜己惑人而莫能彰验"的荒唐结果。

刘完素的主要学术思想是"火热论"，强调火热在致病中的重要性。《素问·至真要大论》所述的病机19条中，属于火的有10种，属于热的有7种，而刘完素把火热病证扩大到50多种。他强调"六气皆从火化"，一方面指出六气中风、湿、燥、寒诸气在病理变化中皆能化热生火，同时认为火热也往往是产生风、湿、寒、燥的原因之一。例如，风属木，木能生火；反之，热极生风。积湿成火热，湿为土气，而火热能生土湿。风能胜湿，热能耗液，风热耗损水液则燥，而燥极亦从火化。寒邪闭郁，阳气不能宣散，往往化热，所谓"火极似水"的表现也本于火。另外，刘完素还强调"五志过极皆为热甚"，他分析说："情志所伤，则皆属火热。所谓阳动阴静，故劳则燥不宁，静则清平。"他在《素问玄机原病式》中将惊、躁、扰、狂、越、妄、谵、郁等证都列为火热之变。

　　刘完素对火热病的治疗以清热通利为主，善用寒凉药物，故后世称之为"寒凉派"。具体地说，他从表证和里证两方面来确定火热病的治疗法则。佛热郁结于表的，用辛凉或甘寒以解表。表证兼有内热的，一般可用表里双解法、散风壅、开结滞，郁热便自然解除。里热治疗如表证已解，而里热郁结，汗出而热不退者，都可用下法，以大承气汤或三一承气汤下其里热。热毒极深，以致遍身清冷疼痛、咽干或痛、腹满实痛、闷乱喘息、脉沉细乃热毒极深、阳厥阴伤所致，以承气汤与黄连解毒汤配合使用。在大下之后，热势尚盛，或下后湿热犹甚而下利不止的，可用黄连解毒汤清其余热，必要时可兼以养阴药物。若下后热虽未尽，而热不盛的，则宜用小剂黄连解毒汤，或凉膈散调之。可见，刘完素对火热病的病理变化，是在《素问》病机的基础上发展而来，并从临证中总结出治疗热性病的原则，颇多创见，对后世温热病的治疗有很大影响。

　　刘完素的"火热论"是从火热病的多发性和普遍性这个角度加以强调的，是在辨证施治的原则下提出的。但在临证用药方面却不拘泥于寒凉：治热痢用苦寒剂，治冷痢则用辛热剂；治外感风热用辛凉剂，治外感风寒则用辛温剂；治中风，既用清热祛风的"泻青丸"，又用温经回厥的"附子续命汤"等等。

　　刘完素还提出"脏腑六气病机说""玄府气液说"，进一步阐述了《内经》亢害承制理论，为中医学理论的发展作出了重要贡献。尤其他对火热病证的论述，更对后世产生了深刻影响，故后人高度评说："热病宗河间。"

二、张元素与脏腑辨证论

　　张元素（生卒年代不详，生活于 12 世纪），字洁古，金代易水（今河北易县）人。张氏 27 岁后，潜心于医学，经过二十多年的刻意精研，临证疗效甚高。张氏的医学思想主要渊源于《内经》《难经》《伤寒论》，间取《华氏中藏经》、钱乙《小儿药证直诀》等，同时受到刘完素的一定影响。张氏的著述有《珍珠囊》《药著难经》《医学启源》《脏腑标本寒热虚实用药式》等，以《医学启源》《脏腑标本寒热虚实用药式》为其理论观点的代表作。

　　据《金史》记载，张元素与刘完素交往甚密，曾治愈刘完素的伤寒病，"自此显名"，因此，张元素的学术思想也受到河间学说的一定影响。张氏对当时医界过分泥守古方的风气颇为反感，认为"运气不齐，古今异轨，古方今病不相能也"，强调必须因人、因时、因地而治。所以他在掌握《内经》要旨、撷取前人精华、结合自己实践的基础上，确立了"脏腑辨证说"，比较系统地论述了脏腑的生理和病理，脏腑标本、虚实、寒热的辨证，以及脏腑病证的演变和预后。还提出"脏腑标本虚实寒热用药式"，为后世脏腑辨证学说的进一步发展奠定了基础。

　　张元素对脾胃也颇为重视，指出："脾者土也……消磨五谷，寄在胸中，养于四旁"；"胃者脾之腑也……人之根本，胃气壮则五脏六腑皆壮也。"并用"补气"和"补血"法治疗脾土虚弱，对后人论治有很大启发。他对药物气味、归经、补泻等理论也进行了深入探讨，并有所发挥，使遣方用药更加灵活。如同为泻火药，黄连泻心火，黄芩泻肺火，白芍泻肝火，知母泻肾火，石膏泻胃火等。他还创制有九味羌活汤、枳术丸、门冬饮子、天麻丸等新方，广泛流传于后世。

　　脏腑辨证之说，肇自《灵枢》之"邪气脏腑病形""经筋""本脏"等篇，至相传为华元化所著之《中藏经》，综合而成为论五脏六腑虚实寒热生死逆顺脉证之法凡 11 篇。以后唐代孙思邈著《备急千金要方》，更类列脏腑虚实病证，约有数十篇；降及宋代钱乙著《小儿药证直诀》，亦以寒热虚实分析五脏病证。三者相较，元化失之略，思邈失之泛，钱乙重在小儿病证，而于六腑又有不够详明之处。张元素在学习古典著作的同时，既接受前人的经验，又结合自己数十年的临证实践，自成其脏腑寒热虚实以言病机辨证的学说体系，较前述诸家有所提高。

三、张从正与攻邪论

张从正（约1156—1228），字子和，号戴人，金之睢州考城（今河南兰考县）人。张氏之学，宗奉《内》《难》《伤寒》，并私淑刘完素。在临床上，他对汗、吐、下三法的运用具有独到见解，积累了丰富的治疗经验。张氏对中医学祛邪学说的发展作出了重要的贡献。《金史本传》对其评价较高，称其"精于医，贯穿《素》《难》之学，其法宗刘守真，用药多寒凉，然起疾救死多取效"。张氏著有《儒门事亲》一书，凡15卷，但非他一人手笔，其中某些内容由时人麻知几、常仲明两人润色、撰辑而成。

张从正也是具有革新思想的医学家，主张"古方不能尽治今病"。他曾"从军于江淮之上"，做过军医。也曾一度被召到太医院工作4年，后辞归。他的突出学术主张是攻下法，反对囿于"局方"，滥用温燥，理论上力倡攻邪，故被称之为"攻下派"。张从正的论点是：在攻邪与扶正的关系上，以攻为主；在补与泻的关系上，以泻为主。论据是邪去则正安，邪未去时"补之足以资寇"；病邪不论来自何因，都非人体所素有者，一经致病，就要攻治，病去则止，不必迷信补药。但他也并不主张绝对化，认为对体质虚弱的人还是要设法滋补的。

张从正的"攻邪论"源于《内经》，基于实践，其中"病由邪生，攻邪已病"是他的基本论点。他强调，人体发病都是邪气侵犯的结果。指出："病之一物，非人身素有之，或自外而入，或由内而生，皆邪气也。"认为邪气的由来虽然不尽相同，或感受风、寒、暑、湿、燥、火六淫之气，或雾、露、雨、雹、冰、泥之六邪，或由酸、苦、甘、辛、咸、淡六味不节，但这些都不是人体所固有的。因此，治疗当施以攻法，以速去其邪为首要，"邪去而元气自复也"。张从正还分析了"攻邪已病"的机理，指出："邪之中人，轻则久传自尽，颇甚则传久而难已，更甚则暴死。若先论固其元气，以补剂补之，真气未胜，而邪气则交驰横骛，而不可制矣。"所以反复强调"先治其实，后治其虚"。张氏还十分注重血气流通，认为血气壅滞也是邪气侵袭的结果，治疗须先论攻邪。"陈莝去而肠胃洁，瘕瘕尽而营卫昌"，邪去则正安。如寒则血行迟而少者，必须先除其致病之寒，寒去则血行，血行则气和，气和则愈矣。

攻邪的方法有汗、下、吐三法。三法的应用是由邪气的种类和侵犯人体的部位决定的。张从正指出，病邪有三，侵犯部位有三，所以治疗亦有三。天之六气——风、寒、暑、湿、燥、火多侵犯人的上部，结搏于皮肤之间，藏于经络之内，发为疼痛走注、麻痹不仁及四肢肿痒拘挛，所以用汗法祛邪外出。人之六味——酸、苦、甘、辛、咸、淡即饮食内伤，病在中，位于膈或上脘，可用吐法。地之六气——雾、露、雨、雹、冰、泥侵犯人体，多发生于下部，因势利导，可用下法。他又根据《内经》中以酸、苦、甘、辛、咸、淡六味总括药物的方法进行分析归纳，辛、甘药物归于汗；酸、苦、咸归于吐；淡味归于下。所以他肯定地说："乃知圣人止有三法，无第四法也。"

张从正扩大了汗、吐、下三法的应用范围。如凡有上行作用的，皆属于吐法，包括引涎、漉涎、嚏气、追泪等；凡有解表作用的，皆为汗法，包括灸、蒸、熏、渫、洗、熨、烙、针刺、砭射、导引、按摩等；凡有下行作用的，皆为下法，包括催生、下乳、磨积、逐水、破经、泄气等。所以三法的适应证非常广，可用三法包括众法。且张氏自信对三法识练日久，至精至熟，有得无失。他对三法应用的注意事项也交代得很清楚。如发汗欲汗出一二时为佳，不可令汗暴出如水淋漓，以免引起亡阳重证；对吐法，强调吐后不能贪食过饱，宜禁房事和七情刺激，凡性情刚暴、好怒、喜淫、病热危重、老弱气衰、自汗不止、亡阳血虚，以及各种出血病证都不可用吐法；对于下法，张氏将洞泄寒中、伤寒脉洪、表里俱虚、心下虚痞、厥而唇青、手足内寒者，以及小儿慢惊、两目直视、鱼口出气者和十二经败症等均列为禁下之例。

张从正力倡攻邪，但未废弃补法。他对补法的应用范围和补法的目的理解与众不同，认为补法有平补、峻补、温补、寒补、筋力之补和房室之补，且特别重视食补。他说："补者，以欲肉果菜养口体者也……病之去也，粱肉补之。"张氏慎用补法，在一切治法中，汗、下、吐三法占十分之八九，而其他诸法才占十分之一二。在《儒门事亲》中，他写了"原补"一篇，放在三篇之末，使之不干预三法，恐后之医者泥于补，可谓用心良苦。

张从正论病还十分重视社会环境、精神因素等致病作用，认为"疟常与酷吏之政并行"，扰攘战乱之时民多易病，而且"官吏尤甚"。"九气"（怒、喜、悲、恐、寒、暑、惊、思、劳）作祟，多生疾病。因此，在治疗实践上，张氏特别注意因时（天气之寒温）、因势（"天下少事"或"多事"）、因地（南方、北方）、因人（贫富贵贱、禀性、体质）制宜，他把这一原则叫作"达时变"。这些都发展了《内经》中的整体观，特别是人与社会环境的整体观和机体与情志的整体观，从而丰富了中医学中有关心身医学、医学社会学的内容。他的一些独特的精神疗法（心理疗法）和许多用药经验，详载于《儒门事亲》一书。

张从正还竭力反对"不考诰典，谬说鬼疾，妄求符篆，祈祷辟匿，法外旁寻"的迷信活动和庸医风气。

四、李杲与脾胃论

李杲（1180—1251），字明之，晚号东垣老人，金代真定（今河北正定县）人。他出身富豪之家，幼年母病，为庸医所误，不知为何证而毙。李杲痛悔不明医学，乃捐千金拜名医张元素为师，数年后，尽得其传，并有发展，成为一代名医。他继承并发挥了张元素脏腑辨证之长，尤其是强调脾胃对人体生命活动的重要作用，以及脾胃受损对其他脏腑的影响，提出"脾胃论"的学术主张，治疗上善用温补脾胃之法，后世称之为"补土派"。李杲的著述有《脾胃论》《内外伤辨惑论》《兰室秘藏》等。他在这些著作里着重阐明了脾胃的生理功能和内伤病的病因病理、鉴别诊断、治疗方药等一系列问题。

李杲所处的金元时代，民族矛盾十分尖锐，战乱频仍，疾病流行，人民生活极不安定。李杲观察到人民所患疾病，多为饮食失节、劳役过度而致的内伤病，而一般时医崇古尊经，因循守旧，沿用古方以治内伤各证，因而重损元气，误治致死的人为数不少；李杲本人也患脾胃久衰之证，深受其害。在临床实践的基础上，他提出了"内伤脾胃，百病由生"的论点，并逐步形成了具有独创性的系统理论——脾胃论学说，为充实和发展中医学作出了卓越的贡献。

李杲学术思想的中心是"内伤脾胃，百病由生"。他发挥了《内经》"有胃气则生，无胃气则死"，强调胃气作用的观点，认为脾胃运化水谷，是元气的物质源泉，而元气是健康之本。脾胃伤则元气衰，元气衰则百病由生。所以他说："脾胃之气既伤，而元气亦不能充，而诸病之所由生也。"李杲又非常强调脾胃在人体气机升降中的枢纽作用。他说："盖胃为水谷之海，饮食入胃，而精气先输脾归肺，上行春夏之令，以滋养周身，乃清气为天者也；升已而下输膀胱，行秋冬之令，为传化糟粕，转味而出，乃浊阴为地者也。"只有升清降浊，气机正常，身体才会健康。如果脾胃受伤，则百病皆起。在气机升降问题上，李杲特别强调生长和升发的一面，只有谷气上升，脾气升发，元气才能充沛，生机才能旺盛，阴火才能戢敛潜藏。否则，若谷气不升，脾气下流，元气亏虚，生机衰退，阴火即因之上冲而为诸病。因此，在治疗脾胃病上，他非常重视升发脾阳，同时也注意到潜降阴火的一方面。因为升胃气和降阴火是相反相成的。胃气的升发有利于阴火的潜降，而阴火的潜降亦有利于胃气的升发。

内伤脾胃的原因，李杲概括为三方面：饮食不节、劳役过度和精神刺激。这三方面的因素又错综交织在一起，而精神因素常常起着先导作用。

在临证实践上，李杲善于运用补上、中、下三焦元气，而以补脾胃为主的原则，采取"调理脾胃""升举清阳"为主的治疗方法。如治肺弱表虚证，用升阳益胃汤；治脾胃内伤，用补中益气汤；治肾阳虚损，用沉香温胃丸。三者虽然分别为补肺、脾、肾三焦元气的专方，却都从益胃、补中、温胃着手。这就是三焦元气以脾胃为本的理论在治疗上的具体应用。他有时也用苦降的方法，但只是权宜之计。阳气升发，则阴火下潜而热自退。这一治法被称为"甘温除热法"，补中益气汤是其代表方剂。李杲将这一思想贯穿到对各科疾病的治疗中，在外科，用圣愈汤治恶疮亡血证，黄芪肉桂柴胡酒煎汤治阴疽坚硬漫肿；在妇科，用黄芪当归人参汤治经水暴崩；在儿科，用黄芪汤治慢惊；在眼科，用圆明内障升麻汤治内障，当归龙胆汤治眼中白翳等。

李杲在临证用药方面，也遵循易水学派关于"升降浮沉""引经报使""气味厚薄"及"分经"用药之说，主张"主对治疗"，即对准主要脉证制方用药。还提出了"时、经、病、药"四禁的用药规律。所谓"时禁"，就是按四时气候的升降规律，相应地选用汗、吐、下、利等治法；所谓"经禁"，就是要分辨六经脉证运用方药；所谓"病禁"就是要避免"虚虚实实"之误；所谓"药禁"，就是根据病情慎用或不用某些药物。这就把辨证论治的原则更加具体化了。

五、朱震亨与滋阴论

朱震亨（约1281—1358），字彦修，元代婺州义乌（今属浙江）人。家居于丹溪，故后人尊称他为丹溪翁。

朱震亨自幼好学，早年习举子业，30岁时有志于医，34岁又从朱熹的四传弟子许谦（元代理学家）为师，成为理学家。这对他以后的医学思想有很重要的影响。朱震亨转攻医学的直接动机是感于亲属多人殁于药误。他对医学理论的追求和研习非常发愤刻苦，遍历吴中、宛陵、南徐、建业数郡；同时还表现了竭诚谦逊的优良品格，为求见著名医家罗知悌竟能恭候于门前达三月之久，终得受业于名医罗知悌。罗氏为刘完素再传弟子，旁通张从正、李杲之学，因而朱震亨能发挥经旨、参合哲理、融合诸家，并能结合临床实践而创立新说。他不仅以医学著名，其高尚的医德也为世人所尊崇。在治学方法上，他善于广取诸家，对医学理论研究的深度与广度都达到较高水平。在实践上，他亲手治好母亲和许谦的病，最后得出"操古方以治今病，其势不能以尽合"的结论，成为当时敢于创新、很有见地的医家，数年之间，名贯江浙。然而朱震亨仍布衣蔬食，清修苦节。有求医者"无不即往"，"虽百里之远弗惮也"。

朱震亨的著作有《格致余论》《局方发挥》，并传有《金匮钩元》《伤寒辨疑》《本草衍义补遗》《外科精要发挥》等，其流传的《丹溪心法》《丹溪心法附余》等书系后人将朱震亨临床经验整理而成，这些著作有的已佚。

朱震亨学说源于《内经》，并继承了刘、张、李诸家学术思想。他对上述各家著作叹为"医之为书至是始备，医之为道至是始明"，并进一步发展了"湿热相火为病甚多"的观点。其"相火论""阳有余阴不足论"反映了他的主要学术思想，并在医理之中贯穿了"太极动而生阳，静而生阴""吉凶悔吝皆生乎动"及"动而中节"等理论，这与他受到理学思想的影响有关。

朱震亨所处的时代，《局方》依然盛行，医者滥用辛热燥烈药物而造成伤阴劫液之弊者仍很普遍。朱震亨目睹其状，潜心研究，深有所得，而著《局方发挥》一书。其中列举诸证，剖析误用辛热之害，并指出对于阴虚血少之人所伤尤甚。所以，他在养生或治疗方面都体现了补阴的思想，在纠正时弊方面发挥了重要的作用，故《四库全书提要》谓"《局方》盛行于金元，至震亨

《局方发挥》出，而医学始一变也"。

朱震亨到过南方各主要城市，对统治阶级的生活方式颇为熟悉。在治疗众多患者的临床实践中，在"相火论"的基础上他提出了"阳常有余，阴常不足"的观点，发挥了《内经》以来关于"相火"的见解，阐述了"相火"之"常"与"变"的规律。相火之常为生理，所谓"人非此火不能有生"；相火之变为病理，所谓"相火元气之贼"。把"生"与"贼"两个正反相对的属性都赋予"相火"这一概念中，显然是指"常"与"变"两种情况而言。纵欲伤阴是导致疾病的内在因素。朱震亨把这种情况叫作"相火妄动""煎熬真阴"。对这类疾病，他创造并使用滋阴降火之剂，获得了成功。如他的"大补阴丸"有明显疗效，后世被广泛使用。但是只凭滋阴降火的药物还不能根本解决"相火妄动"从而致病的问题，所以他还大力宣传"养生""节欲""保养肺肾二脏"的重要性。《格致余论》中讲节欲法，提出纵欲则失血伤津，寡欲能养血生津等等。

引起相火妄动的原因主要有情志过极、色欲无度、嗜食厚味等。他反复告诫要收心养心，节制饮食、色欲，防止相火妄动。朱震亨还联系自然界天阳大于地阴，阳道实、阴道虚，人身精血难成而易亏的事实，加之人之情欲无涯，相火易于妄动，于是得出"阳常有余，阴常不足"的结论。朱震亨提倡滋阴降火之法，善用滋阴降火之剂，故后世称之为"滋阴派"。

在临证方面，朱震亨并非一味滋阴降火，而非常重视辨证论治。在治疗杂病方面总结出许多独到的经验。对中风，他提出痰热生风的理论，主张治痰为先，次养血行血。对郁证，他认为郁生诸病，郁可分为六：气郁、湿郁、热郁、痰郁、血郁、食郁。它们既可以单独致病，又常相兼为病。一般由气郁为先，若郁久则多能化热生火。所以治郁重在调气，郁久须兼清火。

朱震亨学说在国内外都很有影响。日本医学界曾经成立过"丹溪学社"，专门研究他的学说。就临证医学本身而论，他的成就对中医学有很大的贡献。

六、王好古与阴证论

王好古（约 1200—1264），字进之，号海藏老人，元代赵州（河北赵县）人。他进士出身，博通经史，并广览医籍多年。王好古先师张元素，后又受业师事李杲，尽得其传，并在晋州得益于学者麻革的教诲。他还曾从军出征，"随病察脉，逐脉定方"。在赵州曾以进士官本州教授，兼提举管内医学。晚年退居草堂，杜门养拙。其平生著述甚丰，现存有《阴证略例》《医垒元戎》《汤液本草》《此事难知》及《斑论萃英》等。

王好古推崇仲景学说，特别注重伤寒阴证的研究。他认为"伤寒古今为一大病，阴证一节害人为尤速"，故特撰《阴证略例》。对阴证的发病原因、证候、诊断和治疗，都做了详尽阐述，提出许多独特见解。如饮食冷物，误服凉药，感受"霜露、山岚、雨湿、雾露之气"，都可导致阴证。他非常重视内因的作用，认为无论内伤或外感发病，都是由于人体本虚。若人体不虚，腠理固密，即使受到六淫侵袭，也能抵抗而不易发病。所以他在"伤寒之源"一文中说："盖因房室劳伤与辛苦之人，腠理开泄，少阴不藏，肾水涸竭而得之。"显然，他这种看法，既与《内经》中"邪之所凑，其气必虚"的理论一致，也与李东垣"饮食失节，劳倦所伤"的主张有共同之点。不过，李氏是重点在阐发内伤脾胃病，而王好古则兼论外感病，且重在肾，这又是同中之异了。

王好古在学术上虽然受到李杲的影响，但他认为李杲只阐发了"饮食失节，劳倦伤脾"所造成的"阴火炽盛"的热中病变，而对内伤冷物遂成"阴证"的病变论述还不够全面。同时，他又认为"伤寒，人之大疾也，其候最急，而阴毒为尤惨，阳证则易辨而易治，阴证则难辨而难治"。他认为阴证的发病机理是"有单衣而感于外者，有空腹而感于内者，有单衣空腹而内外俱感者，所禀轻重不一，在人本气虚实之所得耳"。又说："发于阴则少阴也。"从他这两个论点可以看出，他所说的阴证，似指三阴伤寒而言。"本气虚"是发病的主要原因，而本气虚又多与少阴肾或太阴脾有关，所以他又引用《活人书》的"大抵阴毒本因肾气虚寒，或因冷物伤脾，外感风寒，内既伏阴，外又感寒，内外皆阴，则阳气不守"来说明这一论点。这就是说，"阴气虚寒"是形成阴证的主要根源，而"冷物伤脾"或"外感风寒"是形成阴证的条件。肾阳充盛的人，即使有冷物伤脾，或风寒外伤，也能使阴寒之邪逐渐消失而不发病。只有肾阳素虚的人，一感受到外寒或冷物，则内阴与外寒相合，便形成阴寒过盛的阴证。由此可知，阳气不守是招致阴证的原因，而阳气之所以不守主要是原于肾气的虚寒。

关于阴证的治疗，王好古着重于保护肾气，增强体质，强调温养脾肾的原则。所谓"少阴得藏于内，腠理以闭拒之，虽有大风苛毒，莫之能害矣"。并特别指出了"温肾"法的重要性。他这些关于阴证的理论观点与实际经验，既补充了张仲景之学，又发挥了易水派之说。

王好古在临证实践中还扩大了六经病的治疗范围，打破了伤寒与杂病的界限。既把六经辨证的原则用于杂病，又把杂病方药用于六经诸证，将伤寒与杂病的治疗统一起来。因此，他在选方用药上更善于加减化裁，灵活变通。如四物汤的加减有 60 余种，理中汤的加减有 18 种，平胃散的加减有 30 种等等，扩大了很多方剂的应用范围，体现了辨证论治的灵活性。他还把六经施治的方法应用于小儿斑疹的治疗，在《斑论萃英》中提出"外者外治，内者内治，中外皆和，其斑自出"的原则。针对各种不同的证候，分别采用"发、夺、清、下、利、安、分"等具体治法。其中不乏白虎汤、犀角地黄汤、甘露饮子、泻白散等方。可见，王氏并非囿于温补，而是注重辨证用药。在《医垒元戎》中，王好古按三焦寒热、气血寒热区分病位，选用方药，对后世三焦辨证和卫气营血辨证的产生起到一定的启蒙作用。

综上所述，金元医家的创新，活跃了当时的学术风气，改变了"泥古不化"的局面，丰富了中医学理论，打破了因循守旧、尊经崇古的局面，开创了中医学术的交流与争鸣，为后世医家做出了榜样。他们的学术主张都是根据当时所处的社会环境、疾病发生的现实情况，总结自己的临证经验提出的。不仅在当时，而且对后世；不仅对中国，而且对国外都产生了很大影响。他们的理论对各科的发展都有推动作用，尽管他们的理论观点都存在明显的偏颇之处，但是偏不掩长，他们的创新促进了中医理论的研究，并为后世不同学术流派的形成奠定了基础。后来有许多医家继承并发展了他们的学术主张，使之更趋完善。他们在中国医学史上所占的地位，是应当充分肯定的。

第六节　中外医药交流

宋金元时期，我国已应用指南针于航海中，海上交通得到较大发展，对外经济贸易大大超过前代。由于唐中期后吐蕃侵扰河西，陆上"丝绸之路"被阻隔，所以宋金元时"海上丝绸之路"的中外交流异常活跃，其中以广州和泉州的海外贸易最为突出。自 971 年起，朝廷相继在广州、泉州等沿海城市设立"市舶司"（主管海关及税收）管理海上贸易，促进了中外经济、文化交流。当时我国与 60 多个国家和地区有通商和贸易往来。随着海外贸易的日益发展，中外医药交流也随之扩大。

一、中朝医药交流

两宋时期，中朝医药交流在两国医学交流史上形成高潮，两国不仅有使节往来，医书之赠送，还有许多中国医生赴朝行医或教学，从而促进了朝鲜医学的发展。太平兴国七年（982），高丽国王遣使赠送许多珍贵器物，包括不少香药。大中祥符八年（1015），高丽国遣郭元使宋，次年真宗赠以《太平圣惠方》100卷携归。宋徽宗建中靖国元年（1101），高丽使者任懿、白可信回国时，宋徽宗赠送《太平圣惠方》100卷和《神医普救方》100卷，同年，又赠送高丽使者吴延宠等《太平御览》1000卷。不久，《图经本草》和《和剂局方》也传入朝鲜。朝鲜不仅收藏从中国传入的医书，而且进行翻刻刊行，使中医学在该国更广泛地传播。11世纪中叶，高丽刊刻了许多中国医书，如《难经》《川玉集》《本草括要》《小儿巢氏病源》《张仲景五脏论》《肘后方》及《疑狱集》等。高丽高宗十三年（1226），朝鲜医家崔宗峻以中国的《本草经》《千金方》《素问》《太平圣惠方》和《圣济总录》为基础，撰写了《御医撮要方》，促进了朝鲜医学理论体系的形成。由于中国医书传入朝鲜日益增多，部分医书在宋代已经散佚，而在高丽却尚存有善本。1091年，宋哲宗向高丽王请求献出所藏的中国善本医书，高丽宣宗于宋哲宗元祐八年（1093），遣黄宗悫来中国呈送《黄帝针经》8卷，当时中国的《针经》已亡佚，宋朝当时以此《黄帝针经》为底本重新颁行。

宋金元时期，中朝使节和医生往来频繁。如宋仁宗嘉祐四年（1059），宋医江潮东随泉州商人黄文景、萧宗明去高丽旅居，后在高丽从医；开封人慎修及子慎安之去高丽从医，并传授中医知识。宋神宗熙宁五年（1072）宋遣医官王愉和徐光赴高丽；七年（1074），宋又遣扬州医助教马世安等8人赴高丽；元丰三年（1080）七月，马世安再度赴高丽，受到神宗的嘉奖。神宗元丰元年（1078），高丽文宗患风痹证，请求宋帝派医，翌年，宋廷派遣翰林医官邢慥、朱道能、沈绅等88人，带去百种中药材，赴高丽为文宗治病。宋哲宗元祐八年（1093）六月，宋医牟介、吕炳、陈尔猷，范之才等赴高丽教授医学，至次年十二月返宋。宋徽宗政和八年（1118），宋朝应高丽太子的请求，派遣翰林医官、太医局教授杨宗立，翰林医谕、太医局教授杜舜学，翰林医候、太医局教学成湘迪，功郎试太医学陈宗仁，太医学兰苗等7人，至高丽教授医学并行医。宋徽宗宣和五年（1123），宋廷又应高丽仁宗之请，遣翰林医学杨寅和医官李安仁、郝洙等3人赴高丽从医。两国医生的来往，直接促进了两国医学的发展。

医事制度方面，宋初高丽仿照唐制设置机构，授予职衔，实施医学教育和医业科举制度，以《素问》《甲乙经》《明堂经》《脉经》《针经》《刘涓子鬼遗方》《痈疽论》《本草经》等中国医书为考试科目，后又增加《和剂局方》。另仿宋制设置"惠民局""典药监"等机构。

宋代，中朝之间药材交流不仅品种多，且数量较大。如北宋真宗、仁宗及南宋孝宗时，均先后向朝鲜赐赠香药、犀角、象牙等。朝鲜药材输入中国也多，主要有香油、人参、枳子、水银、麝香、榛子、石决明、松塔子、防风、白附子、茯苓等。如1032年高丽遣元显等293人赴宋献人参、硫黄等药物；1070年高丽遣柳洪、朴田亮等人来宋献人参千斤；熙宁五年（1072），高丽向宋朝献人参千斤。1080年高丽派遣户部尚书向宋朝进献的物品中就包括中各有千余斤的人参、松子、香油等。

公元1275年、1279年、1282年、1293年，元世祖忽必烈先后4次应高丽王之邀，派遣医师、太医赴高丽，为其王室诊治疾病。元末，河北河间人李敏道赴高丽居留行医，因医术高超，被高丽王授予"典医正"之职。朝鲜也派医生来中国从事医疗活动。如元世祖至元二十二年（1286）三月，元世祖有病求高丽派良医。高丽先后派尚药侍医薛景成来华，为元帝治病，对此，元世祖甚加赏赐。宋金元时期的数百年间，中朝医药交流频繁，对促进中朝两国的医药发展产生了积极的作用。

二、中日医药交流

宋金元时期，中日医药交流不如前代，两国政府间的医药交往较少，多限于民间僧侣和学者私人往来。宋初，日本就开始整理编写中医书籍。如984年，日本丹波康赖参考宋以前的方书200余部编成《医心方》一书，不但传播了中医知识，而且保存了我国许多已散佚的方书。丹波康赖又编著了《康赖本草》，主要引用《神农本草经》的内容，该书对日本医学产生了深远的影响。此间，民间的医药交往不断。据《诸蕃志》和宫本泰彦的《中日文化交流史》记载，当时我国运往日本的主要是香药，日本输入我国的大多为硫黄。如咸平元年（998），日本僧人向宋廷进献琥珀等贵重物品，其中硫黄有700余斤。据《宝庆四明志》卷6载，当时日本输华的物品中有药用珍珠、水银、鹿茸、硫黄等。日长元元年（1028），福州客商周文裔到日本，赠送日本右大臣藤原实资的礼物中就有麝香、丁香、沉香、薰陆香、诃黎勒、朱砂等药物。宋仁宗康定二年（1041），宋人惠清到日本镇西行医；同年，日人藤原清贤奉命至宋求治眼方。宋英宗治平三年（1066），南宋王满赴日时，曾带去"灵药及鹦鹉"。宋医郎元房亦曾到日本，侨居镰仓达30余年，得到当政者北条时赖和北条时宗的信任，担任他们的侍医。丹波家族的千光法师明庵荣西（1141—1215）于1169年、1187年先后两次入宋，归国时带回中国的茶种，从此茶叶在日本种植并发展，荣西著有《吃茶养生记》，书中说："得唐医口传，治诸病，无不效验。"他曾用清茶一盏治愈了源实将军的宿醒病，吃茶之风渐在日盛行。

宋代印行医籍甚众，日人来华带回的医书亦不少。淳祐元年（1241），圆尔辨圆从宋带回典籍达数千卷，藏于普门院书库。故在普门院的《藏书目录》中就载有中医书籍30余部，其中有《魏氏家藏方》11卷，即是宝庆三年（1227）的刊本。1303年及1315年，日本医家梶原性全（1266～1337）先后撰著《顿医抄》和《万安方》两部著名医书，其中《顿医抄》50卷，主要仿照《诸病源候论》的疾病分类与目次，引用《千金方》《肘后百一方》《太平惠民和剂局方》《太平圣惠方》《三因极一病证方论》《济生方》的内容，并结合自己的经验编撰而成。《万安方》62卷，主要取材于传入日本的宋代临证各科的医方编写的，如收录《圣济总录》1797方、《圣惠方》217方、《太平惠民和剂局方》156方，而唐代的《千金方》仅引用84方。此两书的刊行，对中日医学交流，促进中医学在日本的传播作出了贡献。

三、中国与东南亚诸国的医药交流

两宋时期，中国与东南亚诸国的海上贸易十分发达，据《宋会要辑稿》《云麓漫钞》《诸蕃志》《真腊风土记》等书记载，在福建泉州进出的大批货物中仅进口的药物品种就达300种之多，其中以香料药物为多，如乳香、木香、沉香、檀香、茴香、丁香、安息香、金颜香、苏合香油、降真香、龙涎香等，以及玳瑁、槟榔、胡椒、肉豆蔻、硫黄、腽肭脐、芦荟、没药、血竭等。当时药物进口不仅品种多，而且数量非常惊人。如淳化三年（992），从阇婆（印尼苏门答腊岛和爪哇岛）一次运进檀香达4400余斤；南宋建炎四年（1130），泉州运进乳香86000多斤；绍兴二十五年（1155），从占城（越南南部）运进泉州沉香等7种香料共有63000余斤、玳瑁60斤；绍兴二十六年（1156），从三佛齐（印尼苏门答腊岛巨港附近）输入胡椒10000余斤。1974年，泉州湾出土一艘宋代海船，船舱中有降真香、檀香、沉香、乳香、龙涎香等大量香料药物，此外还有胡椒、槟榔、玳瑁等，未经脱水重达4000多斤，这些药物多数产自占城、三佛齐等地，这是宋代输入大量药材的重要见证。清代梁延楠的《粤海关志》亦记载当时从沿海地区输入大量香料药物的情况。该书引载北宋《中书备对》统计神宗熙宁十年（1077）海外贸易情况："三州市舶司（所收）乳香三十五万四千四百四十九斤，其中内明州（今宁波）所收惟四千七百三十九斤，在杭州所收惟六百三十七斤，而广州所收者则有三十四万八千六百七十三斤。"可见当时药材贸易繁盛之一斑。另《四明志·市舶》记载，在宝庆年间（1225—1227）输入的药物有麝香、沉香、龙涎香、胡椒、荜澄茄、荜茇、良姜、缩砂、蓬莪术、海桐皮、大腹皮、丁香皮、姜黄、木鳖子、茱萸、相思子、大风油、苏木等，其中的香料均来自东南亚诸国。

药物的大量输入，除了来自海上贸易的渠道外，东南亚各国的使节来华也带来大量药材作为礼品献给朝廷。例如交趾国（越南北部）自北宋开宝八年（975）以来，多次将犀角、象牙、珍珠、玳瑁、乳香、沉香等药物赠送我国。占城国于建隆二年（961），遣使莆诃散赠送犀角、象牙、龙脑等药物；次年又进送象牙22株、乳香千余斤；966年再送象牙、香药；996年特遣专使李波珠等送给朝廷大宗的犀角、象牙、玳瑁、龙脑、沉香、檀香、胡椒等；999年又遣使朱陈尧等送来犀角、玳瑁和香药；1018年遣使带来大宗的象牙、犀角、玳瑁、乳香、丁香、豆蔻、沉香、盏香、茴香、槟榔等，其中槟榔多达1500斤。此外，安南国、真腊国（柬埔寨及泰国南部）、丹眉流国（马来半岛）、罗斛（今缅甸）、注辇国（印度东南部科罗德尔海岸）、阇婆国、三佛齐等国曾多次遣使来华进献贵重药材和香药，如犀角、象牙、珍珠、玳瑁、沉香、檀香、朱砂、苏合香、乳香、丁香、龙脑、豆蔻、茴香等。

宋元时期，中国的药物通过沿海港口也源源不断地输往东南亚各国。如经泉州港出口的药物有川芎、朱砂、大黄、黄连、白芷、樟脑、麝香、干姜、硼砂、绿矾、白矾、砒霜及茶叶等。当时从泉州出口大宗川芎，运往盛产胡椒的东南亚国家，对防治当地因采椒所致的头痛病起到了良好的作用。据《诸蕃志》所载，苏吉丹（今印尼爪哇岛中部）地区，"采椒工人为辛气熏迫多患头痛，饵川芎可愈"。中国的药材受到当地民众的欢迎。又据《钱塘县志》述，南宋时越南人在临安（今杭州）大量购买土茯苓，造成土茯苓价格上涨。元世祖忽必烈时，曾于1263年、1267年、1269年赠给安南王药物。据《大越史记全书》记载，元代针灸医生邹庚曾在越南为皇子治病，被称为神医，后邹庚又以针灸术治愈皇子的半身不遂和皇帝的阳痿，备受皇帝信任，官至宣徽院大使兼太医使。宋金元时期，中国与东南亚诸国的关系非常密切，尤其是我国从东南亚进口大批的香料药物，不仅扩大了中药的品种，而且丰富了中医临证的治疗方法。

四、中国与阿拉伯地区的医药交流

中国与阿拉伯地区在宋金元时期仍然保持着密切的交往，阿拉伯国家多次通过进贡方式向中国输入药物。据不完全统计，自宋太祖开宝四年（971）至南宋孝宗乾道三年（1167）的196年间，大食进贡凡49次，其中明确记载有药物的10次。在《宋史》的"外国列传·第六"记载大食国进献的药物或可供药用的物品有白龙脑、蔷薇水、象牙、乳香、腽肭脐、龙盐、眼药、舶上五味子、舶上褊桃、白砂糖、千年枣、珍珠、琥珀、犀角及无名异等。中国与阿拉伯的海上贸易方面也有大量的药物交流。宋代药物进口的品种繁多，来自阿拉伯地区的药物有犀角、乳香、龙涎香、木香、安息香、金颜香、脑子、没药、硼砂、珍珠、芦荟、阿魏、苏合香等数十种。进口的数量也相当多，如《宋史·食货志下》载："大食蕃客罗辛贩乳香直三十万缗。"北宋时，集中于广州的阿拉伯香药主要通过水陆运输，经大庾岭进入江西，再转运京师汴梁（今河南开封）；南宋时则主要通过海路运至临安（今杭州）。阿拉伯药商也广至各地贩药，不但在广州、泉州，而且在扬州、洪州（今南昌），甚至在河南、山东等地也都有他们的足迹。除了大食国外，宋时尚有麻罗拔、施曷（均在阿拉伯半岛南部）、奴发（阿拉伯半岛东南岸的佐尔法）等国家也向中国输入大批香料药物。阿拉伯地区传入的药物，在宋金元时期的一些本草专著如《嘉祐本草》

《本草图经》《证类本草》《本草衍义》《汤液本草》中均有收录。除了药物输入外，一些阿拉伯地区的治疗方法也在我国流传。如《太平圣惠方》卷三十二的眼科方中载有"大食国胡商灌顶油法"，方用"生油二斤，故铧铁五两（打碎捣洗），寒水石一两，马牙硝半两，曾青一两"，上述药物"以绵裹，入油中浸一七日后"，可治"脑中热毒风，除眼中障翳，镇心明目"。阿拉伯等地输入的药物及其制剂有的已成为当时防治疾病的常用药物，如《诸蕃志》卷下记载："苏合香油，出大食国，番人多用以涂身，闽人患大风者亦敷之。"宋真宗时，丞相王旦气羸多病，真宗曾赐其药酒一瓶，并苏合香一两，同煮饮服，效果很好。

在阿拉伯医药传入中国的同时，中医药在宋代也外传阿拉伯地区。据《宋会要辑稿》记载，宋代经市舶司由大食商人外运的中国药物近60种，包括人参、茯苓、川芎、附子、肉桂等7种植物药及朱砂、雄黄等矿物药。这些药材除了运至阿拉伯地区外，一部分被转运至欧洲各地。《马可波罗游记》中记述了中国药材外运的情况：在马拉巴看到大批的中国船只，装载着大宗中国产的药材，同其他货物一起，被阿拉伯人运往亚丁港，再转运到亚历山大里亚等地。书中还记载了传入阿拉伯地区的药物有姜、胡椒、大黄、麝香、肉桂等。波斯人阿布·曼苏尔穆瓦法克（Abu Mansure Muwaffaq）约于975年所著的《国药概要》一书，记述了肉桂、土茯苓、黄连、大黄、生姜等中国药物。波斯医生拉什德·阿尔丁·阿尔哈姆丹尼（1247—1318）主编的《伊尔汗的中国科学宝藏》一书，介绍了许多中医学内容，并提及中国医家的名字。

到了元代，中国与阿拉伯地区的医药交流更为兴盛。当时把在伊斯兰国家流行的以阿拉伯医药为主体的医学称为回回医药。由于元代传入更多的阿拉伯医药，形成了回回医药与汉医药并重的局面。1263年元朝聘请阿拉伯名医爱薛（Fnant Isaioh）为御医，在朝廷设立西域医药司、京师医药院、广惠司、大都与上都回回药物院及回回药物局等专门机构，还翻译阿拉伯的医学著作《回回药方》等。此时阿拉伯地区的药物仍通过使节和贸易输入中国，如丁香、豆蔻、苏木、麝香、水银、硫黄、大风子、肉桂等。元代的医书如《饮膳正要》《瑞竹堂经验方》等均收录有阿拉伯的医方，如舍利别（即糖浆剂）、阿刺吉酒等。

【复习思考题】

1. 论述宋元时期医学发展的特点及其历史背景。
2. 宋代政府对中医学的发展作出了哪些突出贡献？
3. 论述宋元时期针灸学发展的主要成就及其对后世的影响。
4. 论述金元医家理论创新的背景、代表医家及历史意义。
5. 结合现代实际，谈谈金元医家理论创新的思想对我们有哪些启发？

第六章

中医学的成熟与创新

明—清·鸦片战争前（1368—1840）

扫一扫，查阅本章数字资源，含PPT、音视频、图片等

明初至清代鸦片战争发生前是中国封建君主专制社会的后期。国家长期统一稳定，经济高度发展，文化、科技取得多方面成就，推动了中医学发展至成熟时期。

明代初期，朝廷采取了一系列发展社会生产力的措施，促进了农产品和手工业的商品化。明中期以后，随着商品经济的发展，出现了资本主义的萌芽。南方形成了一批行业集中的工商业城镇，如苏州盛泽镇的丝织业、汉口镇的商业、景德镇的烧瓷业等。明代造纸业和印刷术的进步，为医书的大量刊刻，尤其是大型医书的印刷创造了条件。

清朝取代明政权后，经过清代前期的休养生息，出现了"康乾盛世"，社会稳定繁荣。江南地区的经济发展更为迅速，文人荟萃。乾隆以后全国人口迅速增加，促进了人口的流动和城镇人口的集中。这为医学的交流提供了条件，但是人口集中也易造成疾病流行。

清朝统治者为加强思想控制，屡兴文字狱，迫使文人皓首穷经，故产生了"乾嘉考据学派"。影响到中医学，表现为古代经典著作研究掀起热潮，但同时也压抑了医学的创新精神。

明末清初，西方科学技术随传教士进入中国，一些知识分子开始接受和介绍西方科学文化知识。其后，清朝统治者闭关锁国，大大阻碍了外来文化的传播。

明清医学承袭宋金元的基础，兼之社会经济发展对医学的推动，名医辈出，医著如雨后春笋涌现。基础理论和临床各科进一步丰富和成熟，已进入全面、系统、规范化的总结阶段。不少学科产生了一批高质量的综合性著述和集古代中医学之大成的成果，成为中医学发展的高峰时期。如本草学中的《本草纲目》《本草纲目拾遗》，方书中的《普济方》，全书中的《景岳全书》，丛书中的《证治准绳》《古今医统正脉全书》《医宗金鉴》，类书中的《古今医统大全》《古今图书集成·医部全录》，外科中的《外科正宗》，妇科中的《女科证治准绳》《济阴纲目》，针灸学中的《针灸大成》，眼科中的《审视瑶函》，医案中的《名医类案》《续名医类案》，温病学中的《温疫论》《温热论》《温病条辨》等。这些著作对前人的论述进行了全面总结和系统整理，内容丰富完备，成为各类著作中颇具影响的成果。

这一时期中医学术所取得的最重要的创新和突破当属本草学、温病学，以及王清任提倡的解剖生理学。有关"温病"的认识，明代以前常笼统地被纳入"伤寒"范畴，虽宋金元已有少数医家提出过有别于"伤寒"的认识和新方，但影响有限。明末清初吴有性的《温疫论》对温病病因与治法进行了系统论述，拉开了温病学研究的序幕。

清代乾隆以后，温病学发展至鼎盛时期，著名医家叶天士、薛雪、吴鞠通、王士雄等建立了较为系统的温病学理论。温病学术体系的确立是明清医学史上的重大成就，是中医学面对急性传染病的流行另辟新径的创新发展。

对天花的认识和人痘接种术的运用，是明代医学发展的又一突出创新。它是欧洲发明牛痘接种术的先驱，开创了人类预防天花的新纪元。

明清承金元余绪，学派之间论争激烈，或主寒凉，或倡温补，代有兴衰。明早期丹溪之学盛行，医家喜用寒凉。丹溪学派名家辈出，使苦寒凉润盛极一时，直到明代中期。

明代中晚期，为了补偏救弊，温补学派兴起。如汪机酷好参芪，薛己喜补气温阳，张景岳强调阳气，赵献可力主命门。

清代徐大椿著《医贯砭》，陈念祖撰《景岳新方砭》抨击温补学说。虽有偏激之处，但对扭转滥用温补的世风，提高医学辨证水平也产生了影响。

明清关于《伤寒论》的研究受当时尊经复古风气的影响，十分活跃，不同流派医家各有主张。或持"错简"说，或主"悉依旧本"，或以方类证，从不同角度去认识理解该书，并将伤寒的治则引入杂病的治疗，推动了《伤寒论》的研究和临床应用。

随着明末一批总结性医学著作的产生，中医学达至鼎盛阶段。清代乾隆以后人口大量增加，疾病流行，社会对医学的需求增大。不论是家传师授，或是自学，都迫切需要一种浅显易学易记的普及读物。于是中医普及类著作大行其世，同时医著中也出现了一种简约化的倾向。当时广泛流行的有《药性赋》《汤头歌诀》《四言脉诀》《医学三字经》等，这些著作采用歌赋体裁，易诵易记，简单明了，特别适合于初学医者。

此外，入门书中还有一些明白晓畅、实用性强的书籍，如本草著作《本草备要》，方剂学著作《医方集解》《成方切用》，脉学著作《濒湖脉学》等。综合性医书有明代刘纯的《医经小学》、李梴的《医学入门》、李中梓的《医宗必读》及清代程钟龄的《医学心悟》等。清代陈修园编写了系列普及读物，如《医学实在易》《医学从众录》《时方歌括》《时方妙用》等，曾广泛流行。

由博返约的节要本著作有《读素问钞》《内经知要》等。本草学中仅对李时珍《本草纲目》进行节纂改编的医书即达数十种，如《本草述钩元》等。

第一节　中医学的成熟与昌盛

明清时期，当封建君主专制社会进入后期，面临社会变革的前夜时，传统中医学也达到了它的又一发展高峰。

一、医学著述、医学杂志、学术团体

（一）医学著述

明清时期，随着先儒后医的医家增多，一些数代世医的临床经验总结成书，著书立说的医家数量也较前代有大幅度增加。兼之印刷术的进步、商品经济的发展、刻书技术的成熟等社会因素的影响，医书种类日趋丰富。一些大型方书、类书、全书、丛书和综合性医书先后刊刻问世。

这一时期多数大型医书以民间私家刻本（或有官宦资助）为主，仅少量为官刻官修御纂，与宋代重要医书以官刻官修为主大相径庭。以个人之力，穷数十年之功，成一家之言，大量刊刻医书，正反映了医学发展的社会需要和医家的孜孜不懈追求。

明代官刻本中，藩府刻本质量高、校勘精，共刊刻医书 30 余种，如朱橚主持编纂的《普济方》收方 61739 首，集 15 世纪以前方书之大成，是我国古代最大的一部方书。全书主要以病候分类，病证之中有论有方，并载药物和针灸等治疗方法，资料丰富，对保存古代医学文献资料有一定贡献。惜卷帙浩大，使用不便，明初刊行后，原刻散佚。幸得《四库全书》收录保存。

现存规模最大、体例较为完善的古代类书是清政府诏修的《古今图书集成》，其中《医部全录》多达 520 卷，约 950 万字，分类辑录自《内经》至清初 100 余种医学文献，内容包括医学理论、各科病证、方剂药物、医史传记等。

清太医院院判吴谦、刘裕铎奉旨"御纂"的《医宗金鉴》90 卷，共分为伤寒、金匮、临床各科等 15 种，编者立论平正，"全无偏执"，伤寒和临床各科"心法要诀"为全书精华所在，尤为突出的是《正骨心法要旨》一书，对骨科手法、解剖、器械图解详明，并吸取多种临床经验。全书较系统地反映了中医学术体系，又注重临床，便于初学，是具有教材性质的普及性医学丛书。

明王肯堂辑、吴勉学校的《古今医统正脉全书》，汇辑自《内经》到明代重要医书 44 种，尤其是宋金元时期的重要医学著作，幸得其流传。吴氏为著名刻书家，所选医籍版本精当，又经其校正，颇多善本，成为较早汇刻的重要医学丛书。

明嘉靖万历间名医徐春甫编集《古今医统大全》100 卷，采录了明代中叶以前的历代医书及经史子集约 390 余部书中有关资料，分门别类，参以己见，是一部达 140 万字的医学类书。作者自述"合群书而不遗，折诸方而不紊，舍非取是，类聚条分"。但征引文献未严谨校正，或擅自改易，或未明出处，自撰或采摭他书不清是其不足。此书对养生、老年医学的阐述有重要价值。

万历年间王肯堂编撰的《证治准绳》广涉各科疾病，是以临床治疗为主的医学丛书，分为杂病、类方、伤寒、女科、幼科、疡医共 6 科。书中每一病证先综述历代医家治验，然后阐明作者见解。具有论述精辟、治法详备、切于实用、"博而不杂，详而有要，于寒温攻补无所偏主"的特点。

《景岳全书》是明代张景岳晚年的一部力作，共 24 集，64 卷。内容涉及中医基础理论、诊断治法、临床各科、本草方剂等。作者博采前人精义，考验心得玄微，自成一家之言。全书力矫金元以来丹溪寒凉攻伐之弊，以温补为特色。

此外，戴思恭的《证治要诀》、王纶的《明医杂著》、龚廷贤的《万病回春》《寿世保元》、缪希雍的《先醒斋医学广笔记》、程国彭的《医学心悟》属于综合性医著中较有影响者。楼英的《医学纲目》、李梴的《医学入门》等属于医学全书中较有影响者。薛己的《薛氏医案》、汪机的《汪石山医书》、万全的《万密斋医学全书》、沈金鳌的《沈氏尊生书》、陈修园的《南雅堂医书全集》属较著名的医学丛书。大批医家数十万字的各类医学著作纷纷出版，反映出中医学的空前昌盛，成为明清中医学趋于鼎盛的重要标志。

我国西汉即有医案，如仓公的"诊籍"。但此后发展缓慢，主要与医家不重视医案交流，所记较为简略有关。宋代许叔微的《伤寒九十论》为最早的医家医案著作，载有许氏临床治疗案例 90 则。明代医案著作渐多，成为人们总结经验教训、启迪辨证思路、学习交流治疗心得体会的一种新的著作形式。著名的有汪机的《石山医案》、周之干的《周慎斋医案稿》、孙一奎的《孙文垣医案》等。其中江瓘编辑的《名医类案》开选编古人医案于一书的先河，此书广辑明以前医药著作及其他文献中的名医治验案例，按病证分为 205 门，以内科病案为主，兼及各科，主要选辑辨证精详、治法奇验者。每案除载病人姓名、年龄、证候、诊断治疗等基本情况之外，以证、因、治为重点，案后间加按语，阐发分析，总结经验教训。

清代医案著作更多。医家的原始医案中叶天士的《临证指南医案》最为知名，每寥寥数语画龙点睛。魏之琇的《续名医类案》、俞震的《古今医案按》等则多兼集前人医案而成。另有徐大椿的《洄溪医案》、薛雪的《扫叶庄医案》、陈念祖的《南雅堂医案》等，不下百余种，蔚然大观。

（二）最早的医学杂志

杂志是一种定期或不定期出版，发表较多作者文章进行广泛交流的文献形式。我国18世纪末苏州医家唐大烈编辑的《吴医汇讲》已具有杂志的基本特征。唐大烈，字立三，号笠三，选授苏州府医学正科。他从乾隆五十七年（1792）至嘉庆六年（1801）逝世停刊，连续10年间，将苏州、无锡、常熟、太仓等地医家的文章结集，先后出版《吴医汇讲》11卷，合订为1册，共登载41位作者的94篇文章，成为我国最早具有医学杂志性质的刊物。

《吴医汇讲》卷首有唐氏《自序》及凡例7条，说明收编文稿的范围、内容、体裁、刊载次序等有关问题，据此有助于了解刻刊的宗旨和特点。它的主要特点是内容广泛，登载文稿涉及医学的多方面领域，不拘体裁。诸如理论探讨、经验交流、随笔、考据等多种形式，不一而足。同时重新意，要求"发前人所未发"，不作人云亦云之说，否则不用。另外还提倡学术民主，选编文章不以作者年龄、资历分先后，按来稿的早晚定次序。对不同的学术观点，只要"能通一理"，则"两说并存"。还在每篇文章前简要介绍作者的基本情况。

《吴医汇讲》及时推出了很多有学术价值的文章，如叶天士的《温证论治》，促进了温病学说的交流和发展，也较为集中地反映了江南地区，尤其常州地区医家的经验，以及疫病流行与治疗情况。

（三）学术团体

隆庆二年（1568）或稍前，徐春甫在北京建立了我国民间最早的学术团体——"一体堂宅仁医会"。当时徐春甫客居京城，"集天下之医客都下者，立成宅仁医会"，先后参加者有46人，多数来自安徽，如徐春甫之师汪宦、新安名医巴应奎等，还有来自江苏、河北、湖北、四川、福建等地的名医。医会的宗旨在于探讨医药学术，要求会员深入研究《内经》《伤寒论》等医籍，切磋医术，精益求精，讲求医德修养，深戒徇私谋利，会员之间真诚相待，团结互助。

医会提出22项会款，即诚意、明理、格致、审证、规鉴、恒德、力学、讲学、辨脉、处方、存心、体仁、忘利、自重、法天、医学之大、戒贪鄙、恤贫、自得、知人、医箴、避晦疾。从治学内容、方法、态度到医家应有的思想素质、道德品质、处事接物方法、对待患者的态度等都有具体规定。由此可见，该会是有明确章程宗旨约束，有一定数量成员参加的早期医学学术团体组织。医会注重提升医生的职业道德和人文关怀精神，至今仍具有指导和借鉴意义。

二、临证各科的发展

明清时期临证医学的发展，首先表现在诊断学方面。过去诊断疾病一般只重视望色与诊脉，对问诊与舌诊不够重视。这一时期，李梴首先在《医学入门》中指出，初学医的人必先学会问诊，并列举了应问的事项55条；张介宾在《景岳全书》中特设"十问篇"专讲问诊，并编成《十问歌》。此外，随着温病学说的形成，舌诊也渐被重视，特别是舌苔的白、黄、燥、腻逐渐被确定为诊断寒证、热证、伤津、湿痰的重要指征。在脉学方面，注意了同类异脉的鉴别，李时珍的《濒湖脉学》把27脉中同类异脉的鉴别点和各脉象的主病编成歌诀。李延昰的《脉诀汇辨》参考近70种古书内有关脉学论述，加以引录整理，可使学者"辨析相类之脉，对举相反之脉"。鉴于有的医家仅凭脉象诊病的弊端，明清时期的不少医籍都强调四诊全面应用的必要性。

在对疾病的认识方面，不论是鉴别诊断还是对疾病的认识、治疗、预防都有明显的进步。王肯堂对癫、痫、狂三病予以鉴别；张介宾把卒中的"中风"和外感的"中风"区别开来；虞抟的《医学正传》对肠痈的描述，与近代西医所描述的慢性阑尾炎急性发作类似；沈之问肯定麻风病是传染病；陈司成提出梅毒病由性交传染，并察知本病可以影响胎儿；王肯堂的《疡医证治准绳》对气管吻合术及耳郭外伤整形术的记载，在世界上是最早的；王清任的《医林改错》提出的补气活血和活血逐瘀治疗内科病的原则，至今仍具有重要的临床实用价值。

（一）内科学的发展

1. 温补学派与反温补学派代表医家　明清时期的内科学主要是围绕医学理论与古代医家学说及其医疗经验所出现的不同学术流派的论争而发展的，并形成了温补派与反温补派之争。明代，温补派医家薛己、张介宾、赵献可等针对刘完素、朱震亨的医学主张展开论争，他们强调温补肾阳在养生与治病上的重要性，反对以寒凉药攻伐肾阳。清代医家徐大椿、陈修园则针对张介宾、赵献可的医学主张提出了反对的观点。

（1）薛己与《内科摘要》　薛己（1488—1558），字新甫，号立斋，吴县（今属江苏）人。因受医学世家影响（其父薛铠擅医，曾任太医院院使），医学造诣较深，著述甚多。其著《内科摘要》是我国医学史上第一本以内科命名的医籍。全书以医案为线索，共载病案21类，209例，是一部理、法、方、药结合较好的内科医案著作。其学术思想主要受张元素、李杲的影响，注重脾胃虚损证，又受王冰、钱乙的影响，重视肾中水火与脾胃的关系，因而脾肾并举，注重温补，以补中益气丸和肾气丸为治。薛己兼通内、外、妇、儿、眼、口齿等科，他的很多医著后被编辑为《薛氏医案》。

（2）张介宾与《景岳全书》　张介宾（约1563—1640），字景岳，又字会卿，号通一子，浙江山阴（今属绍兴）人。少年时随父到京师，曾学医于金英。青年时从戎幕府，中年后再度"肆力于轩岐"。其医学主张，主要是反对刘完素和朱震亨以寒凉药攻伐肾阳，认为真阳、真火是生命之大宝，经常维护尚不足，岂可滥事攻伐？针对朱震亨"阳常有余，阴常不足"的观点，提出了"阳非有余""真阴不足"及"人体虚多实少"等观点，主张温补肾阴肾阳，慎用寒凉与攻伐方药，创立了左归丸、右归丸以代替六味丸和八味丸加强补肾之力，对后世产生了较大影响，甚至有的医家产生了滥用温补方剂的偏向。张介宾晚年撰著的《景岳全书》（1640）是一部综合性医籍，其中"伤寒典"与"杂证谟"各卷所论述的病证，大多属于内科疾病的内容，有不少正确的见解。如指出"卒倒"非风所致，"卒倒多由昏愦，本皆内伤积损颓败而然，原非外感风寒所致，而古今相传，咸以中风名之，其误甚矣"。他认为此证主要由真阴亏损、元气虚脱所致，因此在治疗上"只当培补元气为主"。

（3）李中梓与《医宗必读》　李中梓（1588—1655），字士材，又字念莪，华亭（今上海松江）人。在李杲、薛己、张介宾诸家的影响下，提出了"肾为先天之本，脾为后天之本""气血俱要，补气在补血之先""阳阴并需，而养阳在滋阴之上""乙癸同源，肝肾同治"等概括性论断。对脾肾的治疗，他提出："治先天根本，则有水、火之分。水不足者用六味丸，壮水之主以制阳光；火不足者用八味丸，益火之源以消阴翳。治后天根本，则有饮食、劳倦之分。饮食伤者，枳术丸主之；劳倦伤者，补中益气丸主之。"其重视脾肾互济同治的学术主张，具有较大的理论意义和实践价值。所著《医宗必读》（1637）较详细地论述了医学源流及业医应有的知识、脏腑经络的生理病理及35种内科杂病的诊断与治疗。

（4）赵献可与《医贯》　赵献可（16世纪下半叶），字养葵，鄞县人。他对薛己的温补学说十分推崇，尤其发挥命门之说，认为命门是人身之主和至宝，强调"命门之火"的重要性。其著《医贯》（1687）的用意，即是以保养"命门之火"的论点贯穿于养生与治疗等一切问题之中。因此，其用药也多采用六味丸、八味丸等补阴补阳方剂。但赵献可过分强调温补命门的主张，不免有些偏颇。

（5）徐大椿与《医贯砭》、陈念祖与《景岳新方砭》 清代，徐大椿（1693—1771）、陈念祖（约1753—1823）对温补派医学主张提出了反对观点，对温补派用峻补辛热药剂力加抨击。徐大椿认为，温补派"全不知古圣制方之义，私心自用，著书成家"。"古人病愈之后，即令食五谷以养之，则元气自复，无所谓补药也"。"若果元气欲脱，虽浸其身于参附之中，亦何所用"。其所撰《医贯砭》（1764）一书，对《医贯》的论述予以猛烈的贬斥。陈修园则仿效徐大椿，撰写了一部贬斥温补派的专著《景岳新方砭》（1804），对张介宾的温补学说力加抨击。徐、陈两医家针对温补派的评述，对纠正滥用温补的偏向无疑起了一定作用，但囿于门户之见，也难免失于偏颇。

2. 综合性医著及代表人物 明清时期内科学方面的发展还表现在不少医家能兼取历代医家之长，吸取家传经验，结合自己的临证实践，完善对疾病的认识，著成综合性医著。主要有：

（1）虞抟与《医学正传》 虞抟（1438—1517），字天民，自号花溪恒德老人，浙江义乌人。出身于医学世家，自幼颖悟，先习举子业，后因母病而继承家业，转攻岐黄，而私淑丹溪遗风，并接受祖父医学经验。他为了"使后学知所适从，而不蹈偏门以杀人"，以《素问》《难经》为主要依据，参考吸收各医家学说，结合自己40年临证经验，著成《医学正传》（1515）。书前首列"或问"50条，阐明前人未尽之意，然后分门论证。每门先论证，次脉法，次方治。并附以家传方、已所亲验方、验案及其心得体会。虞抟推崇朱震亨，但并不为其学说所禁锢。他认为，朱氏之书"不过发前人所未发，补前人所未备耳。若不参以诸贤所著而互合为一，岂医道之大成哉？"他把朱氏"阳常有余，阴常不足"加以发挥，用来阐发气与血的关系，认为阳有余是气中之阳有余和血中之阳有余，阴不足是指气中之阴不足和血中之阴不足；治疗上把人参、黄芪作为补血必备之品，谓其能寓气而生血，熔李杲、朱震亨之学为一炉。

（2）王纶与《明医杂著》 王纶，字汝言，号节斋，明代慈溪（今浙江宁波）人，官至右副都御史。因父病学医，善究医理，宦余为人治病，常获良效。晚年著《明医杂著》（1549），论述发热、痨瘵、泄泻、痢疾、咳嗽、痰饮、风证等内科杂病，以及妇、儿、眼、耳、鼻、齿等各科病证的辨证论治。王纶认为，《内经》是中医学之渊薮，张仲景、李杲、刘完素、朱震亨等人都是在《内经》的基础上各有发挥。因此学医必先钻研《素问》《灵枢》，然后再取各家之长，才能掌握医学之真谛。在临证方面，他通过对内科学术思想的总结，主张"外感法仲景，内伤法东垣，热病用完素，杂病用丹溪"，对于内科理、法、方、药的发展有一定的指导意义。

（3）王肯堂与《证治准绳》 王肯堂（1549—1613），字宇泰，号损庵，又号念西居士，金坛（金属江苏）人。王肯堂幼年聪明好学，17岁时，因母病乃立志学医，不久又治好其妹之乳痈病，于是乡党间渐知其名。后其父认为行医妨碍举业，严厉禁止他看病，于是他不再研究医学。万历二十年（1592）他辞官归乡后，更加致力于医学，医术日益精进。《证治准绳》（1608）是他花费十多年时间编撰而成。其中《杂病证治准绳》分为诸中、诸伤、寒热、诸气、诸呕逆、诸血、诸痛、痿痹、诸风、神志、杂、大小腑、七窍等13门，论述黄疸、咯血、便血、腹泻、眩晕、头痛、狂、癫、疠风、目痛、雀盲等各种杂病。全书以证治为主，每证引《内经》《伤寒论》及金元医家学说，结合己见论述，内容丰富，条理清楚，议论持中，选方精审，为临床医生所推崇。

（4）龚廷贤与《寿世保元》 龚廷贤（1522—1619），字子才，号云林，明代江西金溪（今属江西抚州）人。父龚信曾任职太医院，龚廷贤随父习医，后亦任太医院吏目。所著《寿世保元》（1615）除卷一介绍诊断、用药基本知识外，其余各卷分述内、外、妇、儿各科病证的诊断和治疗，并对急救、杂治、灸疗及一些疾病的预后亦有所论及。龚廷贤对中风的预防治疗很有见地，他说："中风者，俱有先兆之征，凡人如觉大拇指及次指麻木不仁，或手足少力，或肌肉蠕动者，三年内必有大风之至……当预防之，宜朝服六味地黄丸，暮服竹沥枳术丸与搜风顺气丸，二药间服，久而久之，诸病可除。"此外书中对内伤病的论述较为精当，指出："内伤之要，有三致焉。一曰饮食、劳倦即伤脾，此常人之患也，因而气血不足，胃脘之阳不举，宜补中益气汤主之；二曰嗜欲而伤脾，此富贵之患也，资以厚味，则生痰而泥膈，纵其情欲则耗精而气散……宜加味六君子汤加红花三分、知母盐炒一钱主之；三曰饮食自倍，肠胃乃伤者，藜藿人之患也，宜保和丸、三因和中丸权之。"本书还记载了"延年良箴"等老年病学内容。

（5）秦昌遇与《症因脉治》 秦昌遇，字景明，明末上海人。鉴于以往医家多"执脉寻因寻症，一时殊费揣摩，不若以症为首，然后寻因之所起，脉之何象，治之何宜，则病无遁情"，编著成《症因脉治》（1641）。此书1706年又经其侄孙秦皇士整理充实。内容有评价前人症因误治及症因治法的不同，依次叙述各病；每个病证必首分为外感和内伤两大类，然后再分述其症、因、脉、治四项。在治法中则设有"从脉"和"从证"两项，并附有方药的加减运用。该书对内科常见病证如中风、咳嗽、呃逆、胃脘痛、腹痛、便秘、泄泻、呕吐、黄疸等都有详细记述，有较高的实用价值。

（6）李用粹与《证治汇补》 李用粹，又名惺庵，字修之，清代上海人。他参考历代医家论述，结合自己的临床经验，著成《证治汇补》（1687）。书中记述了80余种病证的辨证论治。其特点是对每个证候的定义和病因都从理论上进行综合分析，引文和方剂均有出处，其本人之言则标"汇补"二字。李用粹对朱震亨有关气、血、痰、郁诸证的论述较为重视，并在此基础上加以发挥。如李用粹在"中风总治"中指出："风症皆痰为患，宜化痰为先，初得之即当顺气，日久即当活血……其虚者又当培脾滋肾，脾土旺而血自生，脾气运而痰自化，肾水足而热自除，肾气固而痰归经也。"

3. 专书及代表性著作 这一时期内科学发展的另一特点是有关虚劳证治的专书大量出现，主要有：

（1）龚居中与《红炉点雪》《红炉点雪》（1630），撰著者龚居中，字应圆，明代金溪人。龚居中认为，虚损痨瘵最主要的致病因素是痰火，病机为精气血液耗伤，致使阳盛阴亏，火炎痰聚。痰火之中，则火为痰之本，痰为火之标，而阴虚又为致火致痰之本。全书以水亏火炽金伤立论，提出益水清金降火的治疗法则，而尤重肺肾二脏。《红炉点雪》重点阐述了阴虚火动的虚损病证，这是元代葛可久《十药神书》所述劳证多由"火乘金"论的进一步发展。此外值得注意的是，龚居中还指出"颈项结核，或腹胁痃癖"是瘵证将成的征兆。

（2）胡慎柔与《慎柔五书》《慎柔五书》（1636），撰著者胡慎柔（1572—1636），法名住想，毗陵（今江苏常州）人，幼年寄宿僧舍，性喜读书，精通佛教典籍及儒家经史。先后随查了吾、周之干二人学医。书中分虚劳为虚损和痨瘵两类。胡慎柔认为，损病自上而下，瘵病自下而上；损病传至脾与肾者不治，瘵病传至脾与肺者不治。以瘵法治损，多转泄泻；以损法治瘵，必致喘促。这些都是前人没有论述过的，是胡慎柔对虚劳证治的发展。其培补脾胃主以甘淡为法，不像李东垣用药偏于辛燥，对治疗慢性虚劳病有一定的参考价值。

（3）汪绮石与《理虚元鉴》《理虚元鉴》（约1644），撰著者汪绮石，明末医家，生平居里已无从考证。该书对虚劳进行论治，提出治虚劳的"三本二统论"。"三本"指肺、脾、肾，治法为清肺、调脾、补肾。其施治顺序应"先以清金为主，金气少肃，则以调脾为主，金土咸调，则以补肾善其终"。同时，又将虚劳的阴虚、阳虚两类病证分别统之于肺、脾两脏，即所谓"治虚二统"。该书对虚劳病因、病机、证治、防护等均有论述，且自成体系。其学术主张及处方用药颇切临床实际，尤其详于论肺，创立的清金保肺的治则更具独见，对后世治疗以痨瘵为主的虚损病证深有影响。

（4）其他专书　专论内科杂病比较著名的还有：①尤怡的《金匮翼》（1768），其论述简明清楚，切于实用。②林佩琴的《类证治裁》（1839），论述内科杂病、妇科、外科等病证的证治，对其他医家理论与经验也酌加介绍。

探讨某些病证诊治的著作有：①卢之颐的《痎疟论疏》（1657），系总结前人有关治疗疟疾的专书。②熊笏的《中风论》（1821），介绍养阴清热治疗中风的经验。③喻昌的《医门法律》（1658）中，叙述了腹水症状及其病因。④王清任的《医林改错》（1830），在内科方面对疾病的治疗强调补气活血与活血逐瘀两个原则。他所创立的活血逐瘀方剂，如通窍活血汤、血府逐瘀汤、膈下逐瘀汤和补阳还五汤等，具有很好的活血通窍、活血祛瘀、活血通络功效，对治疗各种瘀血证有较好的疗效，至今被广泛应用于冠心病、中风后遗症等的临床治疗。

（二）外科学、伤科学的发展

明清时期，外科、伤科学均有明显的进展，主要成就有三：一是对外科理论方面的探讨被日益重视，形成了不同的流派；二是发明了一些外科手术与伤科医疗用具；三是关于麻风病和梅毒病认识和防治的提高，并出现了最早的专著。

1. 陈实功与"正宗派"　以陈实功《外科正宗》（1617）为代表的称为"正宗派"。陈实功（1555—1636），字毓仁，号若虚，崇川（今江苏南通）人。陈实功在临床上强调内外治结合，认为"内之证或不及于其外，外之证则必根于其内"，故其在治法上主张内外并重，"消、托、补"三法相结合，内服药与外治法兼施。在外治方面常用腐蚀药品，或用刀针清除坏死腐肉，放通脓管，强调扩创引流，使毒外出。同时，他还设计制造了许多简单而有效的器械，提高了各种外科手术的水平。如治疗误吞针铁、骨刺鲠于咽部，用一个像龙眼大小的麻线团，系上丝线，用温水淋湿，让患者急速吞下，然后扯住留在外面的丝线，徐徐拉出，针、铁、骨刺就会刺入麻团而被扯出。如骨刺难以扯出，就用"乌龙针法推之"，即用烧软的铁线裹上龙眼大的黄蜡，外用丝线缠好，推入咽喉内鲠骨之处，骨刺就会顺着被推到胃部。又如摘除鼻痔，用细铜箸两根，箸端各钻一孔用丝线穿扎，彼此相距几分，使用时将箸头伸入鼻内痔根上，然后将管线绞紧，向下一拔，痔就应手而落。此外，陈实功在截肢、气管缝合、落耳再植、下颌骨脱臼复位等大小外科手术，以及对痔瘘采用枯痔散、枯痔钉、护痔膏、挂线等外治疗法方面都有不同程度的提高。

《外科正宗》对皮肤病、肿瘤也有不少记载，如最早提到奶癣病名，以及粉瘤、发瘤与失荣。它描述失荣为："其患多生肩之以上，初起微肿，皮色不变，日久渐大，坚硬如石，推之不移，按之不动，半载一年，方生阴痛，气血渐衰，形容瘦削，破烂紫斑，渗流血水，或肿泛如莲，秽气熏蒸，昼夜不歇，平生疙瘩，愈久愈大，越溃越坚，犯此俱为不治。"这是最早对颈部恶性肿瘤（包括原发与转移）的详细记载。

2. 王维德与"全生派"　以王维德《外科症治全生集》（1740）为代表的称为"全生派"。王维德，字洪绪，号林屋山人、定定子，吴县（今属江苏）人。其自幼学医，继承曾祖若谷之学，通晓内、外、妇、儿各科，而尤以外科见长。他把外科病证分为阴阳两类，认为"痈发六腑""疽发五脏"，痈、疽二证截然两途，不可混称。因痈发六腑，其毒浅，多为火毒之滞，属阳属实；疽发五脏，其根深，因寒痰之凝，阴毒深伏，属阴属寒。在治疗上，阳证的治法当用寒凉；阴证的治法乃"阳和通腠，温补气血"，强调"以消为贵，以托为畏"，反对用寒凉清火之品治疗阴证，并创制"阳和汤""犀黄丸"等用于阴证的外科疾患。用于消肿散结的小金丹，确有一定疗效，现今的小金片就是依据小金丹减味制成。对痈肿等外科疾患，他反对施用刀针和腐蚀药治疗，认为陈实功一派"尽属剑徒"，则有些绝对化。

与"全生派"主张相近的著作有汪机的《外科理例》（1531），强调外科病若"治外遗内，本末倒置，殆必误人"。治疗主张以调理元气为先，固其根柢，不轻用寒凉攻剂和刀针之术，并提出托里、疏通、和营三大法则。讲求立法用药，随证变通，不拘成方。薛己的《外科枢要》（1571），对全身30余种疮疡证治做了阐述，并附以验案。特别是书中对筋瘤、血癌、肉瘤、气瘤和骨瘤进行了描述。

3. 高秉钧与"心得派" 以高秉钧的《疡科心得集》（1805）为代表的称为"心得派"。高秉钧（1755—1827），字锦庭，锡山（今江苏无锡）人。高秉钧强调疡证同样需求本论治，求本之法有二：一是病因，内伤七情、外感六淫、饮食劳倦、跌打虫兽伤等不内外因；二是辨证，除辨阴阳、表里、寒热、虚实外，还要辨脏腑经络。受温病学说的影响，他认为痈疡之证"在上部者俱属风温、风热……在下部者俱属温火、温热……在中部者多属气郁、火郁"。对热性痈疡和疔疮等，采用紫雪丹、至宝丹及犀角地黄汤治疗。

4. 外科手术方法与代表著作 这一时期的外科学成就还表现在对一些外科疾病的认识和手术的进步上。

（1）王肯堂的《疡医证治准绳》（1608） 该书记载了多种外科手术的方法，其中许多是中医外科史上的最早记载。如气管吻合术："凡割喉者……以丝线先缝内喉管，却缝外颈皮，用封口药涂敷，外以散血膏敷贴，换药。"耳郭外伤整形术："凡耳斫跌打落，或上脱下粘，内用封口药掺，外用散血膏敷贴及耳后，看脱落所向，用鹅翎横夹定，却用竹夹子直上横缚定，缚时要两耳相对，轻缚住。"此外，还记述了唇、舌外伤后的整形术，以及头颅、肩胛、颈部、胸腹、腰、臀、脊柱等外伤的急救手术与药物。对于瘿瘤，书中提到"按之推移得多者，可用取法去之，如推之不动不可取也"，表明已认识到固定的肿瘤不能用手术治疗。

（2）祁坤的《外科大成》（1665） 该书记载了对已溃脓肿用棉纸拈蘸玄珠膏涂之，使脓汇齐，二、三时取出拈，以利脓排出。近代西医纱布条引流术与此法很相似。书中指出失荣、舌疳、乳岩、肾岩翻花为疡科之四绝症。

（3）申斗垣的《外科启玄》（1640） 该书描述"羊须疔"症状为生于下颏须中，如同疔疮，"初起根深，形如粟米、小豆，三四日面目浮肿，五六日寒热交作，七八日体倦，头痛如添，呕逆神昏气喘，十无一活"。近似于近代西医所记载的面部"危险三角区"疖子所引起的败血症。

5. 麻风病专著

（1）沈之问的《解围元薮》（1550） 最早的麻风病专书是沈之问撰著的《解围元薮》。作者的祖父沈怡梅曾在福建、河北等地收集治疗麻风病秘方，父亲沈艾轩有所补充。沈之问继续这项工作，"每遇知风者，即礼币款迎，研搜讨论"，"苟得一言善法，即珍而笔之"。在总结麻风病诊治经验与自己的心得后，撰成《解围元薮》，包括病因与流行病学、证候、预防与治法、方药等。书中着重论及麻风病的传染性与预防，并记述了较丰富的防治麻风病方药。他所介绍的大枫子治疗麻风病的经验，纠正了以往所持的多服大枫子将造成失明的错误论点。

（2）薛己的《疠疡机要》（约1554） 该书也是麻风病专书。书中论述麻风病的本症、变症、兼症、类症的证治与方药，并有验案介绍。

6. 梅毒病专著 较早的梅毒病专书是陈司成（字九韶）撰著的《霉疮秘录》（1632）。典型的梅毒病在我国的出现大约是15世纪或稍前从国外经广东传入，最初称为"广疮"，后因其外观似杨梅，所以称为"杨梅疮"。陈司成继承祖辈医业，对梅毒病进行了深入的调查研究，除证实此病主要由接触传染外，还发现间接传染。书中记述了梅毒不同病期的症状，提出了用丹砂、雄黄等含砷的药物治疗，这是世界医学史上最早应用砷剂治疗梅毒的记载。此外，书中还论及预防梅毒的方法。

7. 伤科专著

（1）薛己的《正体类要》（1529） 在伤科方面，《正体类要》记述了正骨手法 19 条及外科方剂等，强调骨伤论治应遵循八纲辨证，用药以补气血、养血和血为主。书中介绍了仆伤、坠跌、金创与烫伤三类病的医案共 64 种病证，由于论述比较简明实用，后来《医宗金鉴·正骨心法要旨》（1742）主要以此书为参考，并绘有多种治疗骨损伤的用具图。

（2）胡廷光的《伤科汇纂》（1815） 该书汇辑了清以前丰富的伤科文献资料，有方剂 1000余首，插图 10 多幅。对骨伤的复位指标、术后功能锻炼都有正确的认识。

（3）其他伤科著作 这一时期的伤科方书还有很多，如《跌损妙方》《救伤秘旨》《江氏伤科方书》，以及日本人写的《中国接骨图说》等。

（三）妇产科学的发展

明清时期妇产科的证治积累了不少新经验，著述很多，现存有 100 余种，较著名的有以下诸部：

1.《女科证治准绳》（1607） 王肯堂编著。该书主要辑录薛己校注的陈自明《妇人大全良方》的内容著成，在自序中写道："务存陈氏之旧，而删其偏驳者，然亦存十之六七而已。至薛氏之说，则尽收之，取其以养正为主，且简而易守，虽子女学习无难也。"该书既体现了陈自明著作的优点，也收录了薛己的附方，很切合临床实用。书中先论经带，次论杂证，后论胎产。开卷"治法通论"阐述"四物汤"的应用时提出春服倍川芎，夏服倍芍药，秋服倍地黄，冬服倍当归。在论述带证时，《妇人大全良方》述青、黄、赤、白、黑 5 种，王肯堂则依据前代医家所论，只述赤、白二带，实乃进一步之归纳，较陈氏论述简要。本书广集历代 50 多位医家的有关论述及方药，可谓集明以前妇产科之大成，对后世具有一定影响。

2.《济阴纲目》（1620） 编著者武之望（约 1552—1629），字叔卿，号阳纡，陕西临潼人。因幼年多病，自习岐黄，《内经》以下至金元诸家医籍无不熟读，遂精于医。素仰王肯堂之《证治准绳》，以其旁搜博引，古今悉备，乃删其杂证，专以女科成《济阴纲目》，后经清代汪淇于1665 年笺注并加以改订，成为广泛流传的妇科专著。全书以调经、经闭、血崩、赤白带下、虚劳、积聚癥瘕、求子、浮肿、前阴诸疾、胎前、临产、产后、乳病等 13 门分述妇产科疾病，每症都有论有方，并加注释。在遣方用药上，所用方剂既有经方、时方，又广集单方、验方，便于临床应用。

3.《傅青主女科》（1827） 该书系后人将傅山有关女科病证的论述与证治经验和其他医家论述辑录而成。傅山（1607—1684），字青竹，后改青主，号公之它、朱衣道人等，阳曲（今山西太原）人。他博涉经史百家，工于诗文书画，擅医。因多方面均有较深造诣，声誉甚高。明亡后，居土穴养母，坚不仕清，其著述多隐去自己真名。该书对妇女带下、血崩、种子、妊娠、正产、小产、难产、产后诸病均有简要论述，处方药味不多，理法严谨。尤其是对女科"肝郁"辨证立论别有新意。一般认为"肝郁证"是由于人体情志失调、肝气郁滞所致，傅山则认为女子以血为本，肝为藏血之脏，乃主情志之官，肝郁的发生与肝血的亏损有关。且肝郁发生后，既能郁极化火伤阴液，又能郁逆克脾伤胃气，还有下耗母气伤精血等，致使正虚成为肝郁发病始末的主要矛盾。因此，傅山论肝郁的发病及转归，始终着眼于正虚，辨证立足于肝、脾、肾，为女科郁证的治疗开辟了新的途径。傅山对妇科病不轻用攻药，而主张攻补兼施，宜合理照顾妇科病多气血亏损的特点，使用平肝和胃理脾的治疗方法，适当配合补虚药物，对妇科临床很有实际意义。

4.《达生篇》（1715） 清亟斋居士撰。该书以简要而通俗的文字记述了产前事宜、产后要旨、毓胎避忌和胎产、临产、产后等诸病的治疗方药。特别提出临产时的"睡、忍痛、慢临盆"六字诀，认为不仅产妇应掌握，其家人也应有所了解。因此，该书不仅是一部产科专书，也是一本介绍临产卫生知识的读物。

此外，明清时期的其他妇产科著作还有很多，从中可窥见此时期妇产科学发展之盛。

（四）儿科学的发展

明、清时期，儿科病证的诊治水平日益提高，理论体系日臻完善，特别是对痘疹的防治医家都很重视，重要著作有以下诸部：

1.《保婴撮要》（1556） 撰著者薛铠，后由其子薛己整理并增补刊行。全书共载病证 200 余种，每种疾病之后均附验案，且论病条目清晰，辨证详尽，施治得当。尤其重视乳母对婴儿身体与健康的影响，强调乳母应"慎七情六淫、厚味炙煿，则乳汁清宁，儿不致疾；否则阴阳偏胜，血气沸腾，乳汁败坏"，必致乳儿患病。对于小儿调治则提出"未病则调治乳母，既病则审治婴儿，亦必兼治其母为善"，对后世颇有影响。

2.《万密斋医学全书》（1549） 撰著者万全（约 1495—1580），字事，又名全仁，号密斋，湖北罗田人。万全出生于世医家庭，祖父万杏坡，父万筐，皆以医名，尤精于儿科，故当时有"万氏小儿科"之称。万全总结祖辈及自己的医疗经验，编撰成《万密斋医学全书》10 种。其中儿科著作有《幼科发挥》，按五脏主病系统论述了多种儿科病证的诊断和治疗。《片玉心书》论述儿科病证的诊断、治法，并附有歌赋和望诊图。《育婴家秘》论述有关保胎、养胎、小儿诊法及各种病证治疗。《痘疹心法》专论痘疹特点、发疹过程及各个阶段的辨证论治，并附有其医案。《片玉痘疹》专论痘疹。

万全从丹溪之学悟出小儿五脏生理、病理的特点是"肝常有余，脾常不足；心常有余，肺常不足，肾常不足"。在治疗上，他宗钱乙之学，重视小儿脾胃的调理。调理之法，一是"调乳母，节饮食"。二是用药平和，攻补当慎，"尤忌巴（巴豆）牛（牵牛），勿多金石"。主张"调理但取其平，补泻无过其剂"，并力倡"攻补兼用，不可偏攻偏补"。在遣方用药上，他喜用丸散之剂，或以汤剂煎煮丸散同服以增强药力，或用引经药煎汤冲服丸散。

万全的著述中，记述了急、慢惊风的病因各有三种，并观察到瘫痪、失语等惊风的后遗症；认为"痓证虽有五脏之不同，其实皆脾胃之病也"。万全根据其三代世医的经验，总结出了 100 多首验方，玉枢丹最早出于此。此外，对婴幼儿的护理与疾病的预防也有不少正确的论述，提出"儿之初生，断脐护脐不可不慎，故断脐之时……以火燎而断之"，以及"以剪断之，以火烙之"等。

3.《幼科证治准绳》（1607） 王肯堂编著。他在自序中说："医家以幼科为最难，谓之哑科，谓其疾痛不能自陈说也……吾独谓不然。夫幼小者，精神未受七情六欲之攻，脏腑未经八珍五味之渍，投之以药，易为见功。"他广集明以前各医家有关儿科的理论和经验，并参以己见，分门别类汇集而成《幼科证治准绳》。

该书以五脏为纲论述儿科各种疾病，并突出了麻、痘、惊、疳儿科四大症，内容非常丰富。此外，书中还记载了婴儿先天性肛门闭锁的开通手术："……肛门内合，当以物透而通之，金簪为上，玉簪次之，须刺入二寸许，以苏合香丸纳入孔中，粪出为快。"其在整理中医学儿科文献方面也作出了重要贡献。

4.《幼幼集成》（1750） 撰著者陈复正，字飞霞，清乾隆时广东罗浮山道人。该书内容包括小儿生理病理特点、诊疗方法、40多种儿科疾病的证治和经其删润的万氏痘麻歌赋等。陈复正不同意历来关于小儿惊风的认识，他把这类疾病分为伤寒病痉、杂病致搐和竭绝脱证三类，总称为"搐"。伤寒病痉为"误搐"，杂病致搐为"类搐"，竭绝脱证为"非搐"。然后条分缕析，分论其证治。他反对"小儿为纯阳之体"的说法，认为后人误信此说肆用寒凉，伤脾败胃，贻祸无穷。他从"小儿脏腑未充，则药物不能多受"的观点出发，创立了不少适合小儿的外治法，如按摩、热敷帖药、针挑、刮痧、磁锋砭法、吹药、蜜导等。在诊断方面，他指出小儿脉诊比较困难，可借助指纹与面部望诊。对指纹在儿科疾病中的诊断价值有较正确的评价，认为"小儿每怯生人，初见不无啼哭，呼吸先乱，神志仓忙，而（脉）迟数大小已失本来之象矣，诊之何益？不若以指纹之可见者，与面色病候相印证，此亦医中望、切两兼之意。"对于虎口三关纹，他在原有基础上归纳的"浮沉分表里，红紫辨寒热，淡滞定虚实"为多数儿科医生所采纳。此外，该书中还收集了不少民间有效方剂和治法，如马齿苋、鸦胆子治痢等。

5. 其他儿科专著 明清时期，还有不少关于痘疹方面的著述。麻疹病名的出现也是在这一时期，最早见于龚信的《古今医鉴》（1589），该书从证候上把麻疹与痘疹做了鉴别。

（五）眼科学的发展

明清时期，中医眼科学在基础理论和临床方面都有很大发展。眼科学的著作无论数量与质量都大大超过前代，主要有：

1.《原机启微》（1370） 又名《元机启微》。撰著者倪维德（1303—1377），字仲贤，号敕山老人，吴县（今属江苏）人。该书共2卷。上卷将眼内、外各部病证按病因分为"风热不制之病""阳衰不能抗阴之病"等18类，并理论联系实际，详细分析病机，辨证论治。治疗除以内服药为主外，还视病情配合使用外洗、点药、手术等外治法。下卷为薛己增补的眼科医论，以及部分眼科方剂。全书不仅论述了眼睑炎、倒睫、眼出血、内障、瞳孔散大等多种眼病的治疗方法，且所载方剂，如黄连羊肝丸、磁朱丸、石斛夜光丸、拨云退翳丸、羚羊角散等一直为后世医家所推崇。

2.《审视瑶函》（1644） 又名《眼科大全》。撰著者傅仁宇，字允科，明代秣陵（今江苏南京）人。该书记述了眼科医案、五轮八廓、眼与脏腑经络的关系、眼科疾病108证的证因治法，附300余方；介绍了金针拨障术的手法及钩、割、针、烙、点、洗、敷、吹等眼科外治法；并详述了用药宜忌和眼科针灸疗法等。书中对宋元以来的眼科临床经验进行了总结，内容比较丰富，是研究中医眼科学的一部重要参考文献。

3.《银海指南》（1810） 又名《眼科大成》。撰著者顾锡，字养吾，清乾隆年间桐乡（今属浙江）人。该书阐述了眼的生理结构、五轮八廓，六淫七情与眼病的关系，眼病的症状辨析及治疗原则、常用方药，"可谓大无不包，细无不入矣"。顾锡认为治眼病当究本原，详脏腑，辨轮廓，明经络，按脉论证。提出眼病大抵以肝肾为本，舍本而从标皆非正法。用方则宗李杲、朱丹溪、张景岳，擅长内治，忌用针刺、钩割及炮烙，系眼科中擅长内治者。书末所附医案详明，常能予人以启发。

此外，王肯堂的《杂病证治准绳》记载了眼科证候170余种，并最早记载了色盲，称为"视赤如白证"，描述其症状为"视物却非本色也……或观太阳若冰轮，或睹灯火反粉色，或视粉墙如红如碧，或看黄纸似绿似蓝等类……"所述甚为正确。

（六）喉科学的发展

明清时期，喉科学的发展也比较显著，代表性的著述有以下诸部：

1.《口齿类要》（1529）　撰著者薛己。该书记载了口、齿、舌、唇、喉疾病的辨证治疗，兼以论治误吞水蛭、诸虫入耳、蛇入七窍、诸虫咬伤、男女体气等疾病。每病后都附有治验医案，卷末附方，是现存早期的一部简明扼要的中医口齿科专书。

2.《尤氏喉科秘书》（1675）　撰著者尤乘，字生洲，清代吴门（今江苏苏州）人。该书论述了喉证的基本要点和治疗原则，认为喉证病机总归于少阴、少阳君相之火，所谓"一阴一阳结，为之喉痹"；并介绍了口、牙、舌、颈、面、腮等部位的常见病证治及有效方药，每方均详述药物组成、剂量及制法。该书所列治法、方药均较切合临床实用。

3.《重楼玉钥》（1838）　撰著者郑宏纲（1727—1787），字纪元，号梅涧，安徽歙县人，后经同里方成培及其子郑枢扶增订，刊于1838年。书中简要地介绍了咽喉部解剖生理，着重论述了白喉、烂喉痧等急性疫喉的证治与预后，指出："喉间起白如腐一症，其害甚速。乾隆四十年前无是症，即有亦少。自二十年来，患此者甚多，惟小儿尤甚，且多传染，一经误治，遂至不救。虽属疫气为患，究医者之过也。按白腐一证，即所谓白缠喉是也。诸书皆未论及，惟《医学心悟》言之……经治之法，不外肺肾，总要养阴清肺，兼辛凉而散为主。"同时详细分辨了喉证表里虚实的诊断鉴别，附方养阴清肺汤为治疗喉证的著名方剂。此外，该书对针灸治疗咽喉部疾病进行了专门论述，是一部切于实用的喉科医籍，体现了中医学在防治疫喉方面的先进性。

（七）针灸学与推拿学的发展

1. 针灸学

（1）明代针灸学的发展　针灸学在明代继续有所发展。明朝在正统八年（1443）、万历二十九年（1602）几度指定专人仿照宋代式样另行铸造针灸铜人。这一时期的针灸著作，研究的问题更加深入和广泛，主要成就：①对前代的针灸文献进行广泛的收集整理，出现了许多汇编性的著作；②对针刺手法的研究，形成了20多种复式补泻手法，并且围绕手法等问题展开了学术争鸣；③灸法从艾炷的烧灼向用艾卷的温热灸法发展，后来又发展为在艾卷中加进某些药物，辨证施灸；④对于历代不属于经穴的针刺部位进行了整理，形成了"奇穴"一类。影响较大的有以下两部：

一是徐凤的《针灸大全》（1439）。该书内容以介绍历代针灸文献资料为重点，包括针灸理论、穴位、针刺法与灸法、子午流注等，并附有插图，所选歌赋，如"四总穴歌""千金十一穴歌""经脉气血多少歌""席弘赋""灵光赋"等都为著者精心挑选，不但短小精悍，而且实用性强。

二是汪机的《针灸问对》（1530），又称《针灸问答》。该书以问答的形式阐述了针灸学的基本理论，并谴责了某些不负责任的医疗作风。指出"用针必先诊脉"，反对"医者不究病因，不察传变，惟守某穴主某病之说"，强调据证列法，法随证变，"病变无穷，灸刺之法亦无穷"。

这一时期更能反映明代针灸学成就的是高武的《针灸聚英》和杨济时的《针灸大成》。

《针灸聚英》（1529）又名《针灸聚英发挥》。撰著者高武（16世纪初），字梅孤，鄞县（今浙江宁波）人。通天文、乐律、兵法，嘉靖年间考中武举。晚年专门研究医学，尤其精于针灸。鉴于针灸穴位在男、女、儿童身上存在的某些差异，他曾设计铸造了男、女、儿童铜人各一座，以作为定穴之标准。他汇集了《难经》《内经》《明堂针灸图》《膏肓灸法》《金兰循经》《资生经》《十四经发挥》等 16 部针灸医籍的资料，结合自己的经验写成《针灸聚英》一书。全书共记载内、外、妇、儿、五官等各科疾病 113 种，收载针灸处方的歌赋 65 首。此外，该书论证了进针后应施用的各种辅助手法，如动、退、搓、进、盘、摇、弹、捻、循、扪、摄、按、爪、切 14 种，并详细论述了各种手法的具体应用、治疗作用，以及用这些手法组成的复合手法，如烧山火、透天凉等。书中对当时针灸禁忌方面的迷信说法进行了批判。

《针灸大成》（1601）的撰著者杨济时（1552—1620），字继洲，浙江三衢（今浙江衢州）人。秉承家技，刻苦攻读，于针灸尤有心得。他对 16 世纪以前的针灸文献进行辑录，在祖传《卫生针灸玄机秘要》一书的基础上结合自己的心得经验编著成《针灸大成》。书中论述了经络、穴位、针灸手法和适应证等，介绍了应用针灸和药物综合治疗的经验，并且有针灸治疗成功和无效的病案。书后附录的《小儿按摩经》，除本书外，未有传本，是现存最早的按摩文献。由于该书较系统地总结了明以前的针灸学成就，其中有的原书已经散佚，幸此书得以保存了部分资料，因而有较高的研究和应用价值，是一部在针灸界影响极大的著作。至今各种版本已达 50 余种，并被译成德、法、英、日等国文字，受到世界许多国家医学界的重视。

（2）清代针灸学的发展　清代医家往往重药而轻针，使针灸逐渐转入低潮。这一时期著述虽多，但大多影响不大，流传较广的有以下两部：

一是《医宗金鉴·刺灸心法要诀》（1742），清乾隆七年由吴谦等人奉敕撰。该书以经脉、孔穴为重点，包括针灸学的"明堂"要诀及以针灸见长的适应病证，用歌赋体编写，加以图例说明，比较切合实用。

二是《针灸逢源》（1817），撰著者李学川。该书以群书汇粹的形式，辑录了历代医书中有关针灸的论述与歌赋、经穴考证、针灸取穴及药物处方，虽然没有什么独特见解，但就整理针灸著作，"以补医林传诵所阙"而言起了一定的作用。清代中期以后，统治者以"针刺、火灸，究非奉君之所宜"的谬论，于 1822 年下令，"太医院针灸一科，着永远停止"，使针灸疗法的发展受到一定程度的阻碍，但因为它具有多方面的优越性，在民间仍广泛流传。

2. 推拿学

（1）明代推拿学的发展　"推拿"即按摩，是明代后期出现的名称。由于宋金时期的医疗机构不设按摩科，使按摩的发展受到抑制。元末明初，太医院开始重设按摩科，这为按摩的发展创造了一定条件。其主要特点是按摩与导引相结合，形成了养生学体系。如朱权的《臞仙活人心法》除收有仙术修养术、导引术外，还增加了摩肾、按夹脊、叩背、按腹等手法。《医学入门》《医学正传》《本草纲目》也收录了不少按摩方法。然明代隆庆五年（1571），由于太医院改组，由 13 科并为 11 科，故按摩科又被取消。这一变动使得按摩不得不改变受术对象，转向婴幼儿，从此涌现出大量的儿科按摩文献，并出现了"推拿"之名，如龚廷贤的《小儿推拿活婴全书》（1604）、周于蕃的《小儿推拿秘诀》（1605）、龚居中的《幼科百效全书》（1624）等。

（2）清代推拿学的发展　清代的按摩仍沿着明末的方向发展，儿科按摩著作不断出现。如熊应雄的《小儿推拿广意》（1676）、骆潜庵的《幼科推拿秘书》（1784）、夏云集的《保赤推拿法》（1885）、张振鋆的《厘正按摩要术》（1888）等。其中以《小儿推拿广意》流传较广。《厘正按摩要术》是对明代周于蕃《小儿推拿秘诀》的进一步"厘正"而成，不仅在内容上有所增补，而且条理清晰，从诊断到手法都做了系统的整理。清代按摩的另一特点是把按摩手法扩大到正骨的领域，形成了所谓的"正骨八法"，从而使按摩在正骨的治疗中发挥了重要作用。

（八）气功与养生学的发展

明清时期，气功与养生学的发展主要是对前代名目众多、流派各异的资料进行系统的整理和研究改编，使其能简单易行。有的还将它们编成口诀形式，以便于传播和推广。

1.《修龄要指》（1442） 冷谦编著。该书是一部内容丰富的气功与养生保健专书，论述了四时调摄、起居调摄、四季却病、延年长生、十六段锦、八段锦导引法、导引却病法等，书中多以歌诀形式介绍养生与气功要点及其具体方法。如"长生一十六字妙诀"写道："一吸便提，气气归脐；一提便咽，水火相见。""导引却病歌诀"写道："津液原生在舌端，寻常救（数）咽下丹田，于中畅美无疑滞，百日功灵可驻颜。"又如"却病八则"中写道："厚味伤人无所知，能甘淡薄是吾师，三千功行从兹始，天鉴行藏信有之。"全书内容言简意明，易于领会实行。

2.《赤凤髓》（1578） 周履靖辑录。该书以绘图与文字介绍内功、动功、五禽戏、八段锦导引等内容。

3.《养生肤语》（1606） 陈继儒编撰。该书论述了气功导引在养生和治病上的作用。书中写道："却病之术，有行动一法。虚病宜存想收敛，固秘心志，内守之功夫以补之；实病宜按摩导引，吸努摇摄，外发之功夫以散之。凡热病宜吐故纳新，口出鼻入以凉之；冷病宜存气闭息，用意生火以温之。"

4.《遵生八笺》（1591） 高濂辑。该书汇集了明以前的养生著述，内容包括"清修妙论""四时调摄""起居安乐""延年却病""饮馔服食""灵秘丹药"等，除讲求清心寡欲、恬淡虚无外，还注意怡情乐性。

5.《老老恒言》（1773） 曹廷栋编撰。该书以老年人为研究对象，涉及饮食、散步、导引、按摩等养生内容。

6.其他著作 万全的《养生四要》（1549）、陈念祖的《平人延年要诀》（1803）、黄克楣的《寿身小补》（1831）、尤乘据李中梓《寿世青编》辑成的《寿世编》等均为这一时期的养生保健专书。

三、方剂学的成熟与发展

方剂是中医学体系的重要组成部分，是中医学特色最鲜明的标志之一，以组合方剂治病是中医的传统，然而，对方剂进行理论总结和研究却是宋以后开始，至明清才昌盛的。

方书是历代中医文献的大宗。唐宋以降，方书在积累验方的同时，也记录与病证相关的病因、症状和临床各科治疗方法，一些方书实际上成为包括临床各科治疗经验的著作。但对方剂本身的组成与变化，以及方义等理论研究则注意不够。金代成无己的《伤寒明理论·药方论》开方论之先河。明代方书自《普济方》后由博返约，注意选择名方效方，开始讨论方剂的源流传变，更加重视方剂的分类、功效、方解等方剂学理论，使方书的内涵有了新的变化，开始脱离临床各科著作，成为讨论方剂本身的组成变化和理论探讨的专著，在方剂学理论进入成熟和规范阶段的同时，选方的实用化和简约化趋向也日益显著。

明代吴崑的《医方考》（1584）为方剂学专著中具有开拓意义的著作。它上承成无己方论传统，下开明清方论专著先河，以讨论方解为主要内容。全书收方700余首，按病证分为72门，每证前有短叙，略叙选方范围，后列方名、药物组成、适应证，再以主要篇幅讨论方解，详考古方之制，精研治病之理，实现了方书从以病证为核心向以方论为核心的转化，成为明代影响较大的方论专著，是医家掌握方剂组成变化原理的重要参考。美中不足的是此书仍按病证分类，未脱宋元方书风习。

清代罗美的《古今名医方论》（1675），精选实用名方150余首，选辑名医方论200余则，详论药性、方剂配伍和命名、适应证等，使医家论一病不为一病所拘，明一方而得众方之用，进一步突出了方论在方剂专著中的地位。罗美对既往方书贪大求全的倾向十分不满，一针见血地指出："……后世继起者，莫不贵叙证之繁，治法之备，集方之盛求用前人，不知病名愈多，后学愈昏，方治愈繁，用者愈无把柄。"可见方书由博返约、以方论为核心的问题得到医家的进一步重视。后吴谦的《医宗金鉴》以本书为基础增减成《删补名医方论》，进一步扩大了影响。

清代汪昂的《医方集解》（1682），载正方377首，附方488首，按方剂功效分22门，虽功效分类晚于张景岳八阵，但方解和主方、附方等药物变化的主要内容继承《医方考》的长处，而为张景岳所未备，成为中医方剂学专著定型规范的重要著作。该书成书后广为流传，先后刊行60余次，迄今方剂学专著仍沿其例。汪昂特别强调方解在方剂专著中的意义，如"读方不得其解，治疗安所取裁"，认为只有掌握了方解，才能抓住方剂的要害，灵活加减变化；"否则执方治病而病不瘳，甚至反以杀人（者）"。从而使方解在方剂学专著中的地位进一步确立。书中所选各方为"诸书所共取，取世人常用之方"，药味简练，组方谨严，并通过附方对主方的药味加减变化达到对正方举一反三、变通化裁的目的，使选方的实用性进一步加强。1761年吴仪洛以《医方考》和此书为蓝本撰成《成方切用》。

明清时期各种病证的方书激增，有单方、验方，也有研究古方的书籍，形成了方书全盛的局面。

此外，明清方书中仍有一部分沿袭唐宋方书的旧路，如明《太医院经验奇效良方》载方7000余首，兼涉针灸等疗法。但它们都无法与《医方考》《医方集解》的影响相比，更多的明清医家开始重视方剂学本身理论的讨论，方书提供给医家的已不再是成千上万无从选择的验方、单方，而是组方规律清楚、加减变化易于掌握的常用名方，从而加强了医家临床选方、用方的理性思考，推动了方剂学的普及和深化。

四、医事制度与卫生预防

明清时期，在医事制度和卫生预防方面也有新的变化，并取得了一定发展。

（一）太医院

明清两朝均设有太医院，只是医官设置名称先后不同。太医院是国家医药行政管理机构，也是皇室医疗单位，负有国家医学教育、医学人才考试选拔、祭祀名医、医官的任免与派遣等功能，并有奉旨诊视皇族大臣疾病的任务。清太医院医官俱为汉人，乾隆五十八年（1793），特置满大臣一人，管理院务。明清两代为帝后诊病，均有严格的规章制度。太医院下设生药库，明洪武六年（1373）后设御医。

1. 医学分科　明代太医院分为13科，即大方脉、妇人、伤寒、小方脉、针灸、口齿、咽喉、眼、疮疡、接骨、金镞、祝由、按摩。与元代13科相比，风科改为伤寒，金疮分为金镞和疮疡两科，杂科改为按摩，取消了禁科，较前代更适合临床需要。明太医院要求御医各专一种，每科由一到数名御医或吏目掌管，下属有医士或医生。

清代医学分科曾先后合并递减。顺治年间医学分11科，比明代少金镞、祝由、按摩3科，增加痘疹，接骨改称正骨。嘉庆二年（1797）痘疹并入小方脉科，口齿、咽喉合为一科，共计9科，更为简明。嘉庆六年（1801）奉旨将正骨科划归上驷院，由蒙古医生兼充。道光三年奉旨以针灸之法"究非奉君之所宜"，太医院针灸一科永远停止，成为 7 科。同治五年（1866）又减为 5 科，即大方脉科（将伤寒、妇人科并入）、小方脉科、外科（即疮疡科）、眼科和口齿咽喉科 5 科。有些学科归并，有些学科取消，不尽合理。

《素问》《难经》《脉诀》《伤寒论》《金匮要略》是太医院医生学习的主要课程。清代以后增加了《医宗金鉴》为主要的教科书和考试内容。

2. 医疗　明代太医院御医每天分两班在内府御药房值班，为皇帝和内宫嫔妃服务，遇皇帝出巡，还需随行。

清代御药房分东西两所，由太医院医官轮流值班。

明代各亲王府、藩王府和接待外宾的会同馆虽有医官，但遇疑难重症常上奏皇帝，由太医院奉旨派员诊治。清代各王公府第和文武大臣，太医院也常奉旨诊视。此外，如发生疫情，太医院有向军队、监狱、边关隘口等处派遣医家治疗的任务。

3. 祭祀名医　明代于每年 3 月 3 日或 9 月 9 日通祭三皇。洪武二年（1369）以十大名医从祭。嘉靖时于太医院建景惠殿，中奉三皇和四配，东西厢殿共有 28 名名医配祭。每年春秋两季由礼部官员主持祭祀，太医院官员分献祭品。太医院东、西药房的药王庙和圣济殿的祭祀由太医主持。

4. 考试选拔　太医院医生主要从各地世代业医医生中考选。医生每年分四季考试，三年大考一次。考试合格者，一等定为医士，二等定为医生，还要继续专科学习并参加考试，依成绩决定任职和待遇。不及格者可一年后补考，三次不及格者黜免为民。

外访保举医士，以补充太医院，也是保证太医院医官质量的一项重要措施。明代很多名医都曾举荐到太医院，如戴思恭、楼英、薛铠、李时珍、龚廷贤、黄元御等，薛己、徐春甫、吴崑、马莳等曾任职于太医院。

（二）御药局和御药房

御药局是专为皇帝服务的御用药事机构，主要任务是监制御用药饵，兼管收储各地进贡的各类药材及各种成药加工制备，它与太医院相辅。又置御医，御医由太医院医官担任，需轮流值班。后改设御药房，由提监、太监理事，分两班掌管御用药饵。此外，还设有专为皇太子服务的东宫典药局。清代无御药局，设御药房供应宫内所需药物的炮制和成药加工。

（三）地方医事制度

明代府、州、县均设专职医生，府设医学正科 1 人，州设典科 1 人，县设训科 1 人，负责辖区的医药卫生行政和医学教育。各地还设有惠民药局、养济院和安乐堂。

惠民药局明代袭宋之旧制，在南北两京及各府、州、县均设地方惠民药局，作为平民诊病买药的官方机构，掌管贮备药物、调制成药等事务，军民工匠贫病者均可在惠民药局求医问药。遇疫病流行，有时也免费提供药物散发。

（四）卫生预防

明代采矿、冶炼、纺织、印染诸业的发展，使职业病较前代猛增。对此医家十分重视，在银、铅、砒、煤气中毒等的治疗和预防方面积累了不少经验。

薛己在《内科摘要》中明确提出，银中毒是银匠经常接触冶炼物质所致，应"煎汤渍手"加以预防。

《本草纲目》记载，铅中毒是因为工人在铅矿井中连月不出所致。砒有剧毒，宋应星、李时珍都强调炼制时应严密封固。

《天工开物》更提出烧砷工人两年后即改业的建议。

《外科启玄》指出，皲裂疮与从事推车、行船、打鱼、辗玉、染匠、车镟匠等职业有关。

《洞天奥旨》中记载了疮疡与工匠赤手犯风弄水有关。

清代医家对疫病的预防主张采用隔离措施，认为这比服药预防更为有效。

第二节　医学的创新趋势

明清时期，由于众多医家不墨守成规，传统医学出现了创新趋势。主要表现在三方面：一是以李时珍为代表的药物学研究，出现了许多与传统不同的新认识；二是以吴有性为代表的医家尊经而不泥古，在大量实践经验的基础上推陈出新，对温病展开研究，开辟了传染病研究的新方向，并取得重要成果；三是王清任积极对人体解剖学开展探索，代表了医学发展的革新趋势。

一、药物学的发展与探索

本草学与明代其他学科一样，前中期发展缓慢，有影响的著作不多，且以临床实用本草和药性歌诀为主。

明代前中期本草著作中比较有影响的是王纶的《本草集要》（1500）和陈嘉谟的《本草蒙筌》（1565）。前者是当时实用性本草的代表，后者是一部重要的普及本草。《本草集要》以常用药物编成，目的是"只承其要，以便观览"，对药物知识无新的增补。书中将药物中无知之物（金石草木）排前，有知之物（虫鱼禽兽）排后，再按药物功效分门分类，附方以病类方，为《本草纲目》的编写提供了借鉴。

《本草蒙筌》承《本草集要》药物分类基础，其特点是"颇有发明，便于初学"，主要采用韵语写成，既着眼于普及，又是一部对药材鉴别、贮藏、采收、治疗有见解的著作。

万历年间，李时珍的《本草纲目》问世，打破了明代前中期的平淡局面，成为北宋《证类本草》之后 500 年来最有影响的综合性本草著作，为明清本草史写下了浓重的一笔，达到了我国古代本草学的新高峰。

（一）《本草纲目》

明清时期最重要的综合性本草是李时珍的《本草纲目》，它是我国古代最伟大的药学著作。该书集古代本草学之大成，分类科学、内容丰富，在世界科技史上占有重要地位。书中内容有诸多超越传统的创见，是明清医学创新最重要的代表之一。李时珍（1518—1593），字东璧，号濒湖山人。出生于蕲州（今湖北）世医之家，自幼习儒，14 岁中秀才，后科考不第，致力于医药。从嘉靖三十一年（1552）到万历六年（1578），历时 27 年，三易其稿，撰成《本草纲目》52 卷。李时珍是一位著名的医生，还著有《濒湖脉学》（1564）、《奇经八脉考》（1572）等。

《本草纲目》的成就是多方面的，因此受到国内外历代学者的重视。

1. 集明以前药物学之大成　《本草纲目》以《证类本草》为蓝本，全书共收载药物 1892 种，其中大部分是将《证类本草》药物删繁去复而成，另有 374 种是李时珍新增。他搜罗药物"不厌详悉"，"书考八百余家"，通过亲自采访和考察，"绳谬补遗"，补充了许多新的药物资料。因此，该书内容极为丰富，是古代本草学集大成之作。清代的很多本草著作皆源于本书。

2. 先进的药物分类 众多的药物如无科学的分类方法统领，将漫无头绪。李时珍按"物以类聚、目随纲举"的原则将药物依自然属性进行归纳，即"水、火、土、金石、草、谷、菜、果、木、服器、虫、鳞、介、禽、兽、人"，共16部为纲，各部之下又再分为若干类，共60类。其排列原则是"从微至巨""从贱至贵"，建立了古代先进的药物分类体系。

书中对药物设立体系也进行了革新，以"总体为纲，部分为目"，如标桑为纲，桑根白皮、皮中白汁、桑椹、桑叶、桑枝、桑柴灰等俱为目。纲目体系贯穿全书。这些创见，对世界植物学的发展乃至进化论的产生都有积极影响。

3. 科学地论述药物知识 李时珍不仅从文献中收集资料，更重要的是深入实际考察验证。其足迹远达湖南、广东、河北、河南、江西、江苏、安徽等地，并向药农、樵夫、猎人、渔民求教，多方面获取知识。《本草纲目》对药物的记述，涵盖了药物的名称、产地、品种、形态、炮制、性味、功效、主治等。尤其是"发明"一项，着重探讨药性、疗效及用药要点，主要是李时珍本人对药物观察、研究及实际应用的理论阐述和经验总结。书中注重对药物品种的考订，如实为两药而混为一物或本为一物误为两药的谬误，都一一予以纠正。

4. 丰富的自然科学资料 《本草纲目》不仅对药物学有巨大贡献，还反映了不少与医学，以及与药物的形态、生态环境相关的自然科学知识，其中包括环境对生物的影响、遗传与相关变异现象等。李时珍通过论药和用药，阐发他的医学见解和临床用药经验，并进而推导药物疗效的机理，如提出"脑为元神之府"的新观点就是以前少有论及的。

李时珍编著《本草纲目》体现了他严谨的治学态度和锲而不舍的创新精神。《本草纲目》的问世，随着其多次刊行，影响越来越大，但因卷帙浩繁，不便临床医家普及使用，其后本草著作多围绕此书进行补遗、节要、改编以便实用。

（二）《本草纲目拾遗》

清代赵学敏（约1719—1805）的《本草纲目拾遗》（1765）是继《本草纲目》之后又一部重要的本草著作。赵学敏，字恕轩，号依吉，钱塘（今杭州）人。家中收藏有诸多医书，种植多种药材。他自幼"性好博览"，"间亦涉医"，逐渐对医学产生兴趣，遂放弃科考矢志医学。积近40年之力，查阅了600余种文献，采访200余人，并亲自栽种药物，编成此书。全书正品716种，属《本草纲目》未载或叙述不清者；附品205种，以浙江地区药物为主，也旁及边远地区、沿海、国外药物。

该书的主要创见在于较早地提出了生物进化观点，明确认识到生物因环境差异会出现物种的变异。如说"物生既久，则种类愈繁"，并列举了石斛、白术等的地产差异。他把这种现象称为"变产"。

另外，他还记录了人工培育的新植物品种。书中记载了"三生萝卜"、改造珠参代辽参法等等。这是生物学史和科技史上的重要发明创造，是以往没有记载的。其认识方式和思想指向是对传统的超越。

（三）《植物名实图考》

《植物名实图考》（1848）的作者吴其濬（1789—1847），字瀹斋，河南固始人，曾官至礼部尚书、巡抚。他还著有《植物名实图考长编》，收载植物788种，是前书的初稿。《植物名实图考》记述植物1714种，分12类，每种植物均详记形态、产地、名称、品种、性味、药用价值等，并附有较精细的插图。参考文献800多种，有匡谬，有补充，有发展。其着重对同物异名或同名异物进行考订，对植物学、药物学都有重要贡献，其科学价值值得肯定。

以《本草纲目》为代表的上述三部著作，提出了近代科学思想，反映了药物学研究的创新意识。

（四）本草的专题研究

明清时期，由于药物数量的不断增多，用药经验的不断积累，本草的专题性研究开始兴盛。比较重要的成就分述如下：

1. 食物本草　"药食同源"，食疗与中药关系密切，尤其是其中植物鉴定和服用效果更受医药界关注。明藩王朱橚1406年主持编撰《救荒本草》，重在介绍可食用的野生植物，收录可食植物414种，各附一图，并述产地、形态、性味、良毒及食用方法。

鲍山的《野菜博录》在调查可食用的山野植物基础上，对其中一些植物进行了栽培观察，是在实践基础上参考文献而成。王磐的《野菜谱》、周履靖的《茹草编》也属此类。

明代食疗本草很多，以《食物本草》为题的就有卢和、汪颖、薛己、吴文炳诸人之作。薛己的《食物本草》是其《本草约言》的一部分。

明万历年托名李杲编、李时珍参订的22卷《食物本草》，共载药食两用药品1689种，种类可谓空前，资料主要取自《本草纲目》。清代食疗本草也多与此类似。

2. 地方本草　《滇南本草》（约1476）为明代地方本草的代表。通常认为系明初兰茂（字廷秀，号止庵）撰。该书版本很多，收药数目不一，最多者达458种。书中反映了较多的民族药物及用药经验，对云南植物药的品种考订很有参考价值。

3. 炮制专书　明代本草中常有炮制内容，《本草纲目》药物下就专列"修治"一项。此时期关于炮制的内容最为丰富。

炮制专书有缪希雍口述、庄继光笔录的《炮炙大法》（1622），载药439种。该书以《雷公炮炙论》为基础，补充了一些后世的制药法，较为实用。

张仲岩撰的《修事指南》（1704）属清代炮制专书。有总论，有各论，其内容主要辑自《本草纲目》。

此外，较为著名的本草著作还有《本草备要》（1694，汪昂著），是常用药简明注本；《要药分剂》（1773，沈金鳌著），是药物主治简论；《得配本草》（1761，严洁、施雯、洪炜合著），专论药物配伍应用；《本草分经》（1840，姚澜著），重在分经论药。

明清两代，各种药学著作近200部，几乎为清以前历史上全部药物著作的一半，足以证明明清药学发展之盛。

二、传染病研究的方向与成就

明清两代，城市的发展和人口的集中为疾病流行提供了条件。据文献统计，明代276年中大疫流行64次，清代267年中大疫流行74次。严酷的现实迫使医学界开始注重研究新的问题，正是在这样的形势下，温病学应运而生。

（一）温病学说的形成与发展

中医学所讲的温病是多种外感急性热病的总称，包括传染性和非传染性两大类，而主要是前者。

"温病"一词，首见于《素问·六元正纪大论》中"温病乃作"。但是温病学说的形成和发展却经历了一个漫长的过程。

继《内经》之后，《难经·五十八难》有"伤寒有五，有中风、有伤寒、有湿温、有热病、有温病"之论，将温病归入伤寒。张仲景在《伤寒杂病论》中说："太阳病，发热而渴，不恶寒者为温病。"为温病下的定义重病证而不讲病因，因而是模糊的。

隋代巢元方在《诸病源候论》里记载了温病34候，指出其有"转相染易"的传染病特征。孙思邈在《千金方》里载录有一些治疗温病的方剂。刘完素主张以寒凉药治疗热性病，创制了双解散、防风通圣散等临证方剂，突破了以往对外感热病初起时一概用辛温解表和先表后里的习惯治法。元代医家王履在《医经溯洄集》中说："温病不得混称伤寒。"又说："时行……温疫等，决不可以伤寒六经病诸方通治。"明末进士张凤逵辑录《伤暑全书》（1623）载有"变幻无常，入发难测"和"冒暑蒸毒从口鼻入者，直入心包经络，先烦闷，后身热"，已隐约提到其病因和病机。上述历代关于温病的零散材料有许多是有启发性的，为温病学说从伤寒学说中分离出来，走上独立发展的道路打下了基础。

在创立温病学说方面作出杰出贡献的当属明末著名医家吴有性，清代医家叶桂、薛雪、吴瑭、王士雄等人为温病学说的进一步发展、成熟作出了不同程度的贡献。

1. 吴有性与《温疫论》 吴有性，字又可，约生活于16世纪80年代至17世纪60年代，江苏吴县人。吴有性毕生以医为业，是明末具有创新精神的著名医家。当时大疫不断，吴有性亲身经历了崇祯十四年（1641）流行于河北、山东、江苏、浙江等省的温疫（传染病）。他通过亲身观察和诊病施药，在继承前人温病论述的基础上，结合自己的实践经验，创造性地提出了温病不同于伤寒的系统见解，于1642年编著《温疫论》，为温病学说的创立起到了奠基作用。

吴有性的最大贡献是就温疫病的致病原因提出"戾气学说"这一伟大创见。《温疫论》原序说："温疫之为病，非风、非寒、非暑、非湿，乃天地间别有一种异气所感。"他在书中又称这种异气为杂气、戾气、疠气、疫气。他说："六气有限，现在可测，杂气无穷，茫然不可测。专务六气，不言杂气，岂能包括天下之病欤！"虽寥寥数语，却脱离了前人"六气病因说"旧窠。

吴有性创造性地提出"戾气"通过口鼻侵犯人体，使人感染温疫，而是否致病既与戾气的量、毒力大小有关，也与人体抵抗力强弱有关，科学地预见了传染病的主要传染途径是从"口鼻而入"，突破了前人关于"外邪伤人皆从皮毛而入"的笼统观点。

吴有性指出，温疫有强烈的传染性，"无问老幼，触者皆病"。虽说人和畜禽都会因戾气致病，但是戾气的种类不同，所引起的疾病也就不同；而且人类的疫病和禽兽的温疫是由不同的戾气所引起的。他指出："然牛病而羊不病，鸡病而鸭不病，人病而禽兽不病，究其所伤不同，因其气各异也。"这个"异"字已接触到了病原致病的特异性问题。

吴有性还指出"戾气"也是某些外科感染疾患的病因。他说："疔疮、发背、痈疽、丹毒与夫发斑、痘疹之类……实非火也，亦杂气之所为耳。"他还提出，戾气是物质性的，其所导致的疾病同样可用物质的药物治愈。

我国明代，在没有显微镜观察到细菌、病毒等致病微生物的情况下，吴有性科学地预见其存在，并对温病的病因、传染途径等进行了有深刻见地的探索。他为创立温病学说所作的贡献应当充分肯定；他的创新思想更应当赞扬，并值得后人发扬光大。

2. 叶桂与《温热论》 叶桂（1667—1746），字天士，号香岩，江苏吴县人。他出生于世医之家，幼得家学，长大后仍好学不辍，10年中曾先后师从17位有名望的医生，最终成为清初的一代名医。他终生忙于在民间诊治疾病，擅长治疗时疫和痧痘等证，而无暇著书。晚年由他的学生顾景文据其面提口授，整理成《温热论》（1774）。《温热论》对温病学说的最大贡献是指出温病传变的规律，即："大凡看法，卫之后方言气，营之后方言血。"指出温病发病一般要经过"卫、气、营、血"四个由浅入深的阶段。辨明温病处于哪一个阶段之后，才能正确采用相应的治疗方法。"在卫汗之可也，到气才可清气，入营犹可透热转气，如犀角、玄参、羚羊角等物，入血就恐耗血动血，直须凉血散血，如生地、丹皮、阿胶、赤芍等物。"叶桂对温病学说做出的最大贡献是建立卫气营血辨证作为温病辨证论治的纲领，这就补充了传统的六经辨证和八纲辨证的内容。叶桂还详述辨舌、验齿、辨斑疹与白痦等在温病诊断上的意义，为强化温病临床诊断方法的可操作性也作出了贡献。

3. 薛雪与《湿热条辨》　薛雪（1681—1770），字生白，号一瓢，江苏吴县人。他与叶桂是同时期的名医。他勤研医籍，爱好较多，擅长治疗湿热病，撰《湿热条辨》，分35条辨析湿热病的病因、各种临床表现、变化、特点及诊治法则。此书是湿热病的专著，开温病学说中专门病证研究的先河。他指出，湿热之邪气，从口鼻而入，多由阳明、太阴两经表里相传；湿热病发作的轻重与脾胃的盛衰关系密切。薛雪对湿热病的发病机理、证候演变、审证要点及辨证论治做了较全面的论述，为温病学说的深入发展作出了贡献。

4. 吴瑭与《温病条辨》　吴瑭（约1758—1836），字鞠通，江苏淮阴人。因年轻时父亲病逝，立志学医。看到温疫流行，故深研吴有性、叶桂等人的医著，决心弥补其不足，1798年撰《温病条辨》，成为晚清著名温病学家。吴瑭将温病分为九种：风温、温热、温疫、温毒、暑温、湿温、秋燥、冬温、温疟。认为温疫只是九种温病之一，具有强烈的传染性，而其他八种，则可从季节及疾病表现上加以区分，由此确定了温病学说的研究范围。他提出温病的三焦辨证："温病由口鼻而入，鼻气通于肺，口气通于胃。肺病逆传，则为心包。上焦病不治，则传中焦，胃与脾也。中焦病不治，则传下焦，肝与肾也。始上焦，终下焦。"把温病传变与脏腑病机联系起来，补充和完善了叶桂的卫气营血辨证。吴瑭在书中还提出温病不同阶段的治疗方剂：在卫用银翘散、桑菊饮；入气服白虎汤、承气汤；在营施以清营汤、清宫汤；入血则饮犀角地黄汤等。吴瑭为温病学说理、法、方、药系统的完善作出了重大贡献。

5. 王士雄与《霍乱论》《温热经纬》　王士雄（1808—1867），字孟英，晚字梦隐，号半痴山人，浙江杭州人，出生于世医家庭，42岁后移居上海，晚清名医。他看到当时疫病猖獗而潜心钻研温病学说，先后撰《霍乱论》（1838）和编述《温热经纬》（1852）。在《霍乱论》中，他将霍乱分为时疫霍乱和非时疫霍乱两类，指出时疫霍乱的病因主要是一种疫邪，多由饮水恶浊所致，故应采取疏通河道、广凿井泉等卫生预防措施，这在今天看来仍是十分科学的。《温热经纬》以《内经》《伤寒论》有关温病条文为经，以叶桂、薛雪等众多医家有关温病的论述为纬，并附述自己的见解编成。其特殊见解是把温病分成新感和伏邪两大类，这是依《内经》中的有关经文发挥的。该书既是一部有关温病学说论述的汇编，也是一部诊治温病的临床参考书。

明清时期，对温病学说发展作出贡献的还有汪机、戴天章、余霖等众多医家。

温病学说在明清时期的形成与发展，标志着中医有关传染病学研究的新成就。它既是新的社会条件的产物，也是这一时期众多医家尊重实践、勇于开拓创新的成果。

（二）人痘接种法的发明

人痘接种法是预防天花的一种重要的免疫疗法。

天花，中医称痘疮，是一种由天花病毒引起的严重危害人类尤其是幼儿和青少年健康并危及生命的烈性传染病。其病毒主要通过接触和飞沫在患者和健康人之间迅速传播感染。1980年5月8日，世界卫生组织（WHO）宣布在全球范围内消灭了天花。

大约在公元 1 世纪时，天花传入我国。据认为是由战争俘虏传入，我国古典文献称之为"虏疮"，《肘后救卒方》即有记载。以后的中医文献对天花还有不少称谓，如豌豆疮、斑痘疮等。一千多年来，人们对流传广、危害烈的天花一直没有很好的治疗和预防方法。

明朝后期，社会生产的发展导致城镇人口密集，工商业兴旺，南北交通发达，人员流动性增大，天花流行更为严重。许多人因患天花而死亡，更多的人因患天花在脸部留下瘢痕。我国人民和医家在同天花的长期斗争中逐渐摸索出治疗天花的方药，并积极探索预防天花感染的方法。

1727 年俞茂鲲著《痘科金镜赋集解》，书中记载："又闻种痘法起于明朝隆庆（1567—1572）年间宁国府太平县，姓氏失考，得之异人丹家之传，由此蔓延天下，至今种花者，宁国人居多。"张琰 1741 年撰《种痘新书》称："余祖承聂久吾先生之教种痘箕裘，已经数代。"可以推断，我国预防天花的人痘接种法，最迟在 16 世纪就已经开始普及了。

张璐的《张氏医通》（1695）和吴谦的《医宗金鉴》（1742）记载的人痘接种法有 4 种形式：

（1）痘衣法　将天花患者穿的内衣拿给未出天花的人穿，使其产生抵抗力。

（2）痘浆法　用棉花蘸染天花患者所出痘疮里的浆液，然后将棉花塞入未出天花者的鼻腔内，使其获得免疫力。

（3）旱苗法　取下处于痊愈期的天花患者的痘痂并研细后，用银管吹到未患天花儿童的鼻腔内，所用痘痂要求光圆红润，使其产生天花反应，以获得免疫力。

（4）水苗法　把上述研细的痘痂用水调匀，以棉花蘸后塞入未患天花儿童的鼻腔内，使其产生天花反应，获得免疫力。

人痘接种法，就是通过直接从天花病人身上取得痘苗（天花疫苗），接种到未出天花的人身上，希望他出现天花反应，获得免疫力，从而避免感染重症天花危及生命和健康的方法。但是采用前两种方法的结果不理想，被接种者既可能感染重症天花，又可能不产生天花反应，而达到预期目的者不太多。后两种接种法，由于所采用的痘苗是天花患者痊愈期的痘痂，天花病毒的毒力已减弱，接种后多能产生天花反应，而达到获得免疫力的预期目的。据《种痘新书》载："种痘者八九千人，其莫救者，二三十耳。"有效率达 99% 以上。因此，后两种人痘接种法在我国城乡逐渐流传开来，成为预防天花的有效措施。它不但在民间应用，也被清朝统治者采用并诏令推广。如清圣祖（康熙皇帝）在《庭训格言》中说："国初人多畏出痘，至朕得种痘方，诸子女及尔等子女皆以种痘得无恙。今边外四十九旗及喀尔喀诸藩，俱命种痘，凡所种皆得善愈。"可见人痘接种法在清初已在全国普遍运用。

痘浆法、旱苗法和水苗法从应用途径来讲均为鼻苗法，从对痘浆或痘痂的处理方法来讲又都为"生苗"法，亦被称为"时苗"法。这种用"生苗"或"时苗"接种所出之痘，势如流行的天花，颇多危险。鉴于此，后来人们把患儿痘痂研粉为"种苗"，递相接种，四季不断，以此减低毒性，用来相当安全，后来"时苗"遂被淘汰。这种比较安全的"种苗"也被称为"熟苗"。

人痘接种法不仅在我国广泛应用，还先后传往亚、欧各国。如 1653 年前后我国医家戴曼公将人痘接种法传往日本。据 1847 年俞正燮撰《癸巳存稿》载："康熙（1662—1722）时，俄罗斯遣人至中国学痘医。"我国人痘接种法也传入朝鲜、土耳其及英国等地。据英国 1917 年出版的《医学史》（History of Medicine）记载，18 世纪初，英国驻土耳其公使蒙塔求（Montague）的夫人在君士坦丁堡看到当地人为儿童接种人痘预防天花有效，也给自己三岁半的独生子接种人痘，后来她又把人痘接种法传回英国。人痘接种法又从英国传往其他国家。

人痘接种法是我国古代在传染病研究上取得的又一项重大成果，也是我国医学对世界医药卫生事业作出的一个重大贡献。人痘接种法不但是英国医生琴纳（Edward Jenner，1749 ～ 1823）

在 1798 年发明牛痘接种法之前预防天花的主要方法，而且它的发明足以成为世界免疫学的先驱。

三、解剖生理学的探索

人体解剖学是研究人体形态、结构及其发生、发展规律的学问，是医学等科学的一门基础学科。

《灵枢·经水》载："若夫八尺之士，皮肉在此，外可度量切循而得之，其死可解剖而视之。"最早提出了"解剖"一词。然而，由于儒家封建礼教的束缚及诸多历史文化原因，我国人体解剖学一千多年来没有大的进展，《内经》等古医籍中关于人体脏器的一些错误认识一直没有得到纠正，长期以来人云亦云，以讹传讹。明清时期，这种情况引起了人们的重视。

明代医家王肯堂在所撰《证治准绳》中提出，正骨科医生需了解人体骨骼的解剖结构知识。17 世纪末，法国人巴多明（Dominique Parrenin）用满文译述人体解剖学，定名为《钦定格体全录》，拟刊印时遭到清廷保守派反对而未果，最后只好将译稿收藏于宫禁内。晚清医家王学权1808 年著《重庆堂随笔》，书中对西医解剖、生理学持开明态度，其曾孙著名温病学家王士雄在其医著中，对传入的西医解剖、生理学亦持开明态度，但对解剖学做出切实探索并取得一定成绩的医家则首推王清任。

王清任（1768—1831），又名全任，字勋臣，河北玉田县人。他在长期行医的实践中认识到，要掌握好医学，首先要对人体脏器组织和功能有正确的了解，于是开始对解剖学细加研究。研究中他发现了前人医著中对人体脏器的描述存在许多矛盾和错误，深感掌握正确的人体解剖知识对医家的重要性。他说："业医诊病，当先明脏腑。"强调"著书不明脏腑，岂不是痴人说梦；治病不明脏腑，何异于盲子夜行？"他决心身体力行地探索解剖学知识。于是他从 30 岁起经常到义冢、刑场观察尸体，面对义冢里被野狗撕咬残存"破腹露脏"的病儿弃尸，"初未尝不掩鼻，后因念及古人所以错论脏腑，皆由未尝亲见，遂不避污秽，每日清晨，赴其义冢，就群儿之露脏者细视之"，"十人之内，看全不过三人，连视十日，大约看全不下三十余人"。

通过长期观察，王清任绘制了人体内脏图形，并以文字叙述脏器的生理结构，加上自己多年的临床经验，于 1830 年撰成《医林改错》上、下卷。书中正确载明："胸中隔膜一片，其薄如纸，最关紧要。"这在中医学史上是第一次描述了膈肌。他对古人的"肺有二十四孔""脾闻声则动""尿从粪中渗出"等解剖、生理学方面的错误加以纠正；还明确肯定了脑主司思维记忆的功能，指出"灵机记性，不在心在脑"。王清任的探索取得了很多成绩，如描述主动脉和静脉及其分支、气管两个分支插入两肺、胆总管及其开口、视神经等。

由于王清任观察的尸体内脏多是残缺不全的，因而他所观察到的及书中所描述的也存在一些错误，如他说的"心无血""头面四肢按之跳动者，皆是气管"等。因受当时社会历史条件、文化传统和科学水平及其工作条件恶劣等多方面制约，他不可能达到科学观察和实验的境界。然而，历史的评价不应局限在结果的正确与否，而应重在他所表现出来的探索方向，因为这才能给我们以更深刻的多方面启迪。

王清任在《医林改错》的自序里谦虚地声明："其中当尚有不实不尽之处，后人倘遇机会，亲见脏腑，精察增补，抑有幸矣！"表明王清任是抱着认真严谨的态度去开展脏腑探索工作的。他的解剖生理学的探索成果并没有被融入中医学体系，可是他的活血化瘀治法和方剂却于后世大兴，自然地被纳入中医学体系。

第三节 经典医籍注释

明清两代均以程朱理学为精神统治，理学从本质上是脱离实践的，强调修身思辨，缺少科学精神。清代为防止思想解放，大兴文字狱和八股文，把学术研究逼进了故纸堆中。繁琐考据成为治学的唯一方式，由此便出现了中国文化史上的特殊景观——注释经典现象。

一、儒学对中医经典研究的影响

明清时期，儒学一统天下。朱元璋多次诏示"一宗朱子之学，令学者非五经孔孟之书不读，非濂洛关闽之学不讲"。儒学学风以尊经崇古为传统，著书立说不越"四书五经"范畴。影响到中医学，即徐大椿所说"儒者不能舍至圣之书求道，医者岂能外仲师之书以治疗？"造成明清时期中医基础理论方面的著作大多以对《内经》《难经》《伤寒论》的注释与发挥为主要形式，遇解释不通或与己见有悖之处，宁可提出所谓错简、衍脱解释，也不敢自立新说。即使这一时期最具创新意义的温病学说，吴有性也要先行表白"温疫之症，仲景原别有方"。这与明弘治到万历百年间，文学界"文必西汉，诗必盛唐"的学风有很大关系。因为一切新说都不被允许，所以李时珍、吴有性、王清任都被复古派猛烈抨击，同时还出现了寒温之争。儒学中的这股复古之风，客观上推动了对中医经典著作的研究，形成了明清《内经》《伤寒论》《神农本草经》研究的高潮。清代黄元御、徐大椿、陈念祖是尊经复古的代表医家。

《黄帝内经》《伤寒论》《神农本草经》是中医学术的渊源，历代医家莫不由此出发立论。对其内容的注释阐发研究，就《内经》而论，唐代之后，明清形成高潮；就《伤寒论》而言，两宋以降，明清最为兴盛。这是当时尊经复古思潮导致的医学发展的另一种结果。

二、《黄帝内经》的注释及分类研究

明清医家研究《内经》，注释发挥等传统形式居于主导地位。值得注意的是，分类编纂，尤其是简要节选的分类文献成为这一时期一种新的研究形式。它似乎更符合日益增多的业医者学习《内经》的需要。同时不少注释发挥《内经》的医家也注意结合临床进行阐述，使这一时期基础理论研究增加了不少临床实用的色彩，一些简要者常常成为重要的理论入门书。

（一）注释

注释发挥经典著作是历代医家治学的基本方法，而明清独盛。

明代马莳的《黄帝内经素问注证发微》《黄帝内经灵枢注证发微》两书是最早的全注本，也是现存《灵枢》最早的全注本。学者普遍认为，所注《素问》少有建树，而对《灵枢》多有创见，即汪昂所评"其疏通经络穴道颇为详明，可谓有功后学"。

明代吴崑的《黄帝内经素问吴注》是对《素问》的全文通注，注文简明，多从临床实际解释经文，阐发医理深入，并进行了一些勘误。只因擅改原文，甚至改易篇名，而受人非议。

清代张志聪的《黄帝内经素问集注》《黄帝内经灵枢集注》是他会同同学、门人数十人，历时5年，在集体讨论的基础上而成的。其论理较详，切近临床。所论多抒己见，即著者标榜的"前人咳唾，概所无袭"之意。张志聪为复古派干将，故两书注释特点是以经释经。但不善考校，随文串解处不少。

清代张琦的《素问释义》，多采用黄元御的《素灵微蕴》、章合节的《素问阙疑》两家之说，

以及林亿的《重广补注黄帝内经素问》作为篇卷变迁校语，偶有发挥，注释较为精练。

（二）分类节要

由于《内经》文辞古奥，一些内容各篇互见，不便初学，故分类节要编纂成为明清医家研究《内经》的一种重要形式，其中多数简明扼要，便于初学，成为学习《内经》的普及著作。

由滑寿原注、汪机续注的《读素问钞》是《素问》较早的节注本，分为12类。汪机在滑寿原注基础上做了重要的补充发挥，是学习《内经》的入门书。

张介宾的《类经》是现存分类注释《素问》《灵枢》最完整者。著者历时40年，"以类相从"，将《内经》全部内容分为12大类，凡390目，共32卷，多从易理、五运六气、脏腑阴阳气血理论阐发经文。由于张介宾临床经验丰富，文字明白晓畅，注释说理透彻，影响较大。《类经图翼》《类经附翼》是张介宾以图解和论述补充《类经》的著作。

李中梓的《内经知要》节选《内经》原文，分成8类，内容全面简要，注释通俗易懂，是《内经》节要诸书中最为上乘之作。后经薛雪重新校订，并加按语，十分流行。

汪昂的《素问灵枢类纂约注》是以《素问》为主、《灵枢》为辅的选择性分类本。全书共分为9类，注释多选王冰、马蒔、吴崑、张志聪之言，陈述己见，或节繁辨误，或置疑畅文，务令语简义明，故名曰《约注》。

其他如薛雪的《医经原旨》、沈又彭的《医经读》、陈修园的《灵枢素问节要浅注》等亦属此类。

（三）编次

与复古派对《伤寒论》错简重加编次相呼应，复古派医家黄元御的《素问悬解》《灵枢悬解》主张调整《内经》编次，重新分类。

（四）医论

明代盛启东的《医经秘旨》为其学习医经的心得记录，对《内经》中的反治法和权变法进行了重点论述。黄元御晚年集研究《内经》心得写成医论26篇，成《素灵微蕴》。书中以阴阳升降立说，对张仲景、孙思邈以后医家大加贬斥，有意气之嫌。罗美所著《内经博议》，为著者综合《内经》内容阐述发挥的文集。

三、《伤寒论》的研究

明清有关《伤寒论》的研究空前活跃，不仅著述增加到100余种，学派纷呈，争鸣激烈，而且研究的内容也扩展到原文编次、以方类证、分经审证、按法类证等如何更好地认识六经、治法、脉证、用方等《伤寒论》的一些关键问题上，对临床医家更好地学习和运用《伤寒论》有新的启发。其影响甚至远及国外，仅日本有关《伤寒论》的著述即达40余种。

（一）错简重订说

明代以前，学者较注重《伤寒论》在临床的实际应用，以阐发心得或随文诠释为主，无意原文篇章编次等细节。明代方有执研究《伤寒论》别开生面，首倡重编整理之风。

方有执（1523—1593），安徽歙县人，沉潜《伤寒论》20余年，编成《伤寒论条辨》（1589）。方有执怀疑原书编次被王叔和"颠倒错乱"，于是将书中某些篇章删削、调整、重订整理。方有执主张别出心裁，后世褒贬不一，争论激烈。

喻昌（约 1585—1664），字嘉言，新建（今江西南昌）人，宗方有执"错简"说。他在方有执纲目学的基础上，著《尚论篇》，提出"三纲鼎立"说及桂枝、麻黄、大青龙三法统领伤寒诸病治法大纲的见解。其后清代医家张璐、黄元御、吴仪洛、周扬俊等续加发挥。

虽然《伤寒论》"今非古是"说有很大的主观因素，"错简"说实质为明清尊经复古之风的产物，但它以尊仲景为号召，力图按仲景原意对《伤寒论》重加考辨，补漏订讹，阐述自己的主张，在一定程度上推动了《伤寒论》的研究。

（二）反对"错简"说

"错简"之说难以服众，反对者很快接踵而至，明末清初杭州张遂辰师徒呼声较高。

张遂辰（约 1559—1668），字卿子，号相期，又号西农老人，原籍安徽歙县，后迁居杭州，因病习医，后以医自给。张氏主张《伤寒论》应"悉依旧本"，"不敢去取"。《张卿子伤寒论》以成无己注本为基础，再参诸家注释，增以己见而成。

张氏弟子张志聪、张锡驹遵从师说，主张维护原有编次。张志聪著《伤寒论宗印》《伤寒论纲目》，其弟子续纂《伤寒论集注》，主张对原本应"至当不移"，并反对喻昌三纲鼎立之说。张锡驹的《伤寒论直解》（1712）认为，原本是"医中诸书之《语》《孟》也"，尊经之风跃然纸上。张志聪、张锡驹"悉依旧本"的主张受到清代陈念祖的推崇，陈氏承张志聪对原文所划分的章节，主张分经审证。

（三）以方类证

除上述两派外，一些医家不屑于在原文编次问题上纠缠争论，他们另辟蹊径，提出从方证角度研究运用《伤寒论》，使之更加切合医家临床需要。

清初医家柯琴（1662—1735），字韵伯，浙江慈溪人。撰有《伤寒论注》《伤寒论翼》《伤寒附翼》三书，合为《伤寒来苏集》。他在评说前代伤寒注家的基础上，以方为纲，归纳脉证。

徐大椿撰《伤寒论类方》，提出"不类经而类方"，将 113 方分作 13 类，以麻桂等主方命名，方下述证治条文。

除以上三类外，钱潢和尤怡持按法类证，列正治、权变、救逆诸法。

陈念祖将六经之病分为经证、腑证、变证三类，使之更有利于医家辨证。其他诸家或偏于注，或偏于临床治疗阐述发挥，或偏于普及启蒙，掀起了明清《伤寒论》研究诸家蜂起、各有主张的高潮。诸家论说的实质是希望找到一种提纲挈领地学习和应用《伤寒论》的方法，实际上对《伤寒论》的普及和多途径的研究产生了积极的推动作用。

四、《神农本草经》辑复研究的高潮

与明末清初中医文献研究中尊经复古风气相呼应，本草学著作中集中产生了一批辑复注疏研究阐发《神农本草经》的著作。以辑本而论，明代卢复于 1616 年从《本草纲目》中辑复出《神农本草经》，推动了《本草经》的辑复工作。清代现存最早的辑本是过孟起辑的《本草经》，但别无考证，仅是简单辑录条文。嘉庆年间经学家孙星衍的《神农本草经》是现存影响最大的辑复本。其间研究阐发《本草经》类的著作更多，成就也更大。其以阐发《本草经》药物疗效为着眼点，企图为药学发展找到最根本的学术基础。

明末缪希雍的《神农本草经疏》（1625），注重《本草经》等早期药学经典著作的理论阐释，

开风气之先，至清代则愈演愈烈，形成了一个以《本草经》为药学研究基础的学派。如张志聪的《本草崇原》、张璐的《本经逢原》、姚球的《本草经解要》、徐大椿的《神农本草经百种录》、黄元御的《长沙药解》和《玉楸药解》、陈念祖的《本草经读》、邹澍的《本经疏证》、郭汝聪的《神农本草经三家合注》等。此类书籍大多载药仅100余种，常结合仲景用药遣方讨论。如黄元御、陈修园、邹澍等对《本经》以外的药物和宋代以后的药学"多置而弗论"，仅张璐等个别"并采诸家治法"。其中成就最大者应推缪希雍《神农本草经疏》，不仅载药达490种，更总结了不少药性理论和用药经验，如著名的"论治吐血三要"等。

张志聪、高士宗师徒所著的《本草崇原》，崇尚药性本原的思想，为清代不少本草家所效法。

综上所述，就尊经复古思潮的历史作用而言，其遏制束缚创新、压抑思想解放、阻碍科学进步的消极性是十分有害的，但是在文献整理和研究方面，不论从方法还是结果方面还是有成绩的，这点亦应予以肯定。

第四节　中外医药交流

从明朝建立到第一次鸦片战争爆发前，将近500年间，中外医药交流随着中外交通的发展、人员往来的增多，呈现了超越以往的活跃趋势。概括而言，此时期中外医药交流有三个特点：

首先，东亚国家（日本、朝鲜等）的医生来中国学习中医药知识的人员较多，这些国家的医生大多著书立说，为中医药在本国的建立、发展作出了重大贡献。

其次，西方来华传教士在中国与欧洲进行的医药交流中起到了重要的文化桥梁作用。

最后，此时期中外医药交流仍然以医生通过民间方式进行为主，官方开展的医药交流大部分仍是"进贡"与"赐赠"这种传统官方贸易的药品交流。

一、中国与朝鲜、日本的医药交流

（一）中国与朝鲜的医药交流

中国与朝鲜是山水相连的邻邦，中朝医药交流从未间断过。此时期，朝鲜医家金礼蒙等用了2年多时间，对15世纪前的150多种中国医药书籍及其他文献进行了系统的整理，于1445年辑录成《医方类聚》（266卷）这一大型中医类书。全书分为95门，收方50000多首，每证有论有方。此书收方数量仅次于我国的《普济方》（收方61739首），是古代国外医家编纂的最大中医方书。书中引用的资料，除采用前代医家著作外，兼采古代传记、杂说乃至儒、道、佛的相关书籍，保存了不少我国现已散佚的医药文献。

朝鲜医家许浚等于1610年编纂《东医宝鉴》25卷（"东医"是朝鲜等国对中医的称谓）。全书系引用我国历代医籍190余种，分为内景篇、外形篇、杂病篇、汤液篇、针灸篇5类，类下再详分细目，载有各种病证的病因、证候、治法、药物及经络、针灸等相关内容。该书是朝鲜医学引进中医学并开始本土化的代表性著作。

上述汉文医著的成书与刊行，为中医学在朝鲜的传播作出了重要贡献。

经朝鲜王室批准，朝鲜内医院教习御医崔顺立等于1617年来华，就临床治疗中遇到的疑难问题，请求明朝太医院进行解答。明朝廷任命御医傅懋光将答疑及讨论内容以问答形式整理成文刊行，书名为《医学疑问》。这是具有政府行为的两国中医学术研讨，对中朝医药交流具有重要意义。据史载，17世纪类似的学术交流会至少还有1次。

（二）中国与日本的医药交流

14—19世纪前半期，中日两国的医学交往较频繁，且对日本医学的发展有重大影响。

1370年，日本医生竹田昌庆到中国，向道士金翁学习中医学，尤其是针灸术，在中国住了8年。其间，曾因医治明太祖皇后的难产被明太祖封为"安国公"。1378年，他携带一批中医书籍和一具针灸铜人回到日本。

1487—1498年，日本田代三喜在华学习中医学。他崇尚李杲、朱震亨学说，回到日本后，大力倡导李、朱学说，先后编著《捷术大成印可集》《诸药势剪》《三喜直指篇》和《医案口诀》等，并授业带徒，逐渐形成以他为首的学派，首开日本医学流派的先河。1531年，曲直濑道三拜田代三喜为师，跟师达10年之久，其后创设"启迪院"传授门生，并撰《启迪集》（1571），对李杲、朱震亨学说有所发挥，成为日本医学"后世派"的承前启后者。

1492—1500年，日本坂净运在中国学习中医，他对张仲景学说的研习尤其重视，回日本时带走《伤寒杂病论》等相关书籍。先后撰述《新椅方》《续添鸿宝秘要钞》等，向日本医界广为介绍、传播仲景学说。受他的影响，永田德本（1508—1624）在日本医学界创立了与"后世派"相对立的"古方派"。其后，名古屋玄医（1627—1696）、吉益东洞（1702—1773）等均宗"古方派"观点，崇尚仲景学说，反对曲直濑道三所推崇的李、朱学说。

1539年和1547年，日本吉田宗桂曾两次来中国，并在第2次来华期间治愈过明世宗的疾病，故明世宗赠以颜辉画的扁鹊图和《圣济总录》等物，以表答谢。因吉田宗桂对本草学的造诣颇深，被医界誉为"日本日华子"。

此间日本医界还出现了"折衷派""考证学派"。"折衷派"的首倡者是望月鹿门。他主张既需遵从古典医理，也要重视选用后人新方，对"古方派""后世派"的主张予以调和折衷。"考证学派"的成员有多纪元孝、多纪元简和丹波元胤等。他们重视对中医古典文献的研究整理工作。多纪元孝长期对中医典籍进行文字训诂方面的研究、考证，其后代多纪元简继承其事业，最终著成《素问识》《灵枢识》等较有学术价值的著作。丹波元胤则从中医目录学的角度梳理中医药古籍。他广泛收集历代中医书籍及相关资料，1826年撰成《医籍考》（初刊于1831年，国内通行本名为《中国医籍考》），收录先秦至清代的中医药书籍2876种，分列9大类，每书著录内容有书名、作者、卷数、存佚、序跋和考证，为中医文献学尤其是中医目录学的建立和发展作出了杰出贡献。

这一时期也有一些中国医家先后到日本开展医药交流。如1653年前后，江西名医龚廷贤的弟子戴曼公到日本传授人痘接种术；18世纪，杭州医家陈振先到日本长崎，在为侨居长崎的华人及当地群众看病的同时，调查并采集当地药材162种，撰成《药性功用》一书。

明清时期，因中国沿海长期遭受倭寇、海盗的袭扰和阻拦，中国通航日本的民船相对较少。但是中国商人与其他人士在往来中日两国的过程中或多或少、有意无意地为中日医药交流做了有益的工作。例如，李时珍的《本草纲目》国内正式刊行不久，华侨林道春便于1606年将从长崎获得的《本草纲目》作为礼物献给日本最高当局——幕府。因此，日本很快就有了该书的多种刊本，并广为流传。出于各种需要，中国商船也时常将医书和中药材同其他货物一起运往日本，客观上为中医药在日本的传播起到了积极的促进作用。

二、中国与欧洲国家的医药交流

明清时期，中国与欧洲国家的医学交流主要是通过西方来华的传教士作为媒介进行的。他们将许多西方文化知识（包括西医的解剖学、生理学、药物与治疗方法等）不断传入中国，同时将中国文化（包括中医药知识）带回西方。完成译述出版工作的既有传教士，也有医生和其他学者。

来华较早的西方传教士是意大利天主教士利玛窦（Matte Ricci，1552—1610）。他1582年奉派到广东肇庆传教，1601年到达北京，与李之藻、徐光启合译《西国记法》（1605），其中介绍了神经解剖知识。

随后，1597年龙华民（Nicla Ingbardi，1559—1654）、1613年艾儒略（Juli Aleni，1582—1649）、1621年邓玉函（Jhann Terrentius，1576—1630）、1622年罗雅谷（Giacm Rh，1593—1638）、1630年汤若望（Jhann Adam Schall Vn Bell，1591—1666）等相继来华传教。他们先后将西方的天文、水利、医药等书籍译成中文并刊行。如邓玉函译述的《泰西人身说概》，罗雅谷、邓玉函、龙华民合作译述的《人身图说》等书，把西医的解剖、生理学知识介绍给中国。艾儒略的《西方问答》介绍了欧洲的验尿诊断及放血疗法等西医知识。他的另一本中文译著《职方外记》还介绍了欧洲的一些防疫方法。这些对中国医学界均有一定影响。

西方来华的传教士为配合传教也开展行医施药的活动，这就导致西方药物，如金鸡纳、鼻烟、药露、氨水、日精油等传入中国。清代赵学敏在《本草纲目拾遗》中就曾写道："日精油，泰西所制……治一切刀创、木石及马踢、犬咬等伤，止痛敛口，大有奇效。"说明西方传入的药物在当时受到中国医药界的关注。

来华的西方传教士还带来了欧洲的医院设施和医学教育方式。澳门主教卡内罗（D.Belchi or Carneiro）于1569年在澳门建立了米斯力科地亚医院（Misericrdia Hospital）和圣拉斐尔医院（St.Raphael Hospital）等西医医疗机构。大约在1594年，澳门的圣保罗学院还曾附设医科班。这些西方在中国开设的最早的医院和医学校，主要为来华的西方人服务。由于位于澳门一隅，故对中国内地影响不大。

西方传教士回国时，常带中医药书籍和译成西方文字的中医药文稿。如1643年波兰籍传教士卜弥格（Michel Boym，1612—1659）赴华传教。在华期间他选择了一些中医药知识译成拉丁文。其译著《中国植物志》（拉丁文）1656年在维也纳出版，另一本拉丁文译著《医钥和中国脉理》在他去世20多年后，于1680年在德国的法兰克福正式出版。卜弥格的译著在欧洲影响较大。同时期的哈维耶（Harvieu，R.P.）在法国格勒诺布尔出版的法文本《中医秘典》、英国医生弗洛伊尔（Sir Jhn Flyer）在英国伦敦出版的英文本《医生诊脉表》中均有关于中医脉学的论述，而且都是在卜弥格译作基础上转译的。弗洛伊尔是欧洲最早发明脉搏计数器的，但他在自己的著作中提到，他的发明受到中国脉学论述的影响与启发。

中医书籍被译成西方文字出版后，对西方医学产生影响的还不止这些。如1676年荷兰人布绍夫（Busschof，H.）关于针灸的书稿被译成英文在伦敦出版。1683年，荷兰医生赖尼（William ten Rhyne）在伦敦出版了英文版《论关节炎》。书中有利用针刺治疗关节炎的内容。同年，盖合玛（Gehema，J.A.）在德国汉堡出版了德文版《应用中国灸术治疗痛风》。书中谈到中国的灸术是当时治疗痛风最迅速、最适宜的方法。1684年，布兰考特（Blankaurt.S.）在荷兰的阿姆斯特丹出版荷兰文版《痛风专论》。书中介绍了中国针灸治疗风湿病的方法和疗效。这些较早介绍中医针灸的西方书籍，均与西方来华传教士有着千丝万缕的联系。

由于中医学不断传到欧洲，其独特的理、法、方、药体系及疗效引起欧洲学术界的关注，以至于19世纪初西欧的学者们就开始研究中国医学史，并出版了专著。如瑞穆斯特（Rumust，A.）于1813年在巴黎出版法文版《关于中国医史研究》，皮尔松（Pearson）于1820年在伦敦出版了英文版《中国医学史》。这些可以反映出欧洲对中国医药学亟欲全面深入了解的迫切愿望。

三、中国与其他亚非国家的医药交流

明清时期，中国与朝鲜、日本以外的亚洲国家，乃至东非沿岸的部分国家的医药交流也是较多的。

郑和在 1405—1433 年期间，七次下"西洋"（泛指海南岛以西的海洋），遍历 30 余国及地区，最远曾到波斯湾和非洲东岸。据《郑和家谱》和《瀛涯胜览校注》记载，郑和船队共 27000 余人，其中随船医官 180 人，船队有长 44 丈、宽 16 丈的大船 62 艘，每艘可乘千人，每次航程长则 3 年余，短则 1 年多。船载货物及相应的医药用品。医生们除负责船员的医疗保健任务外，停泊之处还采购当地特有药材，为华商及当地官民诊病施药，在所到之地进行医药交流。

据《大南会典》等书籍记载，明清时期，中医书籍《医学入门》《景岳全书》等传入越南。越南"医圣"黎有卓（1720—1791）在学习中医理论的基础上，结合当地情况有所创新与发明，撰《海上医宗心领心帙》66 卷。他补充了 305 味南药的功能，收集了前辈医药家和民间药方达 2854 种之多，创立了越南医学理、法、方、药的完整体系。这一时期越南出产的珍贵药材，如犀角、檀香、龙脑、苏木等输入中国，丰富了中医药内容。

明清时期，真腊（今柬埔寨）、暹罗（今泰国）、爪哇（今印尼爪哇岛）、婆罗国（今文莱）、锡兰（今斯里兰卡）等国，不断以官方贸易（进贡与赐赠）和民间贸易方式将其特产药物，如降香、沉香、木香、丁香、没药、阿魏、蔷薇水、荜茇、芦荟等 40 多种药材输往中国，换回当地需要的中国货物及中药。这些是当时中国与东南亚国家进行医药交流的传统方式的延续，虽然层次较低，却是符合当时社会、经济、文化发展需要的。

【复习思考题】

1. 明清之际中医学发展的特点是什么？
2. 论述对李时珍及《本草纲目》的认识。
3. 明清之际中医外科学发展成就有哪些？
4. 论述温病学说的形成与发展。
5. 谈谈你对人痘接种法的认识。

第七章

中西医学的交汇与冲突

鸦片战争—中华人民共和国成立（1840—1949）

扫一扫，查阅本章数字资源，含PPT、音视频、图片等

封建君主专制制度下的中国到 19 世纪，政治腐朽，经济落后，国力衰弱，内忧外患不断，形势极为混乱。与此同时，世界各主要资本主义国家相继进入帝国主义阶段，贫弱的中国成为列强侵略瓜分的对象。在激荡的百年史中，中国灾难深重，社会矛盾复杂，危机重重。在此期间，中国曾出现了一系列重大事件，1840 年英国发动侵华的鸦片战争，1856 年英法联军发动第二次鸦片战争，1883 年发生中法战争，1894 年发生中日战争，1900 年发生八国联军侵华战争，1931 年日本侵占中国东北，1937 年日本发动全面侵华战争。中国已逐渐沦为一个半殖民地半封建社会。为了反抗侵略和压迫，百年间中国人民进行了不屈不挠的斗争，从鸦片战争、太平天国运动、戊戌变法、义和团运动、辛亥革命、五四运动、北伐战争、抗日战争直至解放战争，终于取得了胜利。

在帝国主义侵略和民族危亡关头，政治和思想文化主张方面，出现了一些对后来影响巨大的新思潮。统治阶级内部分化出顽固派和洋务派。顽固派实行闭关锁国，维护落后的统治；洋务派则致力于"师夷长技"，以图"自强自富"。后来洋务派中又分化出改良派，主张变法维新，向西方求真理，宣传"新学""西学"，反对"旧学""中学"。这些思想对文化界、医学界产生了重要影响。

1921 年，中国共产党诞生，在马克思主义普遍真理的指导下，结合中国革命实际，领导人民推翻了三座大山，结束了半殖民地半封建社会，终于在 1949 年取得了新民主主义革命的伟大胜利，建立了中华人民共和国。从此，中医学的发展也进入了新的里程。

需要特别指出的是，随着西方列强的入侵，西方医学大规模传入中国。从此，中国就开始了两种医学并存的局面。如何认识和对待两种医学之间的关系也就成了近代以来医学史的中心问题。其问题极其复杂，意义极其重大。

第一节　中医学的发展

近百年来，中医学的生存与发展遭遇了严重的危机。早期，清朝政府推行尊经法古，繁琐考据的学风，导致医学偏离实践方向，更缺少科学精神和方法。虽然产生了大量医书，但是缺少创造性。继而北洋政府排斥、限制中医学的发展，片面崇奉西医。北洋政府教育总长汪大燮曾于 1913 年提出废除中医中药的主张。1925 年北洋政府拒绝把中医纳入医学教育，使中医陷入困境。再而国民政府歧视摧残中医学，1929 年 2 月召开第一次中央卫生委员会议，通过了余云岫等人提出的废止中医的议案，其后实行了一系列试图消灭中医的政策和办法。从此，中医学进入历史

发展的最艰难时期。但是由于社会需要和中医的实际疗效，中医学的发展是禁止不住的，尽管时事艰难，还是有所成就。

一、文献研究与一般医学著述

这一时期经典文献整理研究取得了较大成就，一般的医学著述也有所发展。

（一）经典研究

此时期有关《内经》研究的著作有 50 余部，成绩较突出的有高玉章的《素问直讲》（1867）9 卷，是《素问》的全注本。周学海的《内经评文》（1896），对《内经》作了评述。张骥的《内经药瀹》（1923）10 卷，辑录了《内经》中有关用药理论的原文，分为阴阳色气味、气运、五岁、六化、五方、水谷、五宜、五过和药制共 9 类，分别予以集注，并加按语说明，是一部有特色的《内经》注本。

有关《难经》研究的著作也有 10 余种，重要的如叶霖撰《难经正义》（1895）6 卷，考证辨论精详。邹汉璜的《难经解》（1840）、张骥的《黄帝八十一难经正本》（1937）和《难经丛考》（1938）等，都对研究《难经》有所贡献。

对《伤寒论》和《金匮要略》的研究进一步深入，校勘、注释、重编、发挥仲景学说的著作约有 190 余种。其中关于《伤寒论》研究较重要的有陈恭溥的《伤寒论章句方解》（1851），分章节、句读加以注释。吕震名的《伤寒寻源》（1850），从六经辨证阐发原文。陆九芝的《伤寒论阳明病释》（1866），着重一经一病的研究。唐宗海的《伤寒论浅注补正》（1892）、恽铁樵的《伤寒论研究》（1932）、承淡安的《伤寒论新注》，余无言的《伤寒论新义》（1939）等，均系用中西汇通观点补正、注释、阐发仲景学说。

注释发挥《金匮要略》的著作有 50 余种，较重要的有沈灵犀的《读金匮要略大意》（1875）、戈颂平的《伤寒杂病论金匮指归》（1885）、王旭高的《退思集类方歌注》（1924）、黄竹斋的《金匮要略方论集注》（1925）、曹颖甫的《金匮发微》（1931）、秦伯未的《金匮杂记》（1934）等。这些著作对研究《金匮要略》一书都有一定参考意义。

（二）其他著述

此时期研究温病学说的著作有 60 余种，如杨璿撰、黄惺溪纂的《温病条辨医方撮要》（1841）辨析伤寒、温病、温疫之异，并重点介绍温热病多种病证的辨证治疗和方药；杨尧章的《温疫论辨义》（1856），专门讨论温疫；柳宝诒的《温热逢源》（1900），着重伏气温病的辨证；恽铁樵撰的《温病明理》（1928），致力于辨析温病与伤寒之异。

这时还有大量的丛书、医案医话、工具书问世。如丛书有丁松生的《当归草堂医学丛书》（1878），共收医书 12 种，其中《颅囟经》《卫济宝书》《产宝》均是经过详细校勘的罕有传本。陆九芝的《世补斋医书》（1884）分正续集共 33 卷。裘庆元的《三三医书》（1924）共收医书 99 种。陈景岐的《中国医学入门丛书》（1934）是摘录《内经》和历代各家学说，从《内经入门》到《汤头入门》及临证各科入门，共 16 种。曹炳章辑的《中国医学大成》（1936）辑录了历代重要医著及少数日本人的医著，共 13 类。此外还有周禹锡的《中国医学约编十种》（1938）等等。

医案医话类著作主要有陆定圃编撰的《冷庐医话》（1858），论述医苑、医鉴、慎疾、诊法、用药等，评述古今医家与医书，搜集历代名医治案，有较高价值。柳宝诒选评的《柳选四家医案》（1904），选了清代尤在泾、曹仁伯、王旭高、张仲华 4 位名医的治案。何廉臣的《全国名医验案类编》（1929），汇集当时全国 80 余位名医的医案 300 余例，影响较大。

大型工具书有谢观主编的《中国医学大辞典》（1921），参考书籍 2000 余种，共收词条 7 万余。陈存仁亦主编 1 部《中国药学大辞典》（1935），对每味药的命名意义、处方用名、古籍别名、外国名词，以及学名、产地、形态、种植、性质、成分、功效、主治、辨伪、应用等皆有叙述。

二、药物学与方剂学成就

这一时期，药物学和方剂学方面也都有一定的研究，并取得了相应的进步。

（一）药物学

药物学方面的成就主要表现在对《神农本草经》的考订、辑复，发现刊行了前代本草著作，编著了临证用药参考和药物鉴别的著作。

顾观光于 1844 年重辑《神农本草经》，刘复于 1942 年也辑复《神农古本草经》，对研究《神农本草经》有参考价值。

1937 年刊行了《本草品汇精要》，此书系明代（1505 年）官修成书，撰者为刘文泰等人，至清代（1700 年）才发现。该书载药 1815 种，全书共 42 卷，对药物效用和鉴别研究有新的贡献。

屠道和于 1863 年编著的《本草汇纂》，载药 560 余种，按药性与功效分为 31 类，可供临证参考。

1927 年曹炳章在郑肖岩（1848—1920）研究的基础上，编著《增订伪药条辨》4 卷，就药物产地、形态、气味、主治等方面分析比较了 100 余种药物的优、劣、真、伪等，对提高药物鉴别能力、丰富药物知识起到了重要作用。

（二）方剂学

此时期有关单方、秘方、验方的汇集整理较为突出，先后刊行的方书约 300 种。重要的如鲍相璈经 20 年的搜集考订，于 1846 年编成的《验方新编》16 卷，1878 年梅启照新增为 24 卷重刊。此书按人体部位划分疾病种类，每病附以单方、验方，所用诸方以价廉、易得、有效为标准。但因收方较杂，故良莠不齐。

费伯雄 1865 年著《医方论》4 卷，批评了套用汪昂《医方集解》的盲目性，强调用方的辨证论治原则。此书对提高方剂理论水平起到了积极作用。

近百年间编著的最大方书是《古今医方集成》，著者吴克潜。该书刊行于 1936 年。全书收方 1 万余首，采自上古至清代方书 170 余部，简要论述了各方主治、功效、药物组成、用量用法、峻猛方药注意事项等，是近代方书之集大成者，保存了已佚方书的内容。

此外，还有汇集中西验方的著作，如丁福保编著的《中西医方汇通》（1910）、陈继武的《中西验方新编》（1916）等，对汇通中西医学进行了探索。

三、临证各科成就

近百年间，经诸多医家长期实践，临床各科积累了新的经验，出现了一批新的论著，代表了这一时期的临证医学水平和成就。

（一）内科

这一时期出现的内科专著 100 余种，有综合性论著，也有专病经验总结。其中综合性论著比较突出的有清代名医费伯雄所撰的《医醇賸义》（1863）。该书总结了前人和自己的医疗经验，对劳伤、中风、咳嗽、痰饮、痿、胀、诸痛等慢性疾病的论述比较丰富。他创制了许多方剂，诸如治疗肺痨的益气补肺汤，治疗痰饮的桂术二陈汤，治疗骨痿的滋阴补髓汤等都有新意。其他如文晟辑的《内科摘录》（1850）、徐镛的《医学举要》（1879）、许半龙的《内科概要》（1925）、周禹锡的《内科约编》（1941）等均为综合性内科著作。

专病论著主要有中风专著如张山雷的《中风斠诠》（1917）、蔡陆仙的《中风病问答》（1935）；虚劳、痨瘵专著如沈灵犀的《虚劳要则》（1875）、秦伯未的《瘵病指南》（1920）、蔡陆仙的《虚劳病问答》（1935）；沈炎南的《肺病临床实验录》（1946）专论肺病；朱振声的《肝胃病》（1933）、杨志一的《胃病研究》（1935）为肝胃病专著。

（二）外科与伤科

这一时期的外科成就以外科名家马培之最为突出。马氏三代业医，对疮疡诸病经验丰富，誉满江南，每日接治近百人。他强调对外科病证辨证论治，用药攻补兼施；主张"刀针有当用，有不当用，有不能不用之别，不能一概禁之"，此是对清代王洪绪外科思想的纠正。他著有《外科传薪集》（1892），内容简明扼要，切合实用。

此时的外科专著尚有 80 余种，对痈疽、疔毒、瘰疬、癌瘤、麻风、梅毒、痔漏及皮肤疾病均有专著问世，如邹汉璜的《疮疡》（1840）、张镜的《刺疔捷法》（1876）、余景和的《外科医案汇编》（1891）、曾懿的《外科纂要》（1906）、梁希曾的《疠科全书》（1909）、张山雷的《疡科纲要》（1917 年初印，1927 年重订）等都有一定影响。

伤科也有一定发展，对金疮、接骨等骨伤疾病都有新的经验，出现专著达数十种，较为突出的有《救伤秘旨》和《江氏伤科方书》。《救伤秘旨》（1852）由赵廷海所撰，该书对骨折整复后固定术论述详细，且颇多新见。《江氏伤科方书》（1840）的著者江考卿，为当时骨伤名医，经验丰富，曾对骨折施行过麻醉后切开复位，并对粉碎性骨折进行移植术。

（三）妇产科

此时期的妇产科也出现了较多专著，其中突出的当属潘霨的《女科要略》（1877）。该书按调经、安胎、临产及产后四节简要论述了妇产科常见病的证治。

其他如单南山的《胎产指南》（1856）、严鸿志的《女科精华》（1920）、恽铁樵的《妇科大略》（1928）、时逸人的《中国妇科病学》（1931）、陈景岐的《女科入门》（1934）等也都各有见地。

（四）儿科

此时期的儿科专著有 100 余种，其中对麻疹、惊风、痘证的研究最为突出。麻疹专著有张霞谿的《麻疹阐注》（1840）、吴砚丞的《麻疹备要方论》（1853）、朱载扬的《麻症集成》（1879）等。惊风专著有温存厚的《急惊治验》（1876）、冯汝玫的《惊风辨误三篇》（1911）、陈景岐的《七十二种急慢惊风救治法》（1930）等。痘证专著有王廷钰的《儿科痘症歌》（1886），张节的《痘源论》（1909）、朱凤穉的《时痘论》（1930）、卜子义等编的《中西痘科合璧》（1921）等。

儿科按摩疗法的推广是此时期儿科发展的一个突出特点，出现了多部专著，如周松龄的《小儿推拿辑要》（1843）、张振鋆的《厘正按摩要术》（1889）等。

（五）针灸科

这一时期有关针灸理论与临证的著作有 100 余种，其中较突出的有：廖润鸿的《针灸集成》（1874），对针灸学的基本问题论述较全面；承淡安的《中国针灸治疗学》（1931），有若干中西医汇通内容；吴炳耀撰、吴韵桐绘图的《针灸纂要》（1933），书中除文字外，还有经络、腧穴彩图，图后附记穴位的局部解剖，这是针灸著作新的特色。

（六）眼科

眼科著作约有 50 余种，代表性的有：王锡鑫的《眼科切要》（1847），是一部眼科入门书；陈国笃的《眼科六要》（1861），载眼病治法 40 余种；陈滋的《中西眼科汇通》（1936），介绍了一些罕见眼病、眼科手术及中西眼科名词对照等。

（七）喉科

喉科著作有 100 余种，仅关于白喉的著作就有近 50 种。著名的有：张绍修的《时疫白喉捷要》（又名《治喉捷要》，1864），简要记载了白喉治疗经验。夏春农的《疫喉浅论》（1874），主张治疫喉首当辛凉透表，继用苦寒泄热，终宜甘寒救液；忌用辛温升托。李纪方的《白喉全生集》（1882），将白喉分为寒证、热证和寒热错杂证三大类，并分别介绍白喉的诊治、兼证、坏证、妇人白喉、小儿白喉及其治疗方药和针灸等。耐修子的《白喉治法忌表抉微》（1891），反对治白喉用发表一法，推崇养阴清肺之法，并介绍了验方，深受后人重视，影响较大。陈葆善的《白喉条辨》（1897），对白喉病源，所中经络，辨脉辨色，手太阴、手少阳、手少阴三经病证治、救误、善后、外治、禁忌等都有论述，内容系统，有一定影响。

另外，还有一些关于齿、耳、鼻的著作，新内容较少，多为整理前人经验之作。

总之，此时期临床各科积累了大量新经验，但是理论上没有明显创新。

四、中医学校、学会及杂志的创办

在整个近百年间，直到 1949 年前，因旧政权对中医的偏见，全国无一所公立的中医学校，中医事业发展受到了极大的限制。但是热爱中医事业的有识之士，为了保存发展中医学，还是进行了多方面的不懈努力。

（一）创办中医院校

1915—1917 年，丁甘仁、谢利恒等创办了上海中医专门学校；1918 年包识生等创办了神州医药专门学校；1920 年起张山雷在浙江兰溪中医学校任教达 15 年之久；1924 年卢乃潼在广州创办广东中医药专门学校；1925 年恽铁樵在上海创办中医函授学校；1929 年陆渊雷、章次公在上海创办中国医学院。此外，1930 年张锡纯在天津创办国医函授学校；1934 年肖龙友、孔伯华在北京创办华北国医学院；1934 年章太炎受邀担任苏州国医专科学校校长；1936 年李斯炽、邓绍先在成都创办四川国医学院等等。在这些学校里，近代中医教育的先驱者勤奋努力，一边教学，一边编写教材，先后出版了《内经讲义》《伤寒论讲义》《金匮要略讲义》《本草学讲义》《生理学》《解剖学》《病理学》《内科学》和《外科学》等教材，培养了一批中医药学人才，这些学生后来大多成为新中国成立后中医药的骨干力量。

由于这些学校为私人或团体兴办，经费困难，师资缺乏，设备简陋，因而没能得到应有的发展。

（二）创建中医学术团体

1906 年 6 月在上海成立"上海医务总会"。1912 年在上海成立"神州医药总会"，该会于 1923 年在宁波召开 12 周年大会时，到会代表已有 400 余人，全国设分会 40 多处，会员达 6000 多人。1913 年成立了"全国中医学会"，并在上海、北京等地设有分会。1929 年成立了"全国医师联合会"。此后又成立了"中华民国医药学会""中国医事改进社""医界春秋社"（后又改为"上海市中医师学术研究会"）及"南京新药业公会"等等。

这时一些研究中西医的学术团体也先后创建。如 1910 年丁福保发起的"中西医学研究会"及"华夏医学会""中西医药研究社"等，都是以宣传研究中西医学为宗旨，反映了近代中西汇通的学术思想。此外，1931 年承淡安在无锡创办的中国针灸学研究所，是研究阐发针灸学较早的学术团体。

（三）创办中医杂志

这一时期，为了传播中医学知识，各地先后创办了一些中医和中西医合刊杂志。较有影响的中西医合刊的杂志有分别于 1908 年和 1919 年在上海创办的《医学世界》和《中西医学报》、1921 年在太原创办的《医学杂志》等。主要介绍中医知识的杂志有 1921 年在上海创办的《中医杂志》、1923 年在杭州创办的《三三医报》、1924 年在奉天创办的《医学杂志》、1926 年在上海创办的《医界春秋》，以及 1934 年在哈尔滨创办的《中医杂志》等。在新中国成立前，全国各地创办的中医药杂志已有 400 多种。由于这些杂志为个人或团体创办，困难较多，致使其无法长期坚持。然而，这些刊物受到了中医界和有关人士的支持，成为近代中医学发展的重要标志。

第二节　西方医学的传入与发展

17 世纪初，随着欧洲各国与东方各国航海通商，传教士来到中国，带来了西方的医药知识。西方医学在我国的传播经历了一个曲折发展的过程，其中有许多值得思考的问题。

一、西方医学的传入

西方医学源于古希腊、罗马医学，随着科技进步而不断发展，并传播到世界各地。其发展过程大略可分为以下三个阶段：

第一阶段为古代经验医学。从公元前 6 世纪至公元 4 世纪，主要代表人物是古希腊的希波克拉底（Hippocrates，约公元前 460—前 377）和古罗马的盖伦（Galen，约公元 130—200）。古希腊、罗马医学的总体水平虽不高，但是其具有分析性的实证倾向，与中医学相比较，有不同的思想文化品格。

第二阶段为近代实验医学。从公元 15 世纪到 18 世纪，随"文艺复兴"的思想解放，医学也要求以实验方法追求确定性。由此，解剖学、生理学、病理学、病因学、药理学等都完整建立起来，医学面貌出现了根本性改变。

第三阶段是现代西方医学。从 19 世纪末 20 世纪初开始，随着科学技术的进步，基础医学研究不断深入，病原学、外科学、药学、遗传学等领域均取得了众多突破，生命科学的探索进入了分子水平。目前，现代西方医学正朝着微观和宏观、分析和综合的多方向迅速发展。

18世纪以后，西方医学逐步大规模传入中国，这与中国当时的政治、经济、科技、文化等各种因素都有着复杂的联系。西方医学的传播方式主要有以下几方面：

（一）建立诊所和医院

第一个来华的英国传教士罗伯特·马礼逊（Robert Marrison，1782—1834）于1807年到广州，1820年和李文斯敦（John Livingstone）在澳门开办了第一个诊所。1827年英国东印度公司传教医生郭雷枢（Thomas R．Colledge，1797—1879）在澳门也开办一个诊所，次年扩大为医院，这是第一所教会医院。美国公理会国外布道会总部派出传教士伯驾（Peter Parker，1804—1888）于1835年11月在广州开设东方第一所教会医院眼科医局（即眼科医院），后来发展为博济医院。为了培养来华人员，美国于1838年成立了"医药传道会"。

随着一系列不平等条约的签订，列强有权在我国通商口岸开设医院、建立教堂。至1848年，在广州、福州、厦门、宁波、上海五个通商口岸全部建立了教会诊所或医院。1900年以前，外国教会医院规模不大，收容有限。进入20世纪后，教会医院迅速发展。著名的有1859年在广州建立的博济医院，一直存在到1949年，是在华历时最久的教会医院。1862年伦敦公会在北京建立的"双旗杆医院"于1906年与几个医院合并为协和医院，成为北京最大的教会医院。据1938年出版的《基督教差会世界统计》资料记载：到1937年止，在华英、美基督教会所办的医院共300所，病床约21000张，小型诊所约600处。同时美国天主教会也在江西、广东、湖南、湖北等地开设了医院，还有一些英美合办的医院。这些医院分布在全国各地。

（二）创办医学校和吸引留学生

伯驾早就向美国政府报告提出，训练中国青年医药人员是增强美国威信和影响的重要事情。

第一所教会医学校是1866年美国医药传道会在广州建立的博济医学校，孙中山先生曾在此就读，现在原校址已改建为中山大学医学院。1883年在苏州建有苏州博习医院医学校（1894年改为苏州医学院）。1900年以前，教会学校数量少，规模小，毕业生寥寥无几。

1901年"辛丑条约"签订后，基督教会医学校迅速增加，到1905年已达到23所，还有36所护士学校、药学校和助产学校等。其中著名的有1902年在广州成立的夏葛女子医学校；1906年由伦敦教会、美国长老会、美国公理会、美以美会国外布道会、英国圣公会、伦敦教会医事协会等联合创办的北京协和医学堂，该校1915年又经美国洛克菲勒基金会接收并改组为协和医学院，成为当时得到中国政府承认的最大教会医学院。其他还有长沙的湘雅医学院（1914）、山东齐鲁大学医学院（1909）、上海震旦大学医学院、成都华西协和大学医学院（1910），以及日本在沈阳设立的南满医学堂（1911）等。

"辛丑条约"签订后，大批学生到日本及欧洲各国留学。自1907年清政府与日本订立了接收中国留学生的办法之后，短期内去日本的留学生就达到万人以上。当时美国也采取措施，于1908年提出将偿付美国庚子赔款的半数作为派留学生赴美之用，此后留美学生显著增加。

赴外国留学的医学生大多数归国后为我国的医疗事业作出了一定贡献。

黄宽（1828—1878）是我国第一个留学英国的医学生，广东香山人。自幼家境贫寒，起初在马礼逊学堂读书，1847年随其老师布朗夫妇前往美国，高中毕业赴苏格兰。1848年考取爱丁堡大学医科学习7年，获得医学博士学位。1857年回国后在广州博济医院从医并教学，是我国第一代西医。

金韵梅（1864—1934）是我国第一个留学美国的中国女医生。她两岁父母双亡，被美国长老会收养。1881年到美国纽约学习，1885年毕业，获得医学博士学位。1888年回国，曾在厦门、成都、天津行医，并开办护士学校。

（三）翻译医书和出版医学刊物

最早在中国翻译西医西药书籍的是英国传教士医生合信（Benjamin Hobson，1816—1873）。1851年他编译了《全体新论》一书，此外还先后编译了《西医略论》（1857）、《内科新书》《妇婴新说》（1858）等书。美国教会医生嘉约翰（John Glasgow Kerr，1824—1901）编译了《内科全书》（1883）、《病症名目》《西药名目》（1899）等20余种医书。英国傅兰雅（John Fryer，1839—1928）也译有《化学卫生论》《西药大成》《内科理法》等。英国德贞（John Dudgeon，1837—1901）还译有《全体通考》《西医举隅》《英国官药方》等。1859年，美国传教士在上海建立了"美华书馆"，出版了许多译成中文的医书。从19世纪50年代到辛亥革命前，约有100余种外国人译著的西医书籍在我国流传。

传教士医生除翻译医书外，还编辑中外文医刊，如1806年创办的《广州新报》（1884年改名为《西医新报》）；1887年汉口圣教会主办的《益文月刊》也介绍西医知识，1888年创办的《博医会报》等。

上述这些译著和期刊对传播西医知识起到了一定作用。西医的传入客观上输入了新型的医药学知识和技术，它本身的科学技术性内容是超越国家、民族和宗教界限的，它的客观普遍性也同样适于中国。因此西医学最终不但为中国所接受，而且成为中国人民战胜疾病、保护健康的武器之一。

二、西医学在中国的发展

西医学在中国的发展经历了一个缓慢的过程。

20世纪初期，基础医学的队伍薄弱，设备简陋，研究工作水平较低，甚至无法开展研究。20世纪30年代以后，随着医学教育的发展，基础医学队伍逐渐成长起来。1938年全国生理学会已有会员120余人，1947年全国解剖学会会员有80余人。虽然人数不多，条件不足，但是有些学科还是取得了一些成果。

人体解剖学方面，在比较解剖学、神经解剖学、体质人类学、实验胚胎学及组织细胞学等方面都开展了研究工作。

生理学方面，1912年起已有外籍医生与我国学者先后发表研究人尿、消化液、肺泡气成分与血型等项报告，这是我国生理学研究的开端。1926年，北京协和医学院生理学系教授林可胜与吴宪等发起创立中国生理学会。1928年出版了国内第一个基础代谢研究论文专集。1929年蔡翘教授所著《人类生理学》问世。此后，生理学实验研究逐渐开展，主要课题如皮肤电反射、视觉中枢对光反应、神经肌肉接头之生理、中枢神经化学性传递与迷走神经和脑垂体后叶反射等。

生物化学方面，主要课题有关于蛋白质变性、抗原和抗体的化学成分、血液分析和营养方面的研究，以及关于中国人营养生化和膳食成分的分析研究等。

药理学方面，20世纪20年代已零星开展了一些中药的生药化学和药理研究，1932年陈克恢实验发现麻黄素的药理作用，并开展了对防己、贝母、抗疟中药常山等40余种中药的药理研究。这种采用先进的科学技术研究中药的方法，对我国近现代中药学发展产生了很大影响。

其他基础学科如微生物学、病理学、寄生虫学、卫生学等均处于初创阶段。虽有少数学者如伍连德、林宗杨、汤飞凡、侯宝璋、林振纲、钟惠澜、冯兰洲等开展了不少出色的工作，但因条件限制，许多学科发展缓慢，与世界医学发达国家的发展相比尚处于显著落后状态。

这一时期还编译了一批医学著作，并于 1930～1935 年间陆续出版，主要有《实用解剖学》《实验生理学》《病理学》《生物化学》《病理组织学》《寄生虫学》《药物学》《临床医学》等。

此时，各地还先后创办了一些医学杂志，代表性的有《医学报》（1905）、《医学世界》（1908）、《医学卫生报》（1908）、《医学杂志》（1908）、《中西医学报》（1910）、《医学新报》（1913）、《医药杂志》（1920）等。这些是中国人自己创办的医学期刊，主要介绍西医知识，着重探讨中西医异同问题。

这时还建立了若干西医药学术团体，影响较大的有中华医学会、中国药学会、中华护士学会。

中华医学会，1915 年在上海成立，1936 年 2 月中华医学会最早的专科学会即医史学分会成立，到 1947 年全国有 30 多个分会，会员 3000 余人。学会主要从事医学著作的编辑、翻译，医学教育研究，名词审定等。1915 年开始出版《中华医学杂志》。

中国药学会是 1907 年冬由在日本东京千叶研习药学的留日学生组织发起的。1911 年辛亥革命后返回北平，当时已有会员 100 余人。1912 年改名"中华民国药学会"，1943 年在福州、成都等地成立分会。

中华护理学会的前身是 1909 年由 8 位外籍护士发起，在江西牯岭成立的"中国护士组织联合会"，1914 年在上海召开全国第 1 次大会，1920 年发行《护士季刊》，1922 年成为国际护士会的会员。到 1949 年时，在上海、武汉、南京、北平、广东、兰州、天津、重庆等地已有分会 10 余个。学会早期主要活动是护士教育，翻译和编著教材，办理护士毕业会考，为护士谋求福利，争取合法地位等。

此外，还有"中国预防痨病协会""中国预防花柳病协会""中华麻风救济会""中华营养促进会""万国鼠疫研究会"等学术团体。这些学术团体的成立促进了医药学术的交流和发展。

第三节　中西医汇通与中医科学化思潮

西医学的传入与发展，引起了中医界的普遍关注与重视。与建立在现代科学技术基础上的西医学体系相比，传统的中医学面临许多问题。中医学应该如何发展？如何对待中西两种医学的关系？这是客观存在的现实问题。针对这样的问题，医学界出现了不同的态度和主张。

民族虚无主义一概否定中国传统文化遗产，断言医学没有中西之分，只有玄学与科学之别，主张全盘西化，甚至说中医"灵素杀人四千余年……毒有过于盗贼……无一节可以为信"（余云岫《灵素商兑》）。这些论点后来成为官僚买办政权试图消灭中医的思想基础。

保守主义则拒绝接受一切新事物，认为西医学不适合中国国情，中西方人的脏腑概念不同。这些国粹主义思想同样成为中医学发展的阻力。

另有一种改良主义思想，认为中西医各有所长，经比较后主张两种医学汇通，并从理论和临证方面提出了一系列中西医学汇通的认识，形成了近代具有代表性的学术思潮和医学流派。

一、中西医汇通

所谓中西医汇通，简言之，就是对中医学与西医学理论的融会贯通。其思想源于近代洋务派和改良派所提出的"中体西用"论。这种思想是在时代压力下产生的，其实质仍倾向保守，不能实事求是地认识和处理中西医的关系。因为中西医学不仅是两种科学技术体系，也是两种不同的文化体系，表面的技术理论的差异有着深厚的文化根源，并不是体与用的关系，所以用"中体西用"论指导汇通，不但无法正确指导实践，甚至也无力指出处理中西医关系的方式和方向。

最早接受西医学的中医学家是明末清初的王宏翰。王宏翰（？—1700），字惠源，号浩然子，江苏华亭（今上海市松江县）人。他作为天主教徒，学识渊博，西医学尤其是西医生理学对其有很大影响。他试图把中医思想与西方医学相融合，在《医学原始》（1688）一书中，从胎生学角度阐述了中医学的命门学说等。

王学权（1728—1810），在其所著《重庆堂随笔》一书中肯定了西医的解剖学，在当时对西医的这种态度是开明和进步的。

此外，陈定泰的《医谈传真》（1844）、罗定昌的《脏腑图说症治合璧》（又名《中西医粹》，1822）都对西医学有所接受。这些可谓是中西医汇通的先驱。明确主张中西医汇通的代表医家有如下诸人：

1. 唐宗海　唐宗海（1862—1918），字容川，四川彭县人，是中西医汇通派的早期代表。其父多病，1873年其父亲曾患吐血、下血症，延请名医施治均无效，由此幼时便刻苦钻研医学，遍览方书并多方求师，终成一代名医。1884年著成《血证论》一书，其后又陆续著有《中西汇通医经精义》《金匮要略浅注补正》《伤寒论浅注补正》《本草问答》，合称《中西汇通医书五种》。当时曾经官方示谕刊印，广为流传。明确提出"中西汇通"之说始于他的著作。

唐宗海本着保存和发扬中医学的愿望而提倡中西医汇通，其主张是以西医印证中医，从而论证中医并非不科学。他认为中西医各有长短，主张"损益乎古今……参酌乎中外，以求尽美尽善之医学"；"摘《灵》《素》诸经，录其要义，兼中西之说解之，不存疆域异同之见，但求折衷归于一致"。（《中西汇通医经精义·叙》）其汇通中西医的学术观点主要有以下三个方面：

一是认为中西医原理相通，并不矛盾，并举例印证："西医谓心有出血管，导血出，又有回血管，导血入，西医名管，中医名脉，二而一也。"（《中西汇通医经精义·血气所生》）"西医言苦胆汁乃肝血所生，中国旧说，皆谓胆司相火，乃肝木所生之气，究之有是气，乃有是汁，二说原不相悖。"（《中西汇通医经精义·脏腑之官》）

二是为维护中医，他驳斥当时对中医的种种贬抑观点，表现了重中轻西的思想和对西医的蔑视。他说："西医剖割视验，止知其形，不知其气，以所剖割只能验死尸之形，安能见生人之气化哉？"（《中西汇通医经精义·人身阴阳》）又说西医不懂诊法，不信脉法，所以似精实粗。

三是在汇通认识上厚古薄今。他认为中医"乱于晋，失于唐，而沿讹于宋……古圣人大经大法久恐湮没不彰"，"秦汉三代所传《内》《难》仲景之书，极为精确，迥非西医所及。"（《金匮要略浅注补正·叙》）这种盲目崇古和轻视西医的主张，既不能真正吸收西医之长，也不利于中医学的发展。

2. 朱沛文　朱沛文（约生于咸丰年间），字少廉，又字绍溪，广东南海人。出身世医之家，父亲、兄弟皆以医名。朱沛文生在清末，正值西医在我国广为传播之时，故自幼随父学医，除苦读《内经》《难经》等多种传统医书外，还学习了当时传入的一些西医知识，并曾到西医院亲眼观看人体解剖，这些对他形成中西汇通思想都有较大影响。

朱沛文于1892年撰《华洋脏象约纂》一书（又名《中西脏腑图象合纂》），汇集《内经》《难经》《医林改错》等书中有关人体结构、脏腑图象与西方生理解剖知识及解剖图谱相互参照，加以论述。全书分三卷：上卷为五脏六腑形态、部位、功能；中卷为眼、耳、鼻及骨骼结构、功能；下卷为十二经脉，气血营卫等生理作用和西医脏腑解剖图谱。内容较为系统、丰富，集中反映了他中西汇通的学术思想。

其学术主张概括起来有以下三个方面：

一是中西医各有是非，不能偏主。从思想方法方面，中医"精于穷理，而拙于格物"；"信理太过，而故涉于虚"。西医"专于格物，而短于穷理"；"逐物太过，而或涉于固"。(《中西脏腑图象合纂·叙》)由此他认为应对中西医各取其是，加以汇通。

二是中西医有可通之点，也有不可通之处，应通其可通、存其互异。他举例说："心所生者谓血，心所藏者谓神，华义甚确，惟洋但以心主行血，而一切知觉运动，其功皆属之脑。故一切血病，华洋皆知治心；其一切神病，洋医但知治脑。岂知心为藏神之舍，脑为运动之机。缘脑由肾所生，心与肾有表里交通之义，病则相连，故凡神病者，心肾兼疗为允。"(《中西脏腑图象合纂·心脏体用说》)

三是在古今评价方面比较开明。他对中医在宋代以后的发展都予以肯定，对陈念祖等"率意嗜古"偏见及王清任的脏腑记载错误都予以指出。此点较唐容川要进步得多。

3. 恽铁樵　恽铁樵（1878—1935），名树珏，江苏武进县人。自幼孤苦，父母早亡，由叔父收养。苦读经书，才思敏捷，16岁即为人师。后考入上海南洋公学学习4年，成绩优异。毕业后曾在长沙、上海任教，又任商务印书馆编辑，主编《小说月报》历20年之久。翻译有西方小说《豆蔻葩》等，颇受当时欢迎。中年以后因三子均亡于伤寒，乃奋力钻研医学，受业于名医汪莲石，日为人治病，夜握笔著书，十几年间著作达25种之多。主要有《群经见智录》《伤寒论研究》《伤寒论辑义按》《保赤新书》等，统名《药庵医学丛书》。他还开办中医函授学校，编著函授讲义数种，有学生400余人。

恽铁樵博采诸家，学识渊博，对中西医都进行过比较系统、全面的研究，学术思想上较前人提高很大。他是中西医汇通派的著名代表，在近代医学界具有极大影响。其学术观点可归纳为以下五个方面：

其一，阐明中西医学的基础和特点不同。他说："西医之生理以解剖，《内经》之生理以气化。""盖《内经》之五脏，非血肉之五脏，乃四时的五脏。""故《内经》之所谓心病，非即西医所谓心病。"(《群经见智录》)指出这种学术本质上的差异，在当时应是难能可贵的。

其二，倡导中西医学可以汇通。他说："中医而有演进之价值，必能吸收西医之长，与之化合。""居今日而言医学改革，苟非与西洋医学相周旋，更无第二途径。"(《伤寒论研究》)1929年他在上海国医学院的一次演讲题目就是"中西医化合是必然的趋势"，不但立场鲜明，而且眼界开阔敏锐。

其三，既坚持中医的独立价值，又肯定西医的理论。他明确说："西方科学不是学术唯一之途径，东方医学自有立脚点。"(《医界春秋》，1933，81)关于统一病名问题，他指出："西洋医法以病灶定名，以细菌定名，中国则以脏腑定名，以气候定名，不可强合而为一也。"他同时认为西医自有其先进之处，他的讲演题目就表明了他对西医的态度。他在与余云岫论战的文章中明确指出，他并不是为了反对西医而作的。

其四，主张医学不应以《内经》为止境。他曾对此提出四方面理由，并主张兼通其他学科，吸收西医之长，搞清中医学理。

其五，主张中西汇通应以中医为主，同时要注重实际效果。他写《伤寒论辑义按》时，就遵循"全书生理关系以西国书为准，各方变化配合以临床经验为准"的原则。《保赤新书》就用中西医理分析儿科诸病，处方用药不拘不泥，很为时人称道。

4. 张锡纯 张锡纯（1860—1933），字寿甫，河北盐山县人。自幼即习"四书""五经"及医书，青年时便为人诊病，曾任军医，并在沈阳创建"立达中医院"，在天津开办国医函授学校。30岁开始接受西医学说，一生从事临床和中西医汇通工作。著有《医学衷中参西录》（1909）30卷，约80万字，多次刊行，广为流传。该书总结了他多年经验，曾创制诸多名方，注重实践，讲求疗效，并结合中西医学理论和医疗实践阐发医理，提出不少独到见解。其主要学术观点如下：

其一，主张西医之理已包括在中医理论之内，沟通中西医并非难事。他从医理、临床各科病证及治疗用药等方面，引证中西医理互相印证，加以阐发。他在书中举例说："中医谓人之神明在心，西说谓人之神明在脑，及观《内经》，知中西之说皆函盖其中也。"又说：《内经》谓血之与气，并走于上，则为大厥，气返则生，气不返则死……细绎《内经》之文，原与西人脑充血之议论句句符合。"可见他汇通的目的是印证中西医理相通，中医理论并不落后。

其二，主张中西药并用。这是他中西医汇通主张最鲜明的观点，也是他重实践的体现。他认为，中药和西药不应互相抵牾，而应相济为用，不要存疆域之见。他专写有一篇《论中西之药原宜相助为理》的文章，认为"西医用药在局部，其重在病之标也，中医用药求原因，是重在病之本也。究之，标本原宜兼顾。若遇难治之证，以西药治其标，以中药治其本，则奏效必捷。"他在临床上经常以西药加中药复方治病。他极力推崇阿司匹林的降热作用，创有阿司匹林麻黄汤，阿司匹林白虎汤等方剂。肺结核的治疗最能体现他的学术主张，他说："西药阿司匹林为治肺结核之良药，而发散太过，恒伤肺阴，若兼用玄参、沙参诸药以滋肺阴，则结核易愈。"他的这种做法当时虽在理论上未取得论证，但其中值得思考研究的问题未必不会有重大价值。因此，他并用中西药、重疗效的观点对后人有很大影响。

总括中西医汇通派的努力，值得肯定的是他们的愿望是良好的，态度是开明的，思想较之保守派是进步的。他们的努力客观上维护了中医学，对中医学在近代的生存发展是有贡献的。但是由于当时物质和思想方面的限制，既不能认识到中西医差异的深刻原因和本质，也无力完成汇通的目的。

二、中医科学化思潮

随着西方科学技术及西方医学在我国的传播发展，在如何发展中医学的问题上不仅出现了中西医汇通派学术主张，同时也产生了中医科学化的思潮。国内医学界在1928年已明确提出"医学科学化"的口号。这种思潮对近代中医药学的发展影响很大，曾一度作为改造传统中医药学知识体系的重要方法之一而得到广泛认可。中医科学化思潮积极回应和反对当时社会上废止中医的主张，为保存和延续中医的发展作出了一定的贡献。

（一）主要代表人物

1. 丁福保 丁福保（1874—1952），字仲祜，号畴隐居士，又号济阳破衲，江苏无锡人。毕业于江阴南菁书院，后入苏州东吴大学，1901年再进上海东文学堂习日语及医学，26岁时因久病不愈，乃潜心医学，师从赵元益。赵氏博通医学，丁氏遂并精中西医。丁福保一生主要活动在于编译出版医书，创办医学报刊和中西医学研究会。编译医书达160余种，涉及临床各科和基础理论各方面知识，介绍西医知识，对传播中西医学均有贡献。此外，丁氏对文字学、佛学亦深有研究，曾出版有《说文解字诂林》《佛学大辞典》《古钱大辞典》等巨著，是一位博通中西古今文理的大学者。他最早提出中医科学化的口号，又是主张中医科学化的激进派。他认为中医必须科学化，否则便没有出路。但是他并不否定中医，是从保存和发展中医的愿望提出中医科学化主张的。

2. 陆渊雷 陆渊雷（1894—1955），名彭年，江苏川沙人。少时师从朴学大师姚孟醺治经学、小学，通诸子百家，好天文历算。毕业于师范学校，曾执教于暨南、持志等大学。业余治医学，后师事恽铁樵，并协助恽氏办函授学校，又执教于上海多所中医学校。1929 年与他人创办上海国医学院，任教务长，授《伤寒论》《金匮要略》等课程。后任中央国医馆学术整理委员，创办《中医新生命》杂志。新中国成立后曾主办中医进修班，历任上海市卫生局中医顾问、中医学会主任委员等职。著述甚多，有《伤寒论今释》《金匮要略今释》《陆氏论医集》等行世。陆渊雷能文好辩，强烈倡导中医科学化，在近代有较大影响。

3. 谭次仲 谭次仲（？—约 1955），字星缘，广东南海人。毕业于两广方言学校，后任该校教员、会计、文牍等，经自修通中西医学。谭氏性傲自负，以为当世通中西医学者不过三人，其中包括自己。抗战期间一度任广东保元中医学校校长，后曾于港、穗两地开业、授徒。新中国成立后曾任教于广东中医药专科学校，后考取西医师，于佛山开业。有《金匮削繁》《伤寒评志》（又名《传染病通论》）等著作问世。谭次仲的《中医与科学全书》本计划出 11 种，今所见者仅"中医科学化之我见""中药性类概说"等内容。谭氏主张中医科学化与陆渊雷态度相近，自称为"主张中医科学改造最力之人"。

4. 其他代表人物 主张中医科学化的代表人物还有施今墨（1881—1969），原名毓黔，字奖生，浙江萧山人，"北京四大名医"之一。13 岁随舅父李可亭学医，后入京师法政学堂。辛亥革命后，专事医业，开业于北京。其学崇尚西医，提倡革新中医，声名地位颇高，但毕生诊务繁忙，无暇著述。现流传之《施今墨临床经验集》《祝选施今墨医案》均系门人所辑。

时逸人（1896—1966），江苏仪征人，后迁居镇江。师从汪允恭习医，20 岁即悬壶济世。1928 年到上海，筹办江左国医传习所，并在上海多所中医学校任教。新中国成立后，曾任教于南京中医进修学校，并先后担任中医研究院西苑医院内科主任和宁夏回族自治区医院中医科主任。著有《中国时令病学》《时氏内经学》《时氏诊断学》《时氏妇科学》《中国药物学》《实用中医内科诊治手册》等。自 1919 年起发表过多篇文章专论中医发展问题，一贯主张中医科学化，认为复兴中医的关键在于中医科学化。

此外，何云鹤、杨医亚、叶橘泉，梁乃津等都曾明确提出过中医科学化的主张。

（二）中医科学化的主要观点

总括中医科学化观点，集中表现在以下两个方面：

1. 以科学方式整理中医 这是最普遍的观点，几乎所有主张中医科学化的人士均赞同这一点。比如丁福保在 1939 年为《国药新声》创刊号写的发刊词中就说："所谓科学化者非仅徒托空言，必求之实际。即医说必循生理、病理学之正规，方剂须循理化学、生物学之原则……至少限度，吾新中医界在理论方面应接纳传染病学说、内分泌说、维他命说，在治疗方面应采取各种特效疗法。"其实早在 1934 年《中央国医馆整理国医药学术标准大纲》中就曾提出"以我国固有之医药学说，择其不背于近世学理者，用科学方式解释之"；"其方术确有实效，而理欠明者，则采用近世学理以证明之"的主张。1940 年，时逸人在"复兴中医之基本条件"一文中提出，以科学方式整理中医应采取"学说系统化、科学化""经验集中化、实验化""药物生理化、化学化""治疗机械化、实际化""预防社会化、政治化"的思路。（《复兴中医》，1940，1.）同年，何云鹤在《复兴中医》创刊号上发表"整理国医学术刍议"一文，断然提出"改进国医必须采用现代科学医学之知识技能诚属天经地义，无可更改"。又建议，为达此目的，必须先造就一批中西兼通的师资人才。其后叶橘泉、梁乃津也都认为中医的演进前途，必与现代科学同化，但是应注意研究中医学的长处。

这些主张以科学方式整理中医的人士，都是在感受到中医与西医相比缺少一样的确切性和严格实证性基础上发表各自观点的。中医学由于种种原因没能与时代发展同步，这是事实。对此，提出科学整理的目标和任务，从原则上讲是不错的，但是由于各种限制，丁福保等人所提出的整理方法显然并不能实现原初的愿望。

2. 中医经验可贵，理论不科学　这是中医科学化思潮中影响最大也最激烈的一种思想观点，主要代表人物是陆渊雷和谭次仲。

陆渊雷曾发表大量文章批判中医理论，认为"中医除治疗方法外，其理论知识绝少，或可说是没有可取的。用了中医的治疗方法，不用西医的理论知识，那就成了个医匠，不能算医学家。"因此对《内经》基本否定，认为"《内经》非但不可作入门课本，且不可作正常科目"。(《苏州国医杂志》，1936，11.）他在所著《伤寒论今释·叙例》中也明确提出"中医取戾之道，固在医经，不在经方"和"伤寒杂病之分于科学的病理上无可依据"的观点，所以他研究伤寒以方药为主要内容，对病因病理则利用当时西医的细菌学说，这就是他坚持的"是以鄙人治医取古书之事实，释之以科学之理论"的做法。

谭次仲主张中医必归于科学医之途，认为中医玄理是万恶之渊薮，玄理不绝，中医必灭。其注《伤寒论》就是本着这种思想。但他肯定中医的经验，认为经验是有效的，中医完全建立于经验；经验是当继续的，因经验而有发明是自然的、无限定的；经验是不统一的，对特异之点应以特别眼光对待。这种论点还是比较有见地的。

近代中医科学化是应时而兴的时代呼声，从本质上讲，中医的经验事实是普遍而有效的，但其理论却带有鲜明的民族特殊性，中医应该进行科学化整理，但是应该怎样整理研究，其中有极为复杂的科学与文化问题有待研究。

【复习思考题】

1. 论述近代百年中医发展史的主要特点。
2. 论述中西汇通派的学术主张。

第八章

中医药学的新生

中华人民共和国成立后（1949 年后）

扫一扫，查阅本章数字资源，含PPT、音视频、图片等

中国人民在中国共产党的领导下，经过长期艰苦卓绝的斗争，终于取得了新民主主义革命的胜利，于 1949 年建立了中华人民共和国。从此中华民族的历史揭开了新的一页，中医药学也由此获得新生，进入了新的发展阶段。

第一节　中医药事业的方针、政策

新中国成立后，党和政府十分关心和扶持中医药事业的发展，并为此制定了一系列正确的方针和政策。半个多世纪以来，有关中医药事业的方针政策大体经历了三个历史阶段。

第一阶段（1949—1978）　着力于奠定政策基础，解决新中国成立后中医药在我国卫生事业中的合法地位和作用问题，提出了"团结中西医"等一系列卫生工作方针。

新中国成立之初，1950 年召开了第一届全国卫生工作会议，针对当时的卫生工作状况，确定了"面向工农兵""预防为主""团结中西医"的卫生工作三大方针；1952 年又召开了第二届全国卫生工作会议，增加了"卫生工作与群众运动相结合"一项作为第四条方针。四项方针充分体现了新中国成立初期卫生事业的性质和特点，其中包括对中医药事业的肯定和支持。在第一届全国卫生工作会议上，毛泽东主席曾题词号召"团结新老中西各部分医药卫生工作人员，组成巩固的统一战线，为开展伟大的人民卫生工作而奋斗"。1956 年的全国卫生工作会议上，制定了卫生事业十二年计划，规定了我国医学科学的主要任务，其中就有发扬祖国医学、整理我国古代医学史料的内容。1958 年，毛泽东主席在卫生部党组关于"西学中"班的总结报告上批示："中国医药学是一个伟大的宝库，应当努力发掘，加以提高。"明确强调了发扬中医药学遗产的意义和价值。

第二阶段（1978—2003）　着力于丰富政策内涵，解决正确处理好中西医关系和如何继承发展的问题，提出了"中西医并重""中西医结合""中医药现代化""突出中医药特色优势"等一系列方针和政策。

党的十一届三中全会以后，中医药事业迎着改革的春风，一扫"十年文革"时期的低迷，步入振兴发展的新阶段。国家对中医药事业的政策更为明确，也更为有力。1978 年，"中央转发中共卫生部党组《关于认真贯彻党的中医政策，解决中医队伍后继乏人问题的报告》的批语"以〔1978〕56 号文件发布。作为一份承上启下的纲领性文件，56 号文件不仅提出了解决中医药队伍后继乏人等问题的方案，还对中医药发展的机构问题、组织问题等提出了具体要求，体现了党和国家扶持中医药政策的连续性，并成为 1982 年衡阳会议的重要内容，对后来的中医药工作产生了深远影响。1980 年，卫生部制定了"中医、西医、中西医结合三支力量都要发展，长期并存"

的方针。1982年，全国人大五届五次会议通过经修订的《中华人民共和国宪法》，其中将"发展现代医药和我国传统医药"正式载入宪法总纲第二十一条。从此，中医药事业不仅有了政策支持，更有了法律保障。为了更好地发展中医药事业，1986年，国家中医管理局成立（1988年更名为国家中医药管理局），专门管理中医药各项事业的发展。从此之后，我国的中医药事业呈现出蓬勃繁荣的发展局面。1997年，《中共中央、国务院关于卫生改革与发展的决定》进一步明确了"中西医并重"的方针，同时提出要实现"中医药现代化"。

第三阶段（2003年至今） 着力于完善政策机制，解决中医药发展的扶持、促进与保障问题，以推进传承创新为主题、以提高发展水平为中心、以完善体制机制为重点、以增强服务能力为目标，出台了一系列法规和政策。

2003年，国务院颁布了《中华人民共和国中医药条例》，这是我国政府颁布的第一部专门的中医药行政法规。2009年，国务院发布了《关于扶持和促进中医药事业发展的若干意见》，这是我国实施医改进程中首个以国务院名义发布的文件。党的十八大以来，党和政府把中医药摆在更加突出的位置，以前所未有的力度推进中医药改革发展。国家颁布中医药领域第一部基础性、综合性法律《中华人民共和国中医药法》，《中共中央国务院关于促进中医药传承创新发展的意见》发布，国务院印发《中医药发展战略规划纲要(2016—2030年)》，召开全国中医药大会明确了中医药发展的指导思想、目标任务、政策措施，推出中医诊所备案、确有专长人员医师资格考核等一批改革举措，逐步搭建起了推动中医药高质量发展的"四梁八柱"制度体系，引领中医药事业取得历史性成就。

发展事业，一靠政策，二靠科学。有了政策的支持，就能充分解放人们的思想，调动各方面的积极性、创造性，这是中医药事业发展的前提条件。新中国成立以后特别是改革开放以来，在国家一系列方针政策的扶持和指引下，中医药事业的发展规模、发展水平和发展能力稳步提升，初步形成了医疗、保健、科研、教育、产业、文化协调发展的新格局，对经济社会发展的贡献度不断提升。

第二节 中医药事业的繁荣

新中国成立后，数以万计的中医人士被邀请到国家各级医疗、教学和科研机构工作，国家还对几十万在职中医进行了培训提高。1960年的统计资料表明，当时全国已有30.4万名中医技术人员在全民或集体所有制的医疗卫生机构从事中医药工作。此后，中医药事业各方面工作不断发展。

一、中医药医疗

新中国成立后，中医药医疗事业得到了国家政策的大力扶持，总体而言，发展顺利，成效显著。

20世纪80年代以前，全国乡、村两级医疗组织的医疗人员基本以中医为主，对基层农村的防病治病发挥了应有的作用。县级以上的综合医院，一般设有中医科和针灸科，大批中医药人员在医疗中发挥了重要作用。20世纪80年代以后，全国各县、市大都成立了中医院，各中医药院校和科研院所大多附设有自己的医院。到目前为止，中医药已遍布全国城乡各地，成为我国防治疾病的重要力量。截至2019年，全国（不含港澳台地区）共有中医医疗机构65809个，其中中医类医院5232个，分别比2015年增加41.4%、31.9%；中医类医疗机构床位132.9万张，其中中医类医院109.2万张，分别比2015年增长38.8%、33.2%；中医类别执业(助理)医师62.5万人，比 2015 年增长 38.3%；98.3% 的社区卫生服务中心、85.9% 的社区卫生服务站、97.1% 的乡镇卫生院和 71.3% 的村卫生室能提供中医药服务。中医药在常见病、多发病、慢性病及疑难病症、重大传染病防治中的作用和优势得到进一步发挥，获得人民群众广泛认可。

二、中医药教育

为培养中医药人才，1956 年国家决定在北京、上海、成都、广州建立 4 所中医学院，并将南京中医学校改为南京中医学院。同时，在西医院校开设中医系或增设中医药课程。从此，中医药教育正式纳入国家高等教育的轨道。1993—1995 年，又将北京、上海、广州、成都、南京 5 所中医学院先后更名为中医药大学。1996 年，黑龙江、山东两所中医学院更名为中医药大学。2006 年以来，又先后将长春、辽宁、天津、湖南、浙江、福建、湖北、广西、安徽、江西、甘肃、陕西、河南、山西、贵阳、云南等 16 所中医学院更名为中医药大学。1989 年成立西藏藏医药学院，2018 年更名为西藏藏医药大学。目前，全国除内蒙古、新疆、青海、宁夏、重庆、海南等少数省份之外，各省、自治区、直辖市均建立了独立设置的中医药高等院校。许多省还建立了中医药高职高专和中等中医药学校。此外，各级中医药机构还举办了中医药进修班、中医药研究班，多种形式培养中医药人才。

1979 年中医药院校开始培养研究生，此后各学科的硕士、博士授权点不断增加，各级研究生不断增多，为中医药事业培养了大批高级专门人才。

三、中医药科研

为发展中医药科研事业，1955 年国家批准成立了中医研究院（1985 年更名为中国中医研究院，2005 年更名为中国中医科学院）。之后，大部分省、自治区、直辖市相继建立了中医药研究机构，现已有地、市级以上独立设置的中医药研究机构 90 余个。研究工作条件、人才队伍素质和科技创新水平的持续提升，使中医药科研得到了前所未有的发展。

经过 60 多年的发展，中医药科研工作取得了一系列重要成就。基础研究方面，对藏象学说的相关问题进行了深入研究；诊断更加客观化，对各种诊断仪器进行了大量探索和开发；临床研究方面，证候本质的探索已做了大量工作；方药研究方面，已多次组织全国性的中药资源普查、引种试种、野生动物驯养、野生植物人工种植、濒危珍稀中药人工替代品研究等工作，并对方药原理、炮制、剂型等展开了深入的系统研究，开发出大批药品；经络实质和针刺机理研究已卓有成效。目前，每年都有大量的中医药科研立项，同时每年也有大批科研成果通过鉴定和获奖。其中也有很多科研成果得到了转化，不但为防治疾病发挥了积极作用，也为经济发展作出了贡献。

中医药传承保护和科技创新加快推进，部分成果已达到世界先进水平。如青蒿素是我国研制的新型抗疟药，砒霜在我国首先运用于治疗急性白血病，2011 年这两项成果获得美国"拉斯克"临床医学奖。我国科学家开发出麝香人工替代品并成功实现产业化，获得 2015 年国家科技进步一等奖。屠呦呦因成功研制出能够百分之百抑制疟原虫的抗疟新药青蒿素和双氢青蒿素，获得 2015 年诺贝尔生理学或医学奖，这是中国科学家首次因在中国本土进行科学研究而获得诺贝尔科学奖，是中国医学界迄今为止获得的最高奖项，也是中医药成果获得的最高奖项。

在古籍文献研究方面也取得了显著成绩，相继出版了大批中医药书籍。1980 年中医古籍出版社成立，1989 年中国中医药出版社成立，中医药图书事业获得了快速发展。

四、中医药产业

新中国成立后，全国各地先后建立了中药生产机构，并生产了大量药材和中成药。中成药中，有的是通行千百年的古方，有的是新的科研开发成果，不仅保证了防治疾病的需求，也促进了国民经济的发展。目前，中药企业和零售业已成为国民经济的重要组成部分。截至 2019 年，国内中药工业总产值 7300 亿元，中药类商品出口额达 40.19 亿美元。在某些地区，中药行业已成为支柱产业，中药养殖和种植业也成为有广阔前景的产业。

五、新闻出版与学术团体

为充分传播中医药学，国家相继批准成立了专门的中医药报刊机构与各级中医药学术团体。

国家及各省、自治区、直辖市大都有中医药期刊出版机构，发行了百余种中医药期刊，另有专门的中医药报纸，专门刊载中医药学的研究成果和学术作品，报道中医药的相关新闻及有关问题，极大地扩大了中医药的影响，普及了中医药知识。

全国各地均建立了各级各类的中医药学会和学术组织，有针对性地举办各种学术会议和活动，进一步促进了中医药的学术交流，对推广中医药知识和提高中医药学术水平发挥了重要作用。

第三节　中西医结合的兴起与发展

中西医结合一直作为国家医疗卫生事业的基本方针，是我国医疗卫生事业发展的鲜明特点。

新中国成立之初，党和政府号召"团结中西医"，并大力组织西医学习中医。1955 年 12 月 19 日，中华人民共和国卫生部中医研究院成立大会在北京市广安门内北线阁院部礼堂隆重举行。同时，全国首届西医离职学习中医研究班在中医研究院举行开学典礼，学员均为 40 岁以下的青年西医。他们经过理论学习和临床实践后，基本掌握中医理论，能运用中医和西医结合的技术进行临床和教学研究工作。1958 年 11 月，《人民日报》刊载新华社报道《首批"中西合璧"医生诞生》，报道中称："我国第一批'中西合璧'的医生，他们从实践中已开始打开祖国医学的宝库，运用全面、辨证施治的中医治疗原则，治好了不少过去西医认为无法治疗的疾病。"之后，中医研究院又举办了第二、第三期西医离职学习中医研究班，这些人成为从事中西医结合事业的骨干。诺贝尔生理学或医学奖获得者屠呦呦就是第三期西学中班学员。60 多年来，中西医结合工作有了很大发展，取得了一些重要成果，受到国内外的关注。

中西医结合治疗急腹症是早期取得的一项重要成果。研究证明，中西医结合治疗可扩大非手术治疗的范围，降低手术率，提高治愈率。

中西医结合治疗骨折是另一项重大研究成果。以小夹板局部外固定、以手法整复和病人自觉进行功能训练为主要内容的中西医结合治疗骨折，已在全国推广。这一疗法与单纯西医疗法相比，缩短了骨折愈合时间，功能恢复好，病人痛苦少，并发症低。近年来，对陈旧性骨折和开放性骨折的中西医结合治疗也取得了新的进展。

针刺麻醉也是中西医结合研究的重大成就，是麻醉学史上的新创举。目前，全国已做各种针麻手术的患者约 200 万例以上，用于大小手术 100 多种，有些手术的优良率达到 90%。针刺麻醉不仅可用于一般小手术，也适用于开颅手术、心内直视手术、胸腹部复杂手术及某些骨科手术等。虽然针刺麻醉的原理尚未揭示清楚，实践中也存在一些问题，但是它涉及的问题意义重大，具有重要的科学与实用价值。

在其他领域，中西医结合也取得了相应的研究进展。

为了促进中西医结合事业的发展，1981 年中国中西医结合学会成立，并创办了《中西医结合杂志》。1991 年"中西医结合医学"正式成为一门独立设置的新学科。目前，中西医结合治疗心脑血管病、再生障碍性贫血、病毒性肺炎等疗效显著，部分三甲医院已开始使用中西医结合的方法治疗肿瘤等重大疾病。中西医结合事业因为涉及两种医学体系的诸多重大问题，因此，值得研究的课题是极为丰富的，其发展前景也是十分广阔的。

第四节　中医药国外发展状况

新中国成立后，中医药事业的发展凸显出中医药学的固有优势，其独创的学术体系、治病的独到疗效越来越引起国际的关注。20 世纪 70 年代，数度出现了国际性的"中医药热"。WHO 在 1975 年委托中国开办国际针灸培训班，先后为 120 多个国家和地区培养针灸医师 3000 余人，有力地推动了中医药的国际传播。截至 2020 年，中医药已传播到世界 183 个国家和地区，中国政府与外国政府和国际机构签订含有中医药内容的合作协议达 86 个，世界各地成立了众多的中医药学术团体和医疗机构，中医药教育和科研也受到空前重视。

一、国外中医药学术团体

随着对中医药认识的不断加深和学术交流的持续扩大，许多国家尤其是发达国家建立了中医药学术团体。法国是除中国外最早研究针灸的国家，17 世纪就出版了中医药书籍，并使用针灸治病。目前法国已有 1 万余名针灸医师，成立了 10 余个全国性针灸组织，以及"国际针灸学会""国际耳针协会""地中海针灸学会"和"世界针灸医师与针灸学会科学联盟"等国际性针灸学术团体，出版《针刺》《经络》等 10 余种学术刊物，并与日本等国联合召开了"世界针灸大会"。

美国接受针灸疗法较晚，但在 20 世纪 70 年代初就掀起了"针灸热"，现已有针灸师 3.8 万余人，有多个全国性针灸学术团体，并建立了研究针刺镇痛、针刺与电疗等的国际性学术组织，出版《美国针灸杂志》《针刺新闻》《疼痛》《传统针刺法研究》等期刊。

日本的中医药学术团体也逐年增多，仅针灸学术团体就有 20 余个，针灸师 10 万余人。

其他国家也有相应的中医药学术团体。这些学术组织的建立，扩大了中医药学术交流，提高了中医药在世界范围的影响。

二、国外的中医药医疗

20 世纪 90 年代初期，世界已有近 2/3 的人接受过中医药治疗，其中发达国家更为突出。英国目前有中医诊所 3000 余家，每年接受中医药治疗的民众在 300 万人次以上。

1972 年美国《纽约时报》记者吉姆斯·雷恩顿（James Reston）随尼克松访华期间，因患急性阑尾炎接受针麻手术成功的消息在美国传开后，引起了美国各界的广泛兴趣，随之针刺止痛门诊在美国逐渐发展起来。现在，美国已有 48 个州和 1 个特区允许采用针灸治疗，中医诊所约 5000 个。

日本和韩国由于历史原因，汉医和汉方已有漫长的历史，虽历史上有过多次反复，但是仍为民众所接受。在韩国，经政府登记的汉医（现韩国称韩医）有 2.3 万余人。在日本有 85% 的人接受过中医药治疗。

东南亚各国的中医药医疗也很发达。泰国近年已通过立法承认中医药，除本国建立了相应的中医院和诊所外，还允许中国医生在本国开业行医。新加坡有中医师 1500 余人。马来西亚也有深厚的中医药传统，中医药医疗在马来西亚一直很盛行。

随着时间的推移，世界各地的中医药医疗机构在不断增多，中医药医疗正在为世界人民的健康发挥着日益重要的作用。

三、国外的中医药科研

随着中医药学术的传播和应用，越来越多的国家和国际机构已开始关注中医药的科研问题。

日本科技厅曾组织 10 余所研究机构，制定了研究中医药有关问题的规划。1984 年，日本执政党部分议员组成"振兴汉方议员联盟"，中曾根首相任名誉会长。近年来，日本计划投入 33 亿美元，用 15 ～ 20 年的时间，围绕中医药的奥秘开展"人体新领域研究计划"。在中药古方的研究开发方面，日本已经取得了很多重要成果。

韩国学者在中药方剂的研究方面，除研究药理作用外，已尝试对复方的有效成分进行化学提取。韩国学者还研究了针刺对多系统的影响，并在此基础上发明了独特的"手指针"。

法国进行了经络实质研究、耳针疗法研究、中医药与音乐的研究等，受到国际高度评价。同时，法国也重视中医药古籍研究，已将 10 余部中医药典籍译成法文，国内共有近 20 家中医药研究机构，出版中医药学术刊物近 10 种。

英国针灸师曾著有《传统中国针灸》一书。书中讨论了作用于内分泌腺的穴位和急救穴位。英国政府还拨付专款，在皇家植物园中建立了专门的中药引种和质量鉴定中心。

德国在中药药理方面进行了卓有成效的研究，并结合中医药传统治疗经验研制成功了平喘药物"碧桃仙"。

在美国，近年来的中医药科研也逐步发展，脉诊及中医药治疗某些疑难病的研究正在深入。

世界中医药研究队伍的壮大，不仅促进了中医药科研水平的提高，也必将加快中医药现代化和国际化的进程。

四、国际中医药教育

中医药的国际教育大体起步于 1975 年，20 世纪 80 年代以后出现了持续发展的局面。目前，全国各中医药院校都有留学生教育事业，每年招收的各国留学生人数仅次于学习汉语的留学生人数。留学生教育也从最初的短训班、专科专病培训、各科进修实习，发展到学历教育，本科生和硕士、博士研究生的入学人数逐年增多。

同时，很多国家也在创办自己的中医药教育，中医药教育本土化程度逐步提高。日本有针灸大学；韩国有韩医科大学，还设有中医学博士学位和中西医结合医学博士学位。欧盟地区已有 20 多所大学开设中医药课程。英国伦敦中萨大学开设了 5 年制中医学专业，威斯敏斯特大学开设了 3 年制针灸学专业；法国有多所针灸学校并面向其他国家招生。前独联体地区国家的 20 余所医学院校中开设针灸理论选修课。新加坡和马来西亚开设有中医学院，为东南亚各国培养了大批中医师。在美国共有 62 所经过认证的中医大学，各州注册成立的中医药院校正日渐增多，美国俄亥俄大学医学院于 2000 年邀请中国专家为其编写中医药教材，并将中医药教育内容引进医学教育计划。

近年来，为进一步带动中医药教育的海外发展，多所中医孔子学院相继成立。2008 年，黑龙江中医药大学与英国伦敦南岸大学合作建立了世界首家中医孔子学院；2010 年，南京中医药大学与澳大利亚皇家墨尔本大学合作建立中医孔子学院；2014 年，上海中医药大学与美国佐治亚瑞金斯大学合作建立了美洲第一所中医孔子学院。截至 2020 年，国家汉办在全球 183 个国家和地区建立的 548 所孔子学院和 1193 个孔子课堂中，有不少教授中医药内容，或与国内中医药院校在海外联合办学，通过多种形式本土化培养国际中医药人才。

中医药教育的国际化，为世界各国培养了中医药人才，有效地推动了中医药的国际传播，其意义是极为深远和广泛的。

第五节　中医药现代化的前景与展望

中医药现代化的口号是在 20 世纪 80 年代初期提出的。其本意是指要充分运用多学科知识和现代科技手段研究中医药理论和实践问题，揭示中医药理论和实践经验的科学内涵，提高中医药的科学技术水平。此后，随着我国改革开放的不断深入，中医药与外界的交往不断扩大。国外科学界对中医药学这一独特的学术形态日益表现出浓厚的热情，并相继发表了诸多论述，提出了许多思想清新的认识。国内学术界在中医药研究方面也出现了新的局面。

一、学术思想活跃，学术视野开阔

在中医药现代化方向上，随着国内外学术交流的不断深入和学术研究的日益活跃，人们从多学科的视角对中医药的独到特色提出了各自的学术观点。如有的基于"黑箱"方法论证中医药学的理论特征，有的从系统论原则出发研究中医药学的系统思想，还有的从非平衡态热力学规律发掘中医药学的科学内涵。人们日益发现，用西医学的线性思维方式研究中医药学是不合适的。因为中医药学是整体的、动态的去认识自然、健康和疾病，并不强调静态、固定的前提假设。与西医相比，中医药对健康和疾病的理解都有自己特殊的规定性。由此，人们日益明确地感受到，中医药理论及其实践方式要处理的不是简单的线性关系，而是复杂的非线性关系。对这样的学术内容，采用静态的线性测试方法是不能有效揭示其学术内涵的，更不能说明中医药学的特质。中医药现代化研究应该建立全新的思想，引进新的理论和方法。

二、研究水平不断升级

近年来，党和政府对中医药事业的重视和支持力度不断加大，科技部将中医药现代化列入重大科技发展计划，国家自然科学基金委员会每年都把中医药研究项目列入生命科学研究计划，国家中医药管理局每年都要投入大量科研经费支持中医药的各方面研究。在国家科技计划中，自"八五"开始，中医药课题不但数量上显著增加，而且水平大幅度升级，资助经费也呈跨越式增长。在研究内容方面，近几年的课题深度与广度都出现了前所未有的局面。研究项目不断与前沿学科结合，研究方法越来越多样化，中医药理、法、方、药的关键科学问题得到了高度重视，并列入重大科技项目。在临床研究中，多中心观察、建立诊断与疗效评价标准等，对提高临床疗效、促进临床诊疗规范化和客观化具有重大而深远的意义。随着科技的进步，中医药现代化研究一定会出现更为繁荣的发展局面。

三、科技成果日益丰硕

近年来，中医药科技成果在数量上逐年增加，在水平上逐年提高，其社会效益和经济效益也日趋明显。

就国家而言，无论是科技部、国家自然科学基金委员会，还是国家卫生健康委和国家中医药管理局，每年评定的科技成果中，中医药均占有相当比例，而且成果水平逐年提高。

就各省、自治区、直辖市而言，各地的科技、卫生、中医药主管部门也每年进行科技成果评定，这些科技成果中，中医药的成果也不断增多和升级。

这些科技成果一方面标志着中医药科研水平在不断提高，另一方面，很多成果的转化也极大地促进了临床水平的提高和社会经济的发展。全国很多著名中药企业的很多名牌产品多是中医药科研成果转化而来的。同时它还表明，中医药学确实是一个伟大的宝库，在传承精华、守正创新的基础上，努力发掘，加以提高，一定会有重大发现和发明。应该相信，中医药学的未来一定比它的过去和现在更为辉煌。

【复习思考题】

1. 结合学习体会，谈谈你对当前中医药事业发展的认识和看法。
2. 结合学习体会，谈谈你对中西医结合事业的认识和看法。
3. 结合学习体会，谈谈你对中医药现代化的认识和看法。

附录一
中国历史年代简表

夏		前 2070—前 1600			后梁	907—923
商		前 1600—前 1046			后唐	923—936
周	西周	前 1046—前 771		五代	后晋	936—947
	东周	春秋	前 770—前 476		后汉	947—950
		战国	前 475—前 221		后周	951—960
秦		前 221—前 206			吴	902—937
汉	西汉	前 202—8			前蜀	903—925
	东汉	25—220	五代十国		吴越	907—978
三国	魏	220—265			楚	907—951
	蜀	221—263		十国	闽	909—945
	吴	222—280			南汉	917—971
晋	西晋	265—317			南平	924—963
	东晋	317—420			后蜀	934—965
南北朝	北朝	北魏	386—534		南唐	937—975
		东魏	534—550		北汉	951—979
		西魏	535—556	宋	北宋	960—1127
		北齐	550—577		南宋	1127—1279
		北周	557—581	辽		916—1125
	南朝	宋	420—479	西夏		1038—1227
		齐	479—502	金		1115—1234
		梁	502—557	元		1271—1368
		陈	557—589	明		1368—1644
隋		581—618	清			1644—1911
唐		618—907	中华民国			1911—1949
			中华人民共和国			1949

中国医学大事年表

年代（公元）	事件
远古—前 21 世纪	原始群时期，人们从采集食物中，逐步发现了一些植物药 由于火的发明，逐渐产生了熨法和灸法 氏族公社时期，衣食不断改善，使用了砭石、骨针，认识了更多的药物
约前 16 世纪—前 11 世纪	传说在商代初期已开始使用汤液治病 《尚书·说命》中有"若药弗瞑眩，厥疾弗瘳"的记载 殷墟出土的甲骨文中已有许多病名、症候以及除虫、洗澡、洗脸等记载
前 11 世纪左右	《诗经》《山海经》中记载了多种药物 《周礼》有食医、疾医、疡医、兽医等医事制度，并记载了四时流行病和"五毒"之药 《礼记》有"孟春行秋令则民大疫""季春行夏令则民多疾疫"等记载
前 556（周灵王十六年）	《左传·襄公十七》年有"国人逐瘈狗"的记载
前 541（周景王四年）	医和诊晋平公病。用"六气致病说"等解释各种疾病的原因
前 5 世纪	扁鹊约生于此时
前 475—220（战国秦汉时期）	长沙马王堆西汉古墓出土的简帛医书《足臂十一脉灸经》《阴阳十一脉灸经》是现存最早记载经脉学说的文献 《黄帝内经》集结成书，约公元 25 年前 《黄帝八十一难经》成书，约东汉早期 《神农本草经》成书，东汉时期
前 167（汉文帝十三年）	汉文帝诏问淳于意，淳于意对以"诊籍"，为我国现存最早的病案记录
26（汉河平三年）	侍医李柱国整理校勘政府所藏的医书，有医经类 7 部，经方 11 部
25 左右（东汉初期）	民间医生涪翁著有《针经》和《诊脉法》
2 世纪初叶—207（汉永初六年—建安十三年）	华佗用麻醉法施行开腹术，又提倡体育疗法——五禽戏
196—204（汉建安元年—九年）	张仲景著《伤寒杂病论》，确立了"辨证论治"的医疗原则
3 世纪	王叔和著《脉经》
256—259（魏甘露元年—四年）	皇甫谧将《素问》《针经》《明堂孔穴针灸治要》三书合编成《针灸甲乙经》
283—343（晋太康四年—晋建元元年）	葛洪著《玉函方》及《肘后救卒方》
479（南朝宋升平三年）	雷敩著《雷公炮炙论》
5 世纪末	龚庆宣整理《刘涓子鬼遗方》

续表

年代（公元）	事件
500（齐永元二年）	陶弘景著《本草经集注》《肘后百一方》等书
541（梁大同七年）	梁政府派遣医生去朝鲜半岛的百济国
562（北齐河清元年）	吴人知聪携带中国医书《明堂图》等160余卷去日本
608（隋大业四年）	日本派药师惠日、倭汉直福因等人来华学医
610（隋大业六年）	巢元方等著《诸病源候论》
624（唐武德七年）	唐太医署分科教授医学
641（唐贞观十五年）	文成公主带医药书籍等入藏
659（唐显庆四年）	苏敬等编成《新修本草》
581—682（隋开皇元年—唐永淳元年）	孙思邈著《备急千金要方》《千金翼方》
621—713（唐武德四年—开元元年）	孟诜著《补养方》，后经张鼎增补为《食疗本草》
713—741（唐开元元年—二十九年）	陈藏器著《本草拾遗》
752（唐天宝十一年）	王焘著《外台秘要》
753（唐天宝十二年）	唐朝僧人鉴真赴日本讲授医学
762（唐宝应元年）	王冰将《黄帝内经素问》重新编次后加以注释
841—846（唐会昌元年—六年）	蔺道人著《仙授理伤续断秘方》
852（唐大中六年）	昝殷著《经效产宝》
891（唐大顺二年）	日本藤原佐世编著的《日本国见在书目》中记述了中国隋唐以前中国医药书160余部，1300余卷
934—965（后蜀）	韩保昇等修订《新修本草》，编成《蜀本草》
973（宋开宝六年）	刘翰等人编成《开宝新详定本草》，次年重定为《开宝重定本草》
982—992（宋太平兴国七年—淳化三年）	王怀隐等编《太平圣惠方》
1026（宋天圣四年）	王惟一著《铜人腧穴针灸图经》，次年又主持设计铸造针灸铜人
1057（宋嘉祐二年）	设立"校正医书局"，校定古代医书，编写本草、医方，并刊刻印行
1060（宋嘉祐五年）	掌禹锡等编著《嘉祐补注神农本草》；次年苏颂等编著《本草图经》
1076（宋熙宁九年）	设太医局熟药所
1079（宋元丰二年）	派遣医官邢慥等去高丽，并携带百种中药
1082（宋元丰五年）	唐慎微著《经史证类备急本草》
1086（宋元祐元年）	韩祗和著《伤寒微旨论》
1093（宋元祐八年）	董汲著《小儿斑疹备急方论》
1098（宋元符元年）	杨康候著《十产论》
1100（宋元符三年）	庞安时著《伤寒总病论》
1102—1106（宋崇宁元年—五年）	杨介据尸体解剖图整理编绘成《存真图》

续表

年代（公元）	事件
1103（宋崇宁二年）	设"修合药所"，后改称"医药和剂惠民局"
1107（宋大观元年）	陈师文等校正《和剂局方》 朱肱著《类证活人书》
1111—1117（宋政和元年—七年）	宋医官合编《圣济总录》
1116（宋政和六年）	寇宗奭著《本草衍义》
1119（宋宣和元年）	阎孝忠集钱乙经验编成《小儿药证直诀》
1132（南宋绍兴二年）	许叔微著《普济本事方》
1133（南宋绍兴三年）	张锐著《鸡峰普济方》
1144（南宋绍兴十四年，即金皇统四年）	成无己著《注解伤寒论》
1150（南宋绍兴二十年）	刘昉等编《幼幼新书》
1156（南宋绍兴二十六年）	《小儿卫生总微论方》刊行
1174（南宋淳熙元年）	陈言著《三因极一病证方论》
1181（南宋淳熙八年）	郭雍著《伤寒补亡论》
1182（南宋淳熙九年，即金大定二十二年）	刘完素著《素问玄机原病式》刊行
1186（南宋淳熙十三年，即金大定二十六年）	刘完素著《素问病机气宜保命集》；张元素著《珍珠囊》
1189（南宋淳熙十六年）	张杲著《医说》；崔嘉彦著《崔氏脉诀》
1217—1221（南宋嘉定十年—十四年，即金兴定元年—五年）	张从正著《儒门事亲》
1220（南宋嘉定十三年）	王执中著《针灸资生经》刊行
1226（南宋宝庆二年）	闻人耆年著《备急灸法》
1237（南宋嘉熙元年）	陈自明著《妇人大全良方》
1247（南宋淳祐七年，即蒙古定宗二年）	李杲著《内外伤辨惑论》；宋慈著《洗冤集录》
1249（南宋淳祐九年，即蒙古海迷失后二年）	李杲著《脾胃论》
1253（南宋宝祐元年）	严用和著《济生方》
1254（南宋宝祐二年）	陈文中著《小儿痘诊方论》
1263（南宋景定四年）	陈自明著《外科精要》
1270（南宋咸淳六年，即蒙古至元七年）	元政府设"广惠司"
1292（元世祖至元二十九年）	元政府在北京、多伦设回回药物院
1294（元世祖至元三十一年）	曾世荣著《活幼心书》
1335（元顺帝至元元年）	齐德之著《外科精义》
1337（元顺帝至元三年）	危亦林著《世医得效方》

年代（公元）	事件
1341（元至正元年）	滑寿著《十四经发挥》 杜本增订《敖氏伤寒金镜录》
1347（元至正七年）	朱震亨著《格致余论》《局方发挥》
1359（元至正十九年）	滑寿著《诊家枢要》
1368（明洪武元年）	王履著《医经溯洄集》
1384（明洪武十七年）	徐彦纯著《本草发挥》
1406（明永乐四年）	朱橚等著《救荒本草》 《普济方》约成于此时
1403—1408（明永乐元年—六年）	明政府编成大型类书《永乐大典》，其中收载明代以前的医书甚多
约1442（明正统七年）	冷谦撰《修龄要旨》
1443（明正统八年）	明太医院复刻《铜人腧穴针灸图经》，并铸造针灸铜人
1445（明正统十年）	朝鲜金礼蒙等编成《医方类聚》，书中收录元明以前中国医书百余种
1476（明成化十二年）	兰茂《滇南本草》约成书于此时
1500（明弘治十三年）	王纶著《本草集要》
1513（明正德八年）	李濂著《医史》
1529（明嘉靖八年）	高武著《针灸聚英》刊行 薛己著《内科摘要》《正体类要》《疠疡机要》等
1549（明嘉靖二十八年）	王纶著《明医杂著》刊行 江瓘著《名医类案》
1550（明嘉靖二十九年）	沈之问著《解围元薮》
1556（明嘉靖三十五年）	徐春甫著《古今医统大全》
1565（明嘉靖四十四年）	楼英著《医学纲目》 陈嘉谟著《本草蒙筌》
1567—1572（明隆庆年间）	人痘接种法见于记载，16世纪广泛使用，后来传到俄罗斯、土耳其、英国等欧亚国家
1568（明隆庆二年）	徐春甫等在直隶顺天府（今北京）组织成立"一体堂宅仁医会"
1575（明万历三年）	李梴著《医学入门》
1578（明万历六年）	李时珍亲自到湖广、江苏、江西等地采药、采访，经过数十年的努力，编成《本草纲目》，总结了16世纪以前我国人民的用药经验与知识 周履靖辑《赤凤髓》
1584（明万历十二年）	吴崑著《医方考》
1586（明万历十四年）	马莳著《素问注证发微》《灵枢注证发微》
1589（明万历十七年）	方有执著《伤寒论条辨》
1591（明万历十九年）	高濂撰辑《遵生八笺》
1601（明万历二十九年）	杨继洲著《针灸大成》 王肯堂、吴勉学编著《古今医统正脉全书》

续表

年代（公元）	事件
1602—1608（明万历三十年—三十六年）	王肯堂著《证治准绳》
1604（明万历三十二年）	龚廷贤著《小儿推拿秘旨》(《小儿推拿活婴全书》)刊行
1605（明万历三十三年）	周于蕃著《小儿推拿秘诀》
约1606（明万历三十四年）	陈继儒撰《养生肤语》
1615（明万历四十三年）	龚廷贤著《寿世保元》
1617（明万历四十五年）	陈实功著《外科正宗》
1620（明万历四十八年）	武之望著《济阴纲目》
1622（明天启二年）	缪希雍著《炮炙大法》
1624（明天启四年）	张介宾著《类经》
1632（明崇祯五年）	陈司成著《霉疮秘录》
1636（明崇祯九年）	胡慎柔著《慎柔五书》
1640（明崇祯十三年）	张介宾著《景岳全书》 施沛编成《祖剂》
1642（明崇祯十五年）	吴有性著《温疫论》，创"戾气"说，对温病学的发展有突出贡献 李中梓著《内经知要》
1644（清顺治元年）	傅仁宇著《审视瑶函》
1648（清顺治五年）	喻昌著《尚论篇》
1664（清康熙三元）	刘若金著《本草述》
1667（清康熙六年）	张璐著《伤寒缵论》《伤寒绪论》
1669（清康熙八年）	柯琴著《伤寒来苏集》
1670（清康熙九年）	张志聪著《黄帝内经素问集注》《黄帝内经灵枢集注》
1682（清康熙二十一年）	汪昂著《医方集解》
1687（清康熙二十六年）	赵献可著《医贯》
1694（清康熙三十三年）	汪昂著《本草备要》
1695（清康熙三十四年）	张璐著《张氏医通》
1697（清康熙三十六年）	王宏翰著《古今医史》
1715（清康熙五十四年）	亟斋居士著《达生篇》
1723（清雍正元年）	清政府编成大型类书《古今图书集成》，内有《医部全录》520卷
1729（清雍正七年）	尤怡著《金匮要略心典》《伤寒贯珠集》
1732（清雍正十年）	程国彭著《医学心悟》
1740（清乾隆五年）	王维德著《外科证治全生集》
1742（清乾隆七年）	吴谦等著《医宗金鉴》刊行
1746（清乾隆十一年）前后	叶桂著《温热论》《临证指南医案》

续表

年代（公元）	事件
1750（清乾隆十五年）	陈复正著《幼幼集成》
1757（清乾隆二十二年）	张宗良著《喉科指掌》 吴仪洛著《本草从新》
1759（清乾隆二十四年）	徐大椿《伤寒论类方》 赵学敏编《串雅》刊行
1761（清乾隆二十六年）	吴仪洛著《成方切用》 严西亭等著《得配本草》
1765（清乾隆三十年）	赵学敏著《本草纲目拾遗》
1770（清乾隆三十五年）	魏之琇著《续名医类案》
1773（清乾隆三十八年）	沈金鳌著《幼科释迷》 曹廷栋著《老老恒言》
1772—1781（清乾隆三十七—四十六年）	清政府编辑大型丛书《四库全书》，其中收入历代医书百余种
1792（清乾隆五十七年）	唐大烈主编《吴医汇讲》刊行
1798（清嘉庆三年）	吴鞠通著《温病条辨》
1803（清嘉庆八年）	陈修园著《平人延年要诀》
1804（清嘉庆九年）	陈修园著《医学三字经》
1805（清嘉庆十年）	高秉钧著《疡科心得集》
1808（清嘉庆十三年）	钱秀昌著《伤科补要》
1820（清嘉庆二十五年）	陈念祖著《南雅堂医书全集》
1822（清道光二年）	清统治者下令在太医院内永远废止针灸科
1825（清道光五年）	章楠撰《医门棒喝》刊行
1827（清道光七年）	傅山著《傅青主女科》刊行
1830（清道光十年）	王清任根据尸体解剖和临床经验写成《医林改错》
1838（清道光十八年）	郑梅涧著《重楼玉钥》
1840（清道光二十年）	江考卿著《江氏伤科方书》
1843（清道光二十三年）	周松龄著《小儿推拿辑要》
1844（清道光二十四年）	中美签订不平等条约——《望厦条约》，规定美国人可以在通商口岸设医馆及礼拜堂等 顾观光辑《神农本草经》
1844—1848（清道光二十四年—二十八年）	英、美以教会名义相继在澳门、厦门、宁波、上海、福州等地设立医院和医学校等
1846（清道光二十六年）	鲍相璈汇编《验方新编》
1848（清道光二十八年）	吴其濬《植物名实图考》及《植物名实图考长编》
1850（清道光三十年）	吕震名著《伤寒寻源》
1851（清咸丰元年）	陈国笃著《眼科六要》

续表

年代（公元）	事件
1852（清咸丰二年）	王士雄著《温热经纬》《王氏医案》等
1858（清咸丰八年）	陆以湉著《冷庐医话》
1863（清同治二年）	费伯雄著《医醇賸义》 屠道和编著《本草汇纂》
1864（清同治三年）	吴尚先著《理瀹骈文》
1865（清同治四年）	费伯雄著《医方论》
1874（清同治十三年）	廖润鸿著《针灸集成》
1875（清光绪元年）	夏春农著《疫喉浅论》
1877（清光绪三年）	潘蔚著《女科要略》
1881（清光绪七年）	天津开办"医学馆"
1882（清光绪八年）	雷丰著《时病论》 李纪方著《白喉全生集》
1884（清光绪十年）	唐宗海著《中西汇通医书五种》
1888—1889（清光绪十四年—十五年）	张振鋆著《痧喉正义》《厘正按摩要术》
1892（清光绪十八年）	马培之著《外科传薪集》 朱沛文著《华洋脏象约纂》
1894 年（清光绪二十年）	余景和著《外科医案汇编》
1897（清光绪二十三年）	陈葆善著《白喉条辨》
1898（清光绪二十四年）	周学海著《读医随笔》
1900（清光绪二十六年）	柳宝诒著《温热逢源》
1901（清光绪二十七年）	郑肖岩著《鼠疫约编》
1902（清光绪二十八年）	天津设"北洋军医学堂"
1903（清光绪二十九年）	京师大学堂添设"医学实业馆"
1891—1911（清光绪十七年—宣统三年）	周学海编著《周氏医学丛书》刊行
1914（民国三年）	北洋政府主张废止中医，遭到全国中医药界的强烈反对
1921（民国十年）	谢观等编《中国医学大辞典》
1922（民国十一年）	恽铁樵著《群经见智录》
1909—1924（清宣统元年—民国十三年）	张锡纯著《医学衷中参西录》
1924（民国十三年）	恽铁樵著《伤寒论研究》
1925（民国十四年）	国民党当局禁止把中医课程列入医学教育规程
1927（民国十六年）	曹炳章著《增订伪药条辨》
1928（民国十七年）	毛主席在《井冈山的斗争》一文中指出：医院"用中西两法治疗疾病"

续表

年代（公元）	事件
1929（民国十八年）	国民党第一次中央卫生委员会通过了余岩等提出的"废止旧医"提案后，中医药界纷纷罢工停业，该案被迫取消 国民党当局通令中医学校改称中医传习所，次年又改称中医学社 何廉臣编《全国名医验案类编》
1931（民国二十年）	承淡安著《中国针灸治疗学》 "中央国医馆"成立
1935（民国二十四年）	谢观著《中国医学源流论》 陈存仁等编《中国药学大辞典》
1936（民国二十五年）	国民党政府颁布"中医条例" 曹炳章辑《中国医学大成》 吴克潜编《古今医方集成》
1936—1941（民国二十五年—三十年）	蔡陆仙等编《中国医药汇海》
1938（民国二十七年）	周禹锡编《中国医学约编十种》
1955	中医研究院成立，举办西医离职学习中医班
1956	成都、上海、北京、广州4所中医学院相继成立
1959	卫生部在上海召开全国中医经络针灸学术座谈会、中西医专家座谈会、医学教育座谈会；在南京召开中医教材编写座谈会
1962	中医学院教学工作座谈会在北京召开 高等中医院校统编第1版中医教材出版
1964	高等中医院校统编第2版中医教材出版
1968	河北满城西汉刘胜夫妇墓中出土了4根金针、5根银针及"医工"铜盆
1972	陈立夫任台湾中国医药学院董事长
1973	湖南长沙马王堆三号汉墓中出土大量简帛医书，计14种，还有若干中药及保存完好的女尸
1978	"中央转发中共卫生部党组《关于认真贯彻党的中医政策，解决中医队伍后继乏人问题的报告》的批语"以〔1978〕56号文件发布
1979	中华医史学会复会
1980	卫生部制定了"中医、西医、中西医结合三支力量都要发展，长期并存"的方针
1982	五届人大修订的新宪法中，将"发展现代医药和我国传统医药"正式载入宪法总纲第21条
1983	北京、成都等中医学院开始招收中医博士学位研究生
1986	国家中医管理局成立（1988年变更为国家中医药管理局） 中国气功科学研究会成立
1987	世界针灸学联合会在北京成立，胡熙明当选为主席 屠呦呦因成功提取青蒿素获国际"阿尔伯特·爱因斯坦"科学奖
1991	卫生部提出《中国卫生发展与改革纲要》（1991—2000年） 中国国际针灸考试委员会成立 陈敏章获WHO首次颁发的"人人享有卫生保健"金奖
1995	国家教委批准北京、上海、广州、成都、南京5所中医学院更名为中医药大学

续表

年代（公元）	事件
1996	新中国成立以来第一次由党中央、国务院召开的全国卫生工作会议在北京举行 国家教委批准黑龙江、山东 2 所中医学院更名为中医药大学
2003	国务院颁布《中华人民共和国中医药条例》
2006	国家教委批准长春、辽宁、天津、湖南、浙江 5 所中医学院更名为中医药大学
2009	国务院发布《关于扶持和促进中医药事业发展的若干意见》
2010	国家教委批准福建、湖北 2 所中医学院更名为中医药大学
2012	国家教委批准广西中医学院更名为中医药大学
2013	国家教委批准安徽、江西 2 所中医学院更名为中医药大学
2015	国家教委批准河南、陕西、甘肃 3 所中医学院更名为中医药大学
2015	屠呦呦因研制新型抗疟药——青蒿素的贡献而获诺贝尔生理学或医学奖
2016	国务院发布《中医药发展战略规划纲要（2016—2030 年）》 《百年中医史》出版 国家授予全国 60 位教师"中医药高等学校教学名师"荣誉称号，这是新中国成立以来国家首次开展此类评选表彰
2017	《中华人民共和国中医药法》正式实施 国家主席习近平向世界卫生组织赠送针灸铜人雕塑 教育部批准山西中医学院更名为山西中医药大学
2018	国家卫生与计划生育委员会更名为国家卫生健康委员会 第十五届世界中医药大会确定 10 月 11 日为"世界中医药日" 教育部批准贵阳中医学院更名为贵州中医药大学
2019	第 72 届世界卫生大会通过了《国际疾病分类第十一次修订本（ICD-11）》，首次纳入起源于中医药的传统医学章节 全国中医药大会上表彰了全国中医药杰出贡献奖获得者，这是新中国成立 70 年以来，第一次以国务院的名义召开的中医药大会 中国中医科学院研究员屠呦呦被授予"共和国勋章" 《中共中央 国务院关于促进中医药传承创新发展的意见》发布
2020	中医药在新冠肺炎疫情防控中发挥了重要作用 张伯礼院士被授予"人民英雄"国家荣誉称号

主要参考书目

1. 陈邦贤.中国医学史.上海：上海书店出版社，1984.

2. 李经纬，林昭庚.中国医学通史（古代卷）.北京：人民卫生出版社，2000.

3. 邓铁涛，程之范.中国医学通史（近代卷）.北京：人民卫生出版社，2000.

4. 范行准.中国医学史略.北京：中医古籍出版社，1986.

5. 赵璞珊.中国古代医学.北京：中华书局，1983.

6. 俞慎初著.中国医学简史.福州：福建科学技术出版社，1983.

7. 甄志亚.中国医学史.上海：上海科学技术出版社，1997.

8. 邓铁涛.中医近代史.广州：广东高等教育出版社，1999.

9. 李经纬.中外医学交流史.长沙：湖南教育出版社，1998.

10. 马伯英.中国医学文化史.上海：上海人民出版社，1994.

11. 中国科学技术协会.中国中医药学科史.北京：中国科学技术出版社，2014.

12. 和中浚.图说中医学史.南宁：广西科学技术出版社，2010.

全国中医药行业高等教育"十四五"规划教材

全国高等中医药院校规划教材（第十一版）

教材目录（第一批）

注：凡标☆号者为"核心示范教材"。

（一）中医学类专业

序号	书 名	主 编		主编所在单位	
1	中国医学史	郭宏伟	徐江雁	黑龙江中医药大学	河南中医药大学
2	医古文	王育林	李亚军	北京中医药大学	陕西中医药大学
3	大学语文	黄作阵		北京中医药大学	
4	中医基础理论☆	郑洪新	杨 柱	辽宁中医药大学	贵州中医药大学
5	中医诊断学☆	李灿东	方朝义	福建中医药大学	河北中医学院
6	中药学☆	钟赣生	杨柏灿	北京中医药大学	上海中医药大学
7	方剂学☆	李 冀	左铮云	黑龙江中医药大学	江西中医药大学
8	内经选读☆	翟双庆	黎敬波	北京中医药大学	广州中医药大学
9	伤寒论选读☆	王庆国	周春祥	北京中医药大学	南京中医药大学
10	金匮要略☆	范永升	姜德友	浙江中医药大学	黑龙江中医药大学
11	温病学☆	谷晓红	马 健	北京中医药大学	南京中医药大学
12	中医内科学☆	吴勉华	石 岩	南京中医药大学	辽宁中医药大学
13	中医外科学☆	陈红风		上海中医药大学	
14	中医妇科学☆	冯晓玲	张婷婷	黑龙江中医药大学	上海中医药大学
15	中医儿科学☆	赵 霞	李新民	南京中医药大学	天津中医药大学
16	中医骨伤科学☆	黄桂成	王拥军	南京中医药大学	上海中医药大学
17	中医眼科学	彭清华		湖南中医药大学	
18	中医耳鼻咽喉科学	刘 蓬		广州中医药大学	
19	中医急诊学☆	刘清泉	方邦江	首都医科大学	上海中医药大学
20	中医各家学说☆	尚 力	戴 铭	上海中医药大学	广西中医药大学
21	针灸学☆	梁繁荣	王 华	成都中医药大学	湖北中医药大学
22	推拿学☆	房 敏	王金贵	上海中医药大学	天津中医药大学
23	中医养生学	马烈光	章德林	成都中医药大学	江西中医药大学
24	中医药膳学	谢梦洲	朱天民	湖南中医药大学	成都中医药大学
25	中医食疗学	施洪飞	方 泓	南京中医药大学	上海中医药大学
26	中医气功学	章文春	魏玉龙	江西中医药大学	北京中医药大学
27	细胞生物学	赵宗江	高碧珍	北京中医药大学	福建中医药大学

序号	书 名	主 编		主编所在单位	
28	人体解剖学	邵水金		上海中医药大学	
29	组织学与胚胎学	周忠光	汪 涛	黑龙江中医药大学	天津中医药大学
30	生物化学	唐炳华		北京中医药大学	
31	生理学	赵铁建	朱大诚	广西中医药大学	江西中医药大学
32	病理学	刘春英	高维娟	辽宁中医药大学	河北中医学院
33	免疫学基础与病原生物学	袁嘉丽	刘永琦	云南中医药大学	甘肃中医药大学
34	预防医学	史周华		山东中医药大学	
35	药理学	张硕峰	方晓艳	北京中医药大学	河南中医药大学
36	诊断学	詹华奎		成都中医药大学	
37	医学影像学	侯 健	许茂盛	成都中医药大学	浙江中医药大学
38	内科学	潘 涛	戴爱国	南京中医药大学	湖南中医药大学
39	外科学	谢建兴		广州中医药大学	
40	中西医文献检索	林丹红	孙 玲	福建中医药大学	湖北中医药大学
41	中医疫病学	张伯礼	吕文亮	天津中医药大学	湖北中医药大学
42	中医文化学	张其成	臧守虎	北京中医药大学	山东中医药大学

（二）针灸推拿学专业

序号	书 名	主 编		主编所在单位	
43	局部解剖学	姜国华	李义凯	黑龙江中医药大学	南方医科大学
44	经络腧穴学☆	沈雪勇	刘存志	上海中医药大学	北京中医药大学
45	刺法灸法学☆	王富春	岳增辉	长春中医药大学	湖南中医药大学
46	针灸治疗学☆	高树中	冀来喜	山东中医药大学	山西中医药大学
47	各家针灸学说	高希言	王 威	河南中医药大学	辽宁中医药大学
48	针灸医籍选读	常小荣	张建斌	湖南中医药大学	南京中医药大学
49	实验针灸学	郭 义		天津中医药大学	
50	推拿手法学☆	周运峰		河南中医药大学	
51	推拿功法学☆	吕立江		浙江中医药大学	
52	推拿治疗学☆	井夫杰	杨永刚	山东中医药大学	长春中医药大学
53	小儿推拿学	刘明军	邰先桃	长春中医药大学	云南中医药大学

（三）中西医临床医学专业

序号	书 名	主 编		主编所在单位	
54	中外医学史	王振国	徐建云	山东中医药大学	南京中医药大学
55	中西医结合内科学	陈志强	杨文明	河北中医学院	安徽中医药大学
56	中西医结合外科学	何清湖		湖南中医药大学	
57	中西医结合妇产科学	杜惠兰		河北中医学院	
58	中西医结合儿科学	王雪峰	郑 健	辽宁中医药大学	福建中医药大学
59	中西医结合骨伤科学	詹红生	刘 军	上海中医药大学	广州中医药大学
60	中西医结合眼科学	段俊国	毕宏生	成都中医药大学	山东中医药大学
61	中西医结合耳鼻咽喉科学	张勤修	陈文勇	成都中医药大学	广州中医药大学
62	中西医结合口腔科学	谭 劲		湖南中医药大学	

（四）中药学类专业

序号	书名	主编		主编所在单位	
63	中医学基础	陈晶	程海波	黑龙江中医药大学	南京中医药大学
64	高等数学	李秀昌	邵建华	长春中医药大学	上海中医药大学
65	中医药统计学	何雁		江西中医药大学	
66	物理学	章新友	侯俊玲	江西中医药大学	北京中医药大学
67	无机化学	杨怀霞	吴培云	河南中医药大学	安徽中医药大学
68	有机化学	林辉		广州中医药大学	
69	分析化学（上）（化学分析）	张凌		江西中医药大学	
70	分析化学（下）（仪器分析）	王淑美		广东药科大学	
71	物理化学	刘雄	王颖莉	甘肃中医药大学	山西中医药大学
72	临床中药学☆	周祯祥	唐德才	湖北中医药大学	南京中医药大学
73	方剂学	贾波	许二平	成都中医药大学	河南中医药大学
74	中药药剂学☆	杨明		江西中医药大学	
75	中药鉴定学☆	康廷国	闫永红	辽宁中医药大学	北京中医药大学
76	中药药理学☆	彭成		成都中医药大学	
77	中药拉丁语	李峰	马琳	山东中医药大学	天津中医药大学
78	药用植物学☆	刘春生	谷巍	北京中医药大学	南京中医药大学
79	中药炮制学☆	钟凌云		江西中医药大学	
80	中药分析学☆	梁生旺	张彤	广东药科大学	上海中医药大学
81	中药化学☆	匡海学	冯卫生	黑龙江中医药大学	河南中医药大学
82	中药制药工程原理与设备	周长征		山东中医药大学	
83	药事管理学☆	刘红宁		江西中医药大学	
84	本草典籍选读	彭代银	陈仁寿	安徽中医药大学	南京中医药大学
85	中药制药分离工程	朱卫丰		江西中医药大学	
86	中药制药设备与车间设计	李正		天津中医药大学	
87	药用植物栽培学	张永清		山东中医药大学	
88	中药资源学	马云桐		成都中医药大学	
89	中药产品与开发	孟宪生		辽宁中医药大学	
90	中药加工与炮制学	王秋红		广东药科大学	
91	人体形态学	武煜明	游言文	云南中医药大学	河南中医药大学
92	生理学基础	于远望		陕西中医药大学	
93	病理学基础	王谦		北京中医药大学	

（五）护理学专业

序号	书名	主编		主编所在单位	
94	中医护理学基础	徐桂华	胡慧	南京中医药大学	湖北中医药大学
95	护理学导论	穆欣	马小琴	黑龙江中医药大学	浙江中医药大学
96	护理学基础	杨巧菊		河南中医药大学	
97	护理专业英语	刘红霞	刘娅	北京中医药大学	湖北中医药大学
98	护理美学	余雨枫		成都中医药大学	
99	健康评估	阚丽君	张玉芳	黑龙江中医药大学	山东中医药大学

序号	书名	主编		主编所在单位	
100	护理心理学	郝玉芳		北京中医药大学	
101	护理伦理学	崔瑞兰		山东中医药大学	
102	内科护理学	陈燕	孙志岭	湖南中医药大学	南京中医药大学
103	外科护理学	陆静波	蔡恩丽	上海中医药大学	云南中医药大学
104	妇产科护理学	冯进	王丽芹	湖南中医药大学	黑龙江中医药大学
105	儿科护理学	肖洪玲	陈偶英	安徽中医药大学	湖南中医药大学
106	五官科护理学	喻京生		湖南中医药大学	
107	老年护理学	王燕	高静	天津中医药大学	成都中医药大学
108	急救护理学	吕静	卢根娣	长春中医药大学	上海中医药大学
109	康复护理学	陈锦秀	汤继芹	福建中医药大学	山东中医药大学
110	社区护理学	沈翠珍	王诗源	浙江中医药大学	山东中医药大学
111	中医临床护理学	裘秀月	刘建军	浙江中医药大学	江西中医药大学
112	护理管理学	全小明	柏亚妹	广州中医药大学	南京中医药大学
113	医学营养学	聂宏	李艳玲	黑龙江中医药大学	天津中医药大学

（六）公共课

序号	书名	主编		主编所在单位	
114	中医学概论	储全根	胡志希	安徽中医药大学	湖南中医药大学
115	传统体育	吴志坤	邵玉萍	上海中医药大学	湖北中医药大学
116	科研思路与方法	刘涛	商洪才	南京中医药大学	北京中医药大学

（七）中医骨伤科学专业

序号	书名	主编		主编所在单位	
117	中医骨伤科学基础	李楠	李刚	福建中医药大学	山东中医药大学
118	骨伤解剖学	侯德才	姜国华	辽宁中医药大学	黑龙江中医药大学
119	骨伤影像学	栾金红	郭会利	黑龙江中医药大学	河南中医药大学洛阳平乐正骨学院
120	中医正骨学	冷向阳	马勇	长春中医药大学	南京中医药大学
121	中医筋伤学	周红海	于栋	广西中医药大学	北京中医药大学
122	中医骨病学	徐展望	郑福增	山东中医药大学	河南中医药大学
123	创伤急救学	毕荣修	李无阴	山东中医药大学	河南中医药大学洛阳平乐正骨学院
124	骨伤手术学	童培建	曾意荣	浙江中医药大学	广州中医药大学

（八）中医养生学专业

序号	书名	主编		主编所在单位	
125	中医养生文献学	蒋力生	王平	江西中医药大学	湖北中医药大学
126	中医治未病学概论	陈涤平		南京中医药大学	